# 2024 生活習慣病のしおり・目次

## ミニ知識✎

# 生活習慣病の動向

## ●生活習慣病とは ─ 加齢から生活習慣に着目へ

　病原体や有害物質などの環境因子や生まれつきの遺伝的な要素は、疾病の殺傷や進行に影響しますが、食習慣、運動習慣、休養の取り方、嗜好など生活習慣も、糖尿病、高血圧症、さらには日本人の3大死因であるがん、心臓病、脳卒中など多くの疾病の発症や増悪に深くかかわっていることが明らかになっています。

　「生活習慣病」とは、加齢に着目した「成人病」対策として二次予防に重点を置いていた従来の対策に加え、生活習慣の改善をめざすため、食生活や身体活動・運動、休養、飲酒、喫煙、歯・口腔衛生などへの一次予防対策を推進するために導入された概念です。

　そしてこれに合併症や重症化予防を徹底するため、がん・循環器病・糖尿病及び慢性閉塞性肺疾患（以下COPD）を非感染性疾患（NCD）として捉え、予防と管理の包括的な対策を講じることが重視されるようになってきました。これにより、一次予防から三次予防までの包括的な対策が行われようとしています。

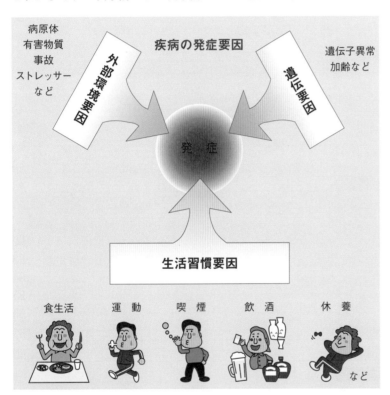

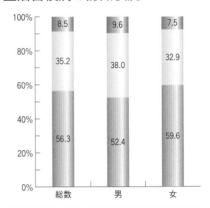

●生活習慣病の認知状況

●資料 厚生労働省「国民健康・栄養調査」平成20年●

## ●生活習慣を変えるのは難しい

　国民の健康への関心は高まっているものの、基本的には個人が自らの責任で選択する問題である生活習慣については、なかなか具体的な行動には結びついていないのが現状です。平成20年厚生労働省「国民健康・栄養調査」によると、「生活習慣病」という言葉を聞いたことがある人は全体の約91.5％ですが、生活習慣病という言葉の意味を理解している人は、全体の56.3％にすぎません。また、生活習慣という無意識の日常の中でつくられ進行する病気については、単に知識を持つだけではなかなか生活習慣の改善にはつながりません。

　たとえば、人間ドックを予約したら直前の数日間だけ極端な摂生に努め、無事検査結果が正常範囲に収まっていることを確認したら暴飲暴食、不規則な日常生活に安心して復帰する、という行動パターンは珍しくありません。しかし、これではかえって日頃の不摂生に安心感を与えるだけとなりかねません。

　健診や人間ドックは、単に病気の早期発見ということにとどまらず、日頃の生活習慣を振り返り、健康を自分で獲得し保持するための動機づけに活用してこそ有効なのです。

## ●年齢階級別主要死因構成割合

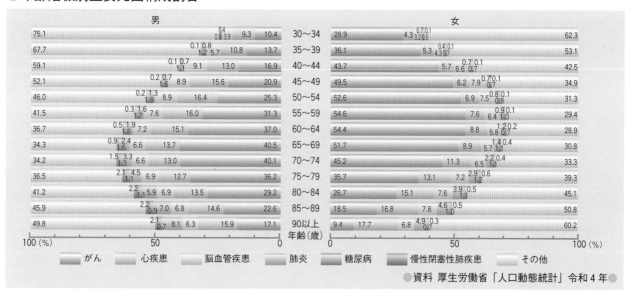

凡例: がん ／ 心疾患 ／ 脳血管疾患 ／ 肺炎 ／ 糖尿病 ／ 慢性閉塞性肺疾患 ／ その他

●資料 厚生労働省「人口動態統計」令和4年●

## ●主要死因別にみた死亡率の年次推移

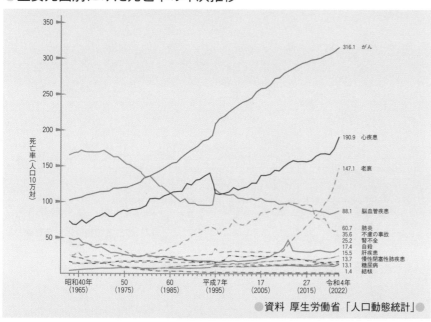

●資料 厚生労働省「人口動態統計」

昭和56年からは、がんが死因の第1位となって、現在も死亡率は上昇し続けています。

循環器病全体としては昭和40年代後半からほぼ横ばいです。脳血管疾患と心疾患の死因順位は、平成7年に死亡診断書の書式が改訂されたため入れ替わりましたが、現在はまた心疾患が増えてきています。

老衰が平成23年から急増し平成30年には脳血管疾患を超えて第3位になっています。

また近年、男性を中心にCOPDの増加が注目されています。

## ●三大死因の年齢調整死亡率の年次推移

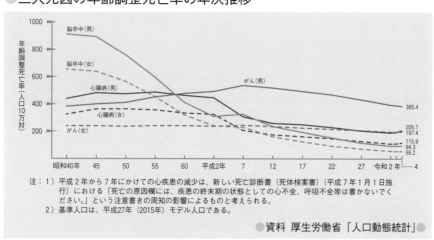

注：1）平成2年から7年にかけての心疾患の減少は、新しい死亡診断書（死体検案書）（平成7年1月1日施行）における「死亡の原因欄には、疾患の終末期の状態としての心不全、呼吸不全等は書かないでください。」という注意書きの周知の影響によるものと考えられる。
　　2）基準人口は、平成27年（2015年）モデル人口である。

●資料 厚生労働省「人口動態統計」

令和4年の年齢調整死亡率をみると、がんは男385.4、女197.4、心疾患は男205.7、女115.9、脳血管疾患は男94.3、女55.2となっています。

## ● 死因別死亡確率

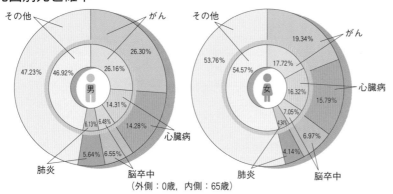

（外側：0歳，内側：65歳）

●資料 厚生労働省「簡易生命表」令和4年●

人はいずれかの時期に、何らかの傷病（死因）で死亡しますが、生命表上のある年齢の人が将来特定の死因で死亡すると思われる確率を計算したものが死因別死亡確率です。

令和4年に0歳である人が、3大死因で死亡する確率は、男47.13％、女42.10％です。

## ● 一般診療医療費の構成割合

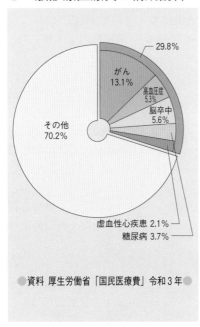

●資料 厚生労働省「国民医療費」令和3年●

## ● 一般診療医療費の年次推移

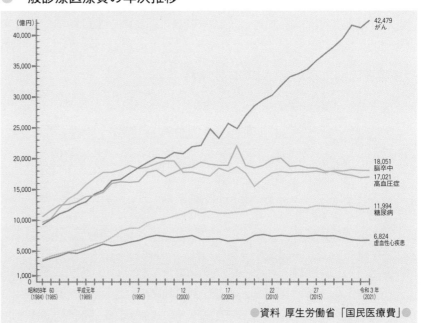

●資料 厚生労働省「国民医療費」●

## ● 一般診療医療費（70歳以上）の構成割合

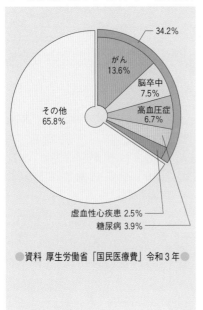

●資料 厚生労働省「国民医療費」令和3年●

## ● 一般診療医療費（70歳以上）の年次推移

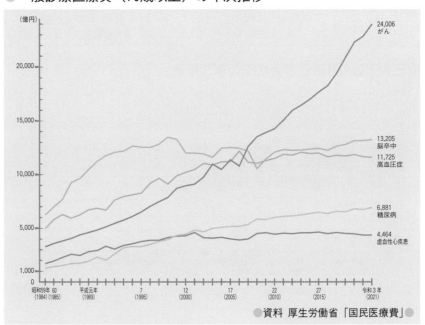

●資料 厚生労働省「国民医療費」●

　医療費の面からみても、全体ではがんが第1位であり、高血圧症、脳卒中といった循環器疾患ががんに次いでいます。70歳以上においてもがんが第1位ですが、脳卒中と高血圧症の2つを合わせると、全体の14.2％を占めています。

## ●主要疾患の総患者数

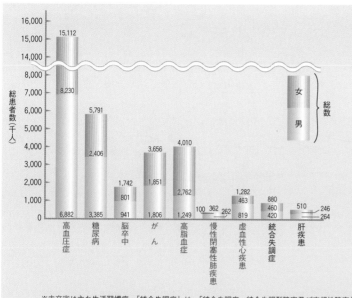

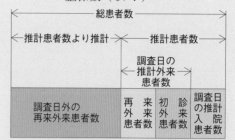

グラフ縦軸：総患者数（千人）

| 疾患 | 総数 | 男 | 女 |
|---|---|---|---|
| 高血圧症 | 15,112 | 6,882 | 8,230 |
| 糖尿病 | 5,791 | 3,385 | 2,406 |
| 脳卒中 | 1,742 | 941 | 801 |
| がん | 3,656 | 1,806 | 1,851 |
| 高脂血症 | 4,010 | 1,249 | 2,762 |
| 慢性閉塞性肺疾患 | 362 | 262 | 100 |
| 虚血性心疾患 | 1,282 | 819 | 463 |
| 統合失調症 | 880 | 420 | 460 |
| 肝疾患 | 510 | 264 | 246 |

※赤文字は主な生活習慣病。「統合失調症」は、「統合失調症、統合失調型障害及び妄想性障害」
注：令和2年から総患者数の推計に用いる平均診療間隔の算出において、前回診療日から調査日までの算定対象の上限を変更。
平成29年までは31日以上であったが、令和2年からは99日以上を除外して算出。

※総患者数（傷病別推計）とは

総患者数とは、調査日現在において、継続的に医療を受けている者（調査日には医療施設で受療していない者も含む。）の数を次の算式により推計したものです。

総患者数＝入院患者数＋初診外来患者数＋再来外来患者数×平均診療間隔×調整係数（6／7）

| 総患者数 | | | |
|---|---|---|---|
| 推計患者数より推計 | 推計患者数 | | |
| | 調査日の推計外来患者数 | | |
| 調査日外の再来外来患者数 | 再来外来患者数 | 初診外来患者数 | 調査日の推計入院患者数 |

●資料 厚生労働省「患者調査」令和2年●

## ●年齢階級別主要疾患受療率（人口10万対）

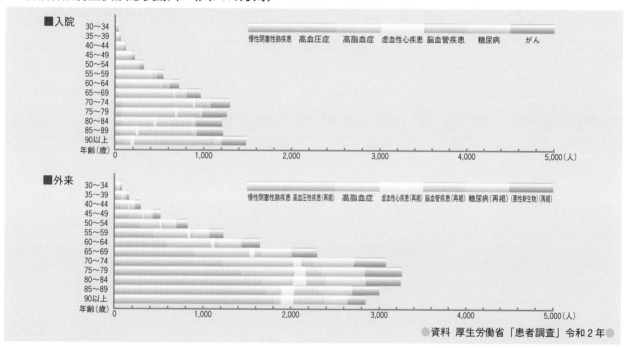

■入院　凡例：慢性閉塞性肺疾患　高血圧症　高脂血症　虚血性心疾患　脳血管疾患　糖尿病　がん

■外来　凡例：慢性閉塞性肺疾患　高血圧性疾患(再掲)　高脂血症　虚血性心疾患(再掲)　脳血管疾患(再掲)　糖尿病(再掲)　悪性新生物(再掲)

●資料 厚生労働省「患者調査」令和2年●

---

**ミニ知識** 　**受療率とは何か**

　厚生労働省は3年ごとに患者調査を行っている。これは、全国の医療施設を利用する患者について、その傷病状況等を明らかにすることを目的とした調査である。

　この調査によって、1日に何人の患者が医療施設を利用したかを推計することができる。令和2年の調査では、調査日に受療した推計患者数は、入院121万1,300人、外来713万7,500人だった。

　受療率は、推計患者数を人口10万対で表した数字である。たとえば、高血圧症の外来受療率が471ということは、ある1日に高血圧症を主たる病気として外来通院している患者が、人口10万人に対して471人いるということである。実際に高血圧症にかかっていても、患者は毎日通院するわけではないこと、そのまま放置している人もいることから、「高血圧症という病気をもっている人」はさらに多くなる。

● 主な傷病の受療率の年次推移

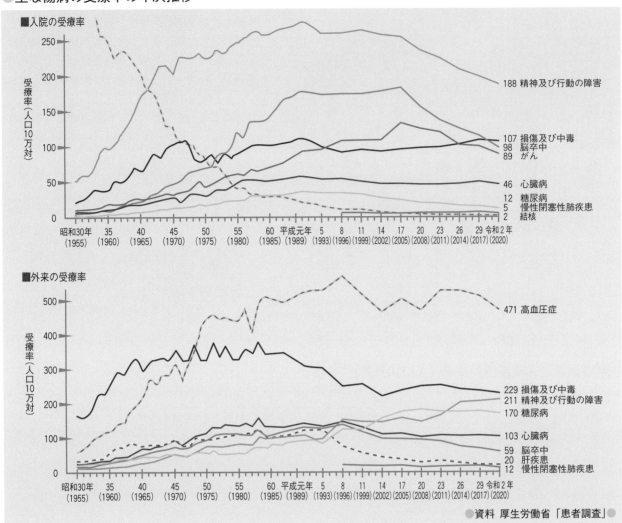

■入院の受療率

188 精神及び行動の障害
107 損傷及び中毒
98 脳卒中
89 がん
46 心臓病
12 糖尿病
5 慢性閉塞性肺疾患
2 結核

■外来の受療率

471 高血圧症
229 損傷及び中毒
211 精神及び行動の障害
170 糖尿病
103 心臓病
59 脳卒中
20 肝疾患
12 慢性閉塞性肺疾患

● 資料 厚生労働省「患者調査」●

**ミニ知識** 新型コロナウイルスと健康診断

　国内における新型コロナウイルス（COVID-19）の感染拡大に伴い、健康診断の受診者数に影響があった。（一社）日本総合健診医学会・（公社）全国労働衛生団体連合会のアンケートによると、令和2年1月から9月までの健康診断受診者数はおよそ1,400万人。前年の同じ時期に比べて3分の2に減少したとの結果を公表した。同年4〜5月の緊急事態宣言が発令されていた期間では、同年比で8割の減少であった。

　「健康診断実施時における新型コロナ感染症対策」が先述の2団体を含む健診8団体によって取りまとめられた他、厚生労働省では必要な健診等を受けるよう呼びかけている。

# 生活習慣病の対策

## 無自覚なまま病気が進行する生活習慣病を予防する方法を考える

　病気の予防対策には、健康を増進し発病を予防する「一次予防」、病気を早期に発見し早期に治療する「二次予防」、そして病気にかかった後の対応としての治療・機能回復・機能維持という「三次予防」があります。三次予防対策としてはリハビリテーションを含む医療供給体制の整備が、二次予防対策としては健康診査の普及・確立が中心となります。

　これに対し、一次予防対策は、一人ひとりが健康的な生活習慣を自分で確立することが基本となります。

● 生活習慣病の進行と一次予防・二次予防・三次予防の関係

| | 無自覚なまま病気が進行 | 重篤な症状発作と著しく低下する生活の質 |

| 健常時の生活習慣 | 境界領域期 | 生活習慣病 | 活動低下・要介護状態 |
|---|---|---|---|
| ●不適切な食生活（高食塩、高脂肪、エネルギー過剰等）●運動不足●睡眠不足・ストレス過剰●飲酒、喫煙　など | ●肥満●高血圧●脂質異常●高血糖　など | ●肥満症●高血圧症●脂質異常症（高脂血症）●糖尿病●骨密度の低下（骨粗鬆症）　など　　●脳卒中（脳出血、脳梗塞）●心臓病（心筋梗塞、狭心症）●糖尿病の合併症（失明、人工透析等）●がん●慢性閉塞性肺疾患（COPD）　など | ●半身麻痺●活動制限●認知症　　など |

〔一次予防〕
生活習慣の見直し、環境改善などにより、病気の発生そのものを予防

〔二次予防〕
健診などにより、病気を早期発見、早期治療することにより、病気が進行しないうちに治す

〔三次予防〕
適切な治療により、病気や障害の進行を防止リハビリテーションも含む

## ● 健康寿命

　健康寿命とは、「健康上の問題で日常生活が制限されることなく生活できる期間」と定義されています。健康寿命の延伸は、健康日本21（第三次）の中心課題の一つであり、「平均寿命の増加分を上回る健康寿命の増加」が目標として盛り込まれています。

● 平均寿命と健康寿命の推移

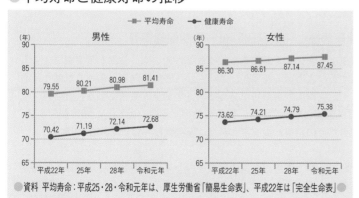

資料 平均寿命：平成25・28・令和元年は、厚生労働省「簡易生命表」、平成22年は「完全生命表」

　平成22年と令和元年を比較すると、平均寿命は男性1.86年、女性1.15年の延びであるのに対し、健康寿命は男性2.26年、女性1.76年となっています。健康寿命と平均寿命の格差が拡大すると、医療費や介護給付費の多くを消費する期間が長くなるため、疾病予防や介護予防などにより健康寿命の延伸を図ることは、社会保障負担の軽減にもつながるきわめて重要な取り組みとなります。

## ● 健康格差

　健康格差とは、「地域や社会経済状況の違いによる集団における健康状態の差」と定義されています。健康日本21（第三次）では「健康格差の縮小」を目標に掲げ、「日常生活に制限のない期間の平均の下位４分の１の都道府県の平均」を指標としています。

# 特定健康診査・特定保健指導

　特定健康診査・特定保健指導は、生活習慣病の発症・重症化を予防するため、生活習慣の改善が必要な人を発見し、保健指導を行い、対象者が自らの生活習慣を見直し、改めることで、生活習慣病になる前の段階で食い止め、より健康な状態に戻すことを目的としています。

　特定健康診査・特定保健指導の実施は「高齢者の医療の確保に関する法律」により、医療保険者に義務づけられ、40〜74歳の全ての医療保険加入者を対象として、平成20年度から実施されています。ただし、労働安全衛生法等他の法律に基づく健康診断等が行われている場合は、特定健康診査よりも実施を優先することになっています。その場合、特定健康診査で定められた検査項目の結果が記録され、事業主から医療保険者に伝えることを前提として、健診結果は特定健康診査の結果と同様に扱われることになります。

　また特定健康診査の結果は階層化基準を用いて、受診者を「情報提供」「動機付け支援」「積極的支援」の３つのレベルのいずれかに分け、保健指導の対象者を選定します。医療保険者に義務づけられた保健指導は「動機付け支援」と「積極的支援」です。これらの対象者への保健指導計画の作成は、医師・保健師・管理栄養士（令和11年度（2029年度）までは保健指導に関する一定の実務の経験を有する看護師）が行います。

　特定健康診査・特定保健指導の結果は、医療保険者が５年以上のできるだけ長期間、電子媒体で保存します。またその情報は個人情報に配慮の上、医療費分析などに用いられ、今後の保健指導等に役立てることが考えられています。

　なお、75歳以上の人の健診は、広域連合に実施の努力義務が課され、多くは市区町村に事務委託されて行われています。

## ●特定保健指導の対象者の階層化基準

| 腹囲<br>男性　85cm以上<br>女性　90cm以上 | 追加リスク | | | ④喫煙歴 | 対象 | |
|---|---|---|---|---|---|---|
| | ①血糖<br>空腹時血糖値<br>（やむを得ない場合は<br>随時血糖）<br>100mg/dl以上<br>または<br>HbA1c（NGSP）<br>5.6%以上 | ②脂質<br>空腹時中性脂肪<br>150mg/dl以上<br>（やむを得ない場合は<br>随時中性脂肪175mg/dl以上）<br>または<br>HDLコレステロール<br>40mg/dl未満 | ③血圧<br>収縮期血圧<br>130mmHg以上<br>または<br>拡張期血圧<br>85mmHg以上 | | 40〜64歳 | 65〜74歳 |
| 腹囲が基準値<br>以上の人 | ①〜③のうち２つ以上該当 | | | | 積極的支援 | 動機付け<br>支援 |
| | ①〜③のうち１つ該当 | | | あり | | |
| | | | | なし | | |
| 上記以外で<br>BMI25kg/㎡以上 | ①〜③のうち３つ該当 | | | | 積極的支援 | 動機付け<br>支援 |
| | ①〜③のうち２つ該当 | | | あり | | |
| | | | | なし | | |
| | ①〜③のうち１つ該当 | | | | | |

＊１喫煙歴の斜線欄は、階層化の判定が喫煙歴の有無に関係ないことを意味する。
＊２糖尿病、高血圧症または脂質異常症（高脂血症）の治療に係る薬剤を服用している者を除く。
＊３腹囲の測定に代えて内臓脂肪面積の測定を行う場合には、「腹囲が基準値以上の人」は「内臓脂肪面積が100㎠以上の人」と読み替える。
※質問票において「以前は吸っていたが最近１ヶ月は吸っていない」場合は、「喫煙なし」として扱う。

---

### ミニ知識✎　労働安全衛生法による定期健康診断と特定健康診査・特定保健指導

　労働安全衛生法による定期健康診断は、特定健康診査より優先して実施することとなっている。労働安全衛生法による定期健康診断の費用は事業者が支払う。特定健診で定める検査項目の結果が、事業主から医療保険者へ送られれば、医療保険者が改めて特定健診を行う必要はない。ただし、特定健診の検査項目にあって、労働安全衛生法による検査項目にない検査項目がある場合は、その部分だけ、医療保険者が健康診断を実施し、費用を負担することとなる。特定健診では、労働安全衛生法の定期健康診断が実施され、医療保険者へその結果が提出されれば、医療保険者はほとんどの項目において、特定健診を実施したと見なすことができる。

　また特定保健指導は、特定健診の結果に基づいて行われるが、医療保険者の義務となっている特定保健指導は、労働安全衛生法により事業者の努力義務となっている保健指導より優先する。特定保健指導は特定健診の結果により内臓脂肪の蓄積に起因する糖尿病等のリスクに応じて対象を選定して実施しており、労働安全衛生法に基づく保健指導においては、労働者の状態に応じて、幅広い指導を従来と同様に実施されることとなっている。

　平成26年６月に労働安全衛生法の一部改正が行われ、事業者に対し労働者のストレスチェックと面接指導の実施等を義務づける制度が創設された。

## ●特定健康診査の項目

| | 健診項目 | 特定健診 | | | 健診項目 | 特定健診 |
|---|---|---|---|---|---|---|
| 診察 | 既往歴 | ○ | | 血中脂質検査 | 空腹時中性脂肪注1) | ● |
| | 服薬歴 | ○ | | | 随時中性脂肪注1) 注2) | ● |
| | 喫煙歴 | ○ | | | HDLコレステロール | ○ |
| | 自覚症状 | ○ | | | LDLコレステロール | ○注3) |
| | 他覚症状 | ○ | | | (Non-HDLコレステロール) | |
| 身体計測 | 身長 | ○ | | 血糖検査 | 空腹時血糖 | ● |
| | 体重 | ○ | | | HbA1c | ● |
| | 腹囲 | ○ | | | 随時血糖 | ●注4) |
| | BMI | ○ | | 尿検査 | 尿糖 | ○ |
| 血圧 | 血圧(収縮期/拡張期) | ○ | | | 尿蛋白 | ○ |
| 肝機能検査 | AST(GOT) | ○ | | 血液学検査(貧血検査) | ヘマトクリット値 | □ |
| | ALT(GPT) | ○ | | | 血色素量〔ヘモグロビン値〕 | □ |
| | γ-GT(γ-GTP) | ○ | | | 赤血球数 | □ |
| | | | | 心電図 | | □ |
| | | | | 眼底検査 | | □ |
| | | | | 血清クレアチニン(eGFR) | | □ |
| | | | | 医師の判断 | 医師の診断(判定) | ○ |

注1) 空腹時中性脂肪又は随時中性脂肪の判定のため、採血時間(食後)の情報は必須入力項目とする。

注2) やむを得ず空腹時以外に採血を行った場合は、随時中性脂肪により検査を行うことを可とする。

注3) 空腹時中性脂肪又は随時中性脂肪が400mg/dl以上又は食後採血の場合は、LDLコレステロールに代えてNon-HDLコレステロール(総コレステロールからHDLコレステロールを除いたもの)で評価を行うことができる。

注4) やむを得ず空腹時以外に採血を行い、HbA1c(NGSP値)を測定しない場合は、食直後(食事開始時から3.5時間未満)を除き随時血糖により血糖検査を行うことを可とする。

○＝必須項目　　□＝医師の判断に基づき選択的に実施する項目　　●＝いずれかの項目の実施で可

## ●特定保健指導の内容

特定保健指導では、対象者が生活習慣の改善を行うことによって、生活習慣病に移行しないことが第一の目的です。保健指導では、下表のような保健指導を行います。

| 情報提供 | 健診受診者全員を対象とし、健診結果の提供にあわせて実施。生活習慣病予防のための基本的な知識と対象者個人の生活習慣やその改善に関する基本的な情報を提供する。 |
|---|---|
| 動機付け支援 | 対象者が自らの健康状態を自覚し、生活習慣の改善のための自主的な取り組みを継続的に行うことができるようになることを目的とする。専門職による面接(20分以上の個別支援またはおおむね80分以上のグループ支援)により、生活習慣改善のための行動目標の設定や行動計画の作成を行う。3ヶ月以上経過後に、設定した目標が達成されているか、身体状況や生活習慣に変化が見られたかなど、保健指導の効果を評価する。 |
| 積極的支援 | 動機付け支援における面接による支援に加えて、対象者による主体的な取組に資する適切な働きかけを3ヶ月以上行う。初回面接は動機付け支援と同様に行い、定期的・継続的な支援(面接、通信等による支援等)により、対象者が生活習慣改善の継続のために、実践可能な行動目標を選択して実行するように介入して意識づけを行う。3ヶ月以上経過後に、設定した目標が達成されているか、身体状況や生活習慣に変化が見られたかなど、保健指導の効果を評価する。第4期からは、腹囲2cm・体重2kg減を達成すれば保健指導の介入量を問わずに特定保健指導終了とする等、アウトカム評価も導入されている。 |

---

**ミニ知識　データヘルス**

　近年、健診やレセプトなどの健康医療情報は、平成20年の特定健診制度の導入やレセプトの電子化にともない、その電子的管理が進んでいる。これにより、従来は困難だった電子的に保有された健康医療情報を活用した分析が可能となってきた。データヘルスとは、医療保険者がこうした分析を行った上で行う、加入者の健康状態に即したより効果的・効率的な保健事業を指す。

　平成25年6月に政府が閣議決定した「日本再興戦略」の中で、「国民の健康寿命の延伸」が重要施策として掲げられ、この戦略の中で、健康寿命の延伸に関する問題点である「健康管理や予防の必要性を認識しつつも、個人に対する動機付けの方策が十分に講じられていない」という課題を解決するため、「予防・健康管理の推進に関する新たな仕組みづくり」としてレセプト等のデータの分析、それに基づく医療保険加入者の健康保持増進のための「データヘルス計画」の取組が求められた。

　また、健康長寿社会の構築に向け、国民一人ひとりが、「自らの健康は自らがつくる」という意識を持ち、それぞれの年齢や健康状態等に応じて、具体的な行動として第一歩を踏み出すことが重要である。自分自身の健康づくりに関心が低い「健康無関心層」も含めて国民が健康づくりの取組を実践し、継続していくためには一人ひとりがそれぞれの選択の中で第一歩を踏み出すきっかけとなるよう、

　　・多様な選択肢(健康プログラム)の提供
　　・個人が日常生活の大部分を過ごす企業や地域社会の中で、個人が無理なく健康づくりを行える環境づくり
　　・共に取組を進めることができる新たなコミュニティの構築

なども併せて進めていくことが必要とされ、医療保険者や市町村、一部企業などにおいてこうした取組を推進している。

# 健康日本21と健康増進法

　「健康日本21」は「第三次国民健康づくり運動」として平成12（2000）年度に開始し、その後平成25（2014）年度〜令和5（2023）年の「二十一世紀における第二次国民健康づくり運動（健康日本21（第二次））」を経て、令和6（2024）年度からは「二十一世紀における第三次国民健康づくり運動（以下、「健康日本21（第三次）」という）が推進されます。

　「健康日本21」は開始当初は健康局長通知で、法的な定めはありませんでしたが、平成14（2002）年に「健康増進法」が公布され、健康日本21（第二次）からは大臣告示となって、国民の健康づくりに取り組む2本の柱となっています。

## ■ 健康日本21（第三次）策定の背景と全体像

　健康日本21（第二次）で設定された目標について、達成状況を厚生科学審議会地域保健健康増進栄養部会において評価したところ、健康寿命は着実に延伸しつつあるが、一部の指標、特に一次予防に関連する指標が悪化していました。

　健康日本21（第三次）では、健康日本21（第二次）の評価を踏まえ、さらに生活習慣の改善を含め、個人の行動と健康状態の改善を促すため、「より実効性をもつ取組の推進」に重点を置いています。

　また、人生100年時代を迎え、社会が多様化する中で、各人の健康課題も多様化しており、「誰一人取り残さない健康づくり」を推進することとしています。

## ● 健康日本21の全体像

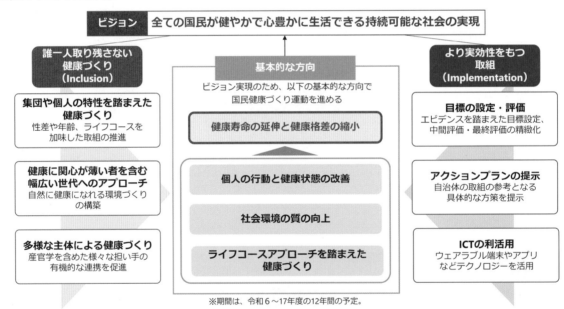

※期間は、令和6～17年度の12年間の予定。

## ● 健康日本21（第三次）健康寿命の延伸と健康格差の縮小の実現に関する目標

| 目　標 | 指　標 | 目標値 |
|---|---|---|
| ①健康寿命の延伸 | 日常生活に制限のない期間の平均 | 平均寿命の増加分を上回る健康寿命の増加（令和14年度） |
| ②健康格差の縮小 | 日常生活に制限のない期間の平均の下位4分の1の都道府県の平均 | 日常生活に制限のない期間の平均の上位4分の1の都道府県の平均の増加分を上回る下位4分の1の都道府県の平均の増加（令和14年度） |

## ● 「健康日本21（第三次）」の概念図

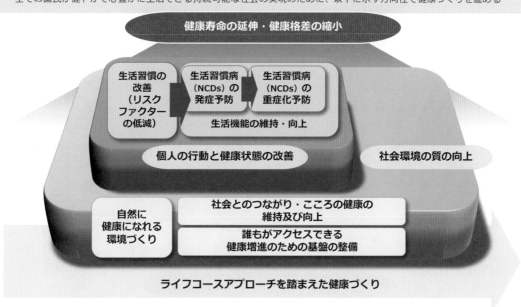

全ての国民が健やかで心豊かに生活できる持続可能な社会の実現のために、以下に示す方向性で健康づくりを進める

**健康寿命の延伸・健康格差の縮小**

生活習慣の改善（リスクファクターの低減） → 生活習慣病（NCDs）の発症予防 → 生活習慣病（NCDs）の重症化予防

生活機能の維持・向上

個人の行動と健康状態の改善　　社会環境の質の向上

自然に健康になれる環境づくり　　社会とのつながり・こころの健康の維持及び向上　　誰もがアクセスできる健康増進のための基盤の整備

ライフコースアプローチを踏まえた健康づくり

生活習慣病の対策

## ●健康日本21（第三次）の新たな視点

「誰一人取り残さない健康づくり」や「より実効性をもつ取組の推進」に取り組むため、以下の新しい視点を取り入れている。

| 視点 | 対応 |
|---|---|
| ①**女性の健康**については、これまで目だしされておらず、性差に着目した取組が少ない | **女性の健康を明記**<br>・「女性の健康」を新規に項目立て、女性の健康週間についても明記<br>・骨粗鬆症検診受診率を新たに目標に設定 |
| ②**健康に関心の薄い者**など幅広い世代に対して、生活習慣を改めることができるようなアプローチが必要 | **自然に健康になれる環境づくり**<br>健康に関心の薄い人を含め、本人が無理なく健康な行動をとれるような環境づくりを推進 |
| ③行政だけでなく、**多様な主体**を巻き込んだ健康づくりの取組をさらに進める必要 | **他計画や施策との連携も含む目標設定**<br>健康経営、産業保健、食環境イニシアチブに関する目標を追加、自治体での取組との連携を図る |
| ④目標や施策の概要については記載があるが、**具体的にどのように現場で取組を行えばよいか**が示されていない | **アクションプランの提示**<br>自治体による周知広報や保健指導など介入を行う際の留意すべき事項や好事例集を各分野で作成、周知（栄養・食生活、身体活動・運動、睡眠、喫煙など） |
| ⑤PHRなど**ICTを利活用する取組**は一定程度進めてきたが、さらなる推進が必要 | **個人の健康情報の見える化・利活用について記載を具体化**<br>ウェアラブル端末やアプリの利活用、自治体と民間事業者（アプリ業者など）間での連携による健康づくりについて明記 |

---

**ミニ知識** ✎　**スマート・ライフ・プロジェクト**

スマート・ライフ・プロジェクトは、「健康寿命をのばそう。」をスローガンに、国民全体が人生の最後まで元気に健康で楽しく毎日が送れることを目標とした厚生労働省が展開する国民運動である。

運動、食生活、禁煙の3分野を中心に、具体的なアクションの呼びかけを行っている。これらのアクションの他、健診・検診の受診を新たなテーマに加え、更なる健康寿命の延伸を目指し、プロジェクトに参画する企業・団体・自治体と協力・連携しながら推進しており、優れた啓発活動・取組の奨励・普及を図ることを目的とした「健康寿命をのばそう！アワード」の表彰なども毎年行っている。

ホームページには健康イベント＆コンテンツ、健康づくりに関する啓発ツール、参加団体の活動報告なども掲載されている。

スマート・ライフ・プロジェクトホームページ　https://www.smartlife.mhlw.go.jp/

# 健康と栄養

現在の死因の上位を占めるがん、心臓病、脳卒中などの生活習慣病は、食生活と関係の深い疾病です。今日の国民の栄養素等摂取状況は、全体的には概ね良好なものとなってきていますが、個々にみると脂肪エネルギー比率の増加、食塩のとりすぎ、カルシウムの摂取不足などいくつかの問題がみられます。私たちは食物を口から取り入れ、その栄養成分を活用することによって生命を維持し、活動エネルギーを保っていますが、栄養素は不足しても過剰になっても人体にとって影響を与え、病気を生ずる原因にもなります。特に生活習慣病予防の観点から、健康と栄養に関する正しい知識を身につけ、栄養バランスのとれた適正量をとることが重要です。

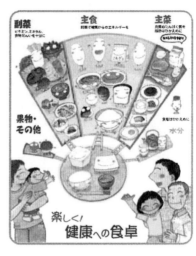

◀「健康づくりのための食生活指針」ビジュアル・デザインの公募による最優秀作品
佐藤真紀子さん（東京都）

## ●食生活指針

| | |
|---|---|
| ●食事を楽しみましょう。 | ●野菜・果物、牛乳・乳製品、豆類、魚なども組み合わせて。 |
| ●1日の食事のリズムから、健やかな生活リズムを。 | ●食塩は控えめに、脂肪は質と量を考えて。 |
| ●適度な運動とバランスのよい食事で、適正体重の維持を。 | ●日本の食文化や地域の産物を活かし、郷土の味の継承を。 |
| ●主食、主菜、副菜を基本に、食事のバランスを。 | ●食料資源を大切に、無駄や廃棄の少ない食生活を。 |
| ●ごはんなどの穀類をしっかりと。 | ●「食」に関する理解を深め、食生活を見直してみましょう。 |

●文部科学省・厚生労働省・農林水産省決定（平成28年6月一部改正）

---

### ミニ知識 日本人の長寿を支える「健康な食事」

平成26年10月、人々の生活の営みやその環境、背景にある食文化などまでを視野に入れた「健康な食事」の目安として、〈「健康な食事」普及のためのマーク〉が公表された。選ぶ側は、分かりやすいマーク（適切な情報）をもとに選ぶことで、手軽に「健康な食事」パターンに合致した料理を入手し、組み合わせて食べることができる。

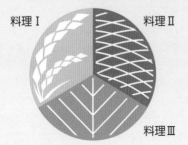

料理Ⅰ　料理Ⅱ　料理Ⅲ

| | 一般女性や中高年男性で、生活習慣病の予防に取り組みたい人向け 650kcal未満 | 一般男性や身体活動量の高い女性で、生活習慣病の予防に取り組みたい人向け 650〜850kcal |
|---|---|---|
| 主食（料理Ⅰ）の目安 | 穀類由来の炭水化物は40〜70g | 穀類由来の炭水化物は70〜95g |
| 主菜（料理Ⅱ）の目安 | 魚介類、肉類、卵類、大豆・大豆製品由来のたんぱく質は10〜17g | 魚介類、肉類、卵類、大豆・大豆製品由来のたんぱく質は17〜28g |
| 副菜（料理Ⅲ）の目安 | 緑黄色野菜を含む2種類以上の野菜（いも類、きのこ類・海藻類も含む）は120〜200g | 緑黄色野菜を含む2種類以上の野菜（いも類、きのこ類・海藻類も含む）は120〜200g |
| 牛乳・乳製品、果物の目安 | 牛乳・乳製品及び果物は、容器入りあるいは丸ごとで提供される場合の1回提供量を目安とする。<br>牛乳・乳製品：100〜200g又はmℓ（エネルギー150kcal程度※）<br>果物：100〜200g（エネルギー100kcal未満※）<br>※これらのエネルギー量は、650kcal未満、または650〜850kcalに含めない。 | |
| 料理全体の目安 | [エネルギー]<br>○料理Ⅰ、Ⅱ、Ⅲを組み合わせる場合のエネルギー量は650kcal未満<br>○単品の場合は、料理Ⅰ：300kcal未満、料理Ⅱ：250kcal未満、料理Ⅲ：150kcal未満<br>[食塩]<br>○料理Ⅰ、Ⅱ、Ⅲを組み合わせる場合の食塩含有量（食塩相当量）は3g未満<br>　（当面3gを超える場合は、従来品と比べ10％以上の低減）<br>○単品の場合は、食塩の使用を控えめにすること<br>　（当面1gを超える場合は、従来品と比べ10％以上の低減）<br>※1　エネルギー、食塩相当量について、見えやすいところにわかりやすく情報提供すること<br>※2　不足しがちな食物繊維など栄養バランスを確保する観点から、精製度の低い穀類や野菜類、いも類、きのこ類、海藻類など多様な食材を利用することが望ましい | [エネルギー]<br>○料理Ⅰ、Ⅱ、Ⅲを組み合わせる場合のエネルギー量は650〜850kcal未満<br>○単品の場合は、料理Ⅰ：400kcal未満、料理Ⅱ：300kcal未満、料理Ⅲ：150kcal未満<br>[食塩]<br>○料理Ⅰ、Ⅱ、Ⅲを組み合わせる場合の食塩含有量（食塩相当量）は3.5g未満<br>　（当面3.5gを超える場合は、従来品と比べ10％以上の低減）<br>○単品の場合は、食塩の使用を控えめにすること<br>　（当面1gを超える場合は、従来品と比べ10％以上の低減）<br>※1　エネルギー、食塩相当量について、見えやすいところにわかりやすく情報提供すること<br>※2　当該商品を提供する際には、「しっかりと身体を動かし、しっかり食べる」ことについて情報提供すること |

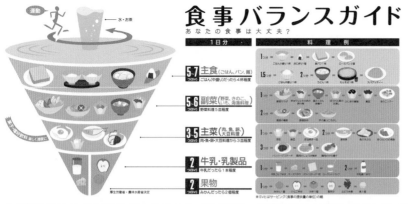

食事バランスガイド
あなたの食事は大丈夫？

| 1日分 | | 料理例 |
| --- | --- | --- |
| 5-7 | 主食（ごはん、パン、麺）<br>（つSV）ごはん（中盛り）だったら4杯程度 | |
| 5-6 | 副菜（野菜、きのこ、いも、海藻料理）<br>（つSV）野菜料理5皿程度 | |
| 3-5 | 主菜（肉、魚、卵、大豆料理）<br>（つSV）肉・魚・卵・大豆料理から3皿程度 | |
| 2 | 牛乳・乳製品<br>（つSV）牛乳だったら1本程度 | |
| 2 | 果物<br>（つSV）みかんだったら2個程度 | |

厚生労働省・農林水産省決定

※SVはサービング（食事の提供量の単位）の略

平成17年7月、「食生活指針」を具体的な行動に結び付け、国民一人ひとりがバランスのとれた食生活を実現していくことができるよう、食事の望ましい組み合わせやおおよその量をわかりやすくイラストで示した「食事バランスガイド」が策定・公表されました。

健康づくりの観点から男性肥満者、単身者及び子育てを担う世代を対象に焦点を絞った普及啓発が行われるとともに、小売店や飲食店等といった様々な場面における普及活用が推進されています。

＊「食事バランスガイド」は「コマ」をイメージして描き、食事のバランスが悪くなると倒れてしまうということ、回転（運動）することによって初めて安定するということを表しています。
＊コマの中では、1日分の料理・食品の例を示しています。これは、ほとんど1日座って仕事をしている運動習慣のない男性にとっての適量を示しています（おおよそ2200kcal）。
＊コマの中のイラストはあくまで一例です。「料理例」を参考として、実際に料理をいくつ（SV）とっているか数えることにより、一人一人が1日にとる目安の数値と比べることができます。

健康日本21（第三次）では、生活の質の向上のために、生活習慣病の予防・重症化予防のほか、やせや低栄養等の予防を通じた生活機能の維持・向上の観点から、栄養・食生活の目標が設定されました。

目標は下記の表の通りです。

● 健康日本21（第三次）栄養・食生活の目標

| 目　標 | 指　標 | 目標値 |
| --- | --- | --- |
| ①適正体重を維持している者の増加（肥満、若年女性のやせ、低栄養傾向の高齢者の減少） | BMI18.5以上25未満（65歳以上はBMI20を超え25未満）の者の割合（年齢調整値） | 66%<br>（令和14年度） |
| ②児童・生徒における肥満傾向児の減少 | 児童・生徒における肥満傾向児の割合 | 令和5年度から開始する第2次成育医療等の提供に関する施策の総合的な推進に関する基本的な方針（以下「第2次成育医療等基本方針」という。）に合わせて設定 |
| ③バランスの良い食事を摂っている者の増加 | 主食・主菜・副菜を組み合わせた食事が1日2回以上の日がほぼ毎日の者の割合 | 50%<br>（令和14年度） |
| ④野菜摂取量の増加 | 野菜摂取量の平均値 | 350g<br>（令和14年度） |
| ⑤果物摂取量の改善 | 果物摂取量の平均値 | 200g<br>（令和14年度） |
| ⑥食塩摂取量の減少 | 食塩摂取量の平均値 | 7g<br>（令和14年度） |

## ● エネルギーの栄養素別摂取構成（%）

| 年 | たんぱく質 | 脂質 | 炭水化物 | |
|---|---|---|---|---|
| 昭和58年(1983) | 15.1 | 24.6 | 60.3 | 2,147kcal |
| 昭和63年(1988) | 15.4 | 25.5 | 59.1 | 2,057kcal |
| 平成5年(1993) | 15.6 | 25.7 | 58.7 | 2,034kcal |
| 平成10年(1998) | 16.0 | 26.3 | 57.7 | 1,979kcal |
| 平成15年(2003) | 15.0 | 25.0 | 60.0 | 1,920kcal |
| 平成20年(2008) | 14.7 | 24.9 | 60.4 | 1,867kcal |
| 平成25年(2013) | 14.9 | 26.2 | 58.9 | 1,873kcal |
| 平成30年(2018) | 14.9 | 28.3 | 56.8 | 1,900kcal |
| 令和元年 | 15.1 | 28.6 | 56.3 | 1,903kcal |

●資料 厚生労働省「国民健康・栄養調査」●
（平成14年までは「国民栄養調査」）

摂取エネルギーに占めるたんぱく質、脂質、炭水化物の構成比は、たんぱく質15.1%、脂質28.6%、炭水化物56.3%となっています。

脂質のエネルギー比率の目標量は、日本人の食事摂取基準2020年版で20～30%としめされています。脂質のエネルギー比率の割合については、範囲におさまっていますが、脂質の摂取においては飽和脂肪酸や、不飽和脂肪酸等の構成割合が重要です。

## ● エネルギーの食品群別摂取構成（%）

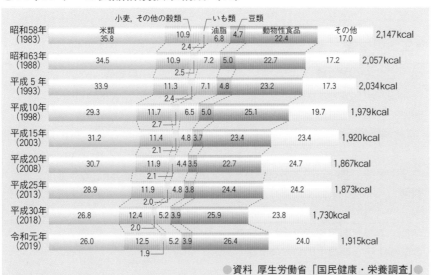

●資料 厚生労働省「国民健康・栄養調査」●
（平成14年までは「国民栄養調査」）

エネルギーの食品群別摂取構成をみると、特に米類の減少が著しく、昭和58年の35.8%に対し、令和元年には26.0%となっています。主食である穀類を毎食適量摂取することは、炭水化物エネルギー比を適正に維持し、脂肪エネルギー比の増加を防ぐことにもつながります。

---

### ミニ知識 ✐　日本人の食事摂取基準

　「日本人の食事摂取基準」は、健康な個人または集団を対象として、健康の維持・増進、生活習慣病予防のために、エネルギーおよび栄養素をどれだけとればいいかを1日あたりの摂取量として基準を数値で示したものである。健康増進施策、栄養改善施策等の基準となるもので、栄養指導、給食計画等の基準として幅広く利用されている。従来5年ごとに改定を行っており、令和元年12月にとりまとめた「日本人の食事摂取基準（2020年版）」は、令和2年度から6年度の5年間使用される。

　今回の改定での見直しのポイントは以下のとおり。

○活力ある健康長寿社会の実現に向けて
・きめ細かな栄養施策を推進する観点から、50歳以上について、より細かな年齢区分による摂取基準を設定。
・高齢者のフレイル予防の観点から、総エネルギー量に占めるべきたんぱく質由来エネルギー量の割合（%エネルギー）について、65歳以上の目標量の下限を13%エネルギーから15%エネルギーに引き上げ。
・若いうちからの生活習慣病予防を推進するため、以下の対応を実施。
　- 飽和脂肪酸、カリウムについて、小児の目標量を新たに設定。
　- ナトリウム（食塩相当量）について、成人の目標量を0.5g/日引き下げるとともに、高血圧及び慢性腎臓病（CKD）の重症化予防を目的とした量として、新たに6g/日未満と設定。
　- コレステロールについて、脂質異常症の重症化予防を目的とした量として、新たに200mg/日未満に留めることが望ましいことを記載。

○EBPM（Evidence Based Policy Making：根拠に基づく政策立案）の更なる推進に向けて
・食事摂取基準を利用する専門職等の理解の一助となるよう、目標量のエビデンスレベルを対象栄養素ごとに新たに設定。

● 野菜摂取量の平均値の年次推移（20歳以上）（平成20〜令和元年）

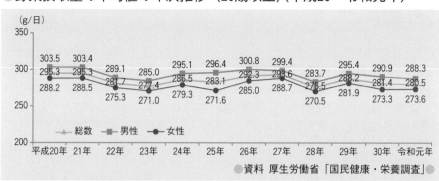

（g/日）

| | 平成20年 | 21年 | 22年 | 23年 | 24年 | 25年 | 26年 | 27年 | 28年 | 29年 | 30年 | 令和元年 |
|---|---|---|---|---|---|---|---|---|---|---|---|---|
| 総数 | 295.3 | 295.3 | 289.1 | 285.0 | 295.1 | 296.4 | 300.8 | 299.4 | 283.7 | 295.4 | 290.9 | 288.3 |
| 男性 | 303.5 | 303.4 | 281.7 | 277.4 | 286.5 | 283.1 | 292.3 | 293.6 | 276.5 | 288.2 | 281.4 | 280.5 |
| 女性 | 288.2 | 288.5 | 275.3 | 271.0 | 279.3 | 271.6 | 285.0 | 288.7 | 270.5 | 281.9 | 273.3 | 273.6 |

● 資料 厚生労働省「国民健康・栄養調査」

● 年齢階級別野菜摂取量

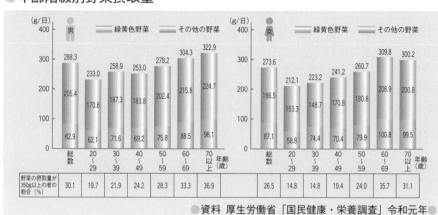

| 野菜の摂取量が350g以上の者の割合（%）〔男〕 | 総数 | 20〜29 | 30〜39 | 40〜49 | 50〜59 | 60〜69 | 70以上 |
|---|---|---|---|---|---|---|---|
| | 30.1 | 19.7 | 21.9 | 24.2 | 28.3 | 33.3 | 36.9 |

| 野菜の摂取量が350g以上の者の割合（%）〔女〕 | 総数 | 20〜29 | 30〜39 | 40〜49 | 50〜59 | 60〜69 | 70以上 |
|---|---|---|---|---|---|---|---|
| | 26.5 | 14.8 | 14.8 | 19.4 | 24.0 | 35.7 | 31.1 |

● 資料 厚生労働省「国民健康・栄養調査」令和元年

「健康日本21（第二次）」の「栄養・食生活」の目標では、成人で1日あたり平均で350gの野菜の摂取を目標としていますが、全体的に摂取量が少なく、特に若年成人で摂取量が少ない状況です。健康増進やがん予防のためにも適正な摂取を心がける必要があります。

野菜摂取量の平均値は280.5gであり、男女別にみると男性288.3g、女性273.6gです。この10年間でみると、いずれも有意な増減はみられません。年齢階級別にみると、男女ともに20〜40歳代で少なく、60歳以上で多くなっています。

---

**ミニ知識 🖊 国民健康・栄養調査**

国民栄養調査は、栄養改善法に基づき、国民の栄養状態等を把握するために毎年実施されてきた。わが国の栄養行政では、日本人の食事摂取基準（14ページ参照）とともに、食生活の改善・健康づくりの推進のために重要な役割を果たしてきた。

調査の始まりは昭和20年。終戦直後の劣悪な食料事情の下、諸外国からの緊急食料援助を受けるための基礎資料が必要となり、実施された。昭和23年には調査地区が46都道府県に拡大され全国規模の調査となり、昭和27年には栄養改善法の制定に伴い法律に基づく調査となった。その後食生活をめぐる社会環境の変化に対応すべく調査内容の充実が図られ、現行の調査では、栄養素や食品の摂取量にとどまらず、身長・体重や血圧測定、血液検査、歩行数、喫煙・飲酒・運動習慣の把握も行われてきた。

平成15年5月1日の健康増進法の施行により栄養改善法は廃止され、国民栄養調査は国民健康・栄養調査としてさらに拡充され引き継がれている。

---

**ミニ知識 🖊 「新・健康生活のススメ」**

国内における新型コロナウイルス（COVID-19）の感染拡大に伴い、大きく変わった生活スタイル。3つの密（密閉・密集・密接）の回避、テレワークの推進、少人数での飲食・外出など、日常生活の多くの場面で、これまでの生活とは異なるスタイルがとられるようになってきた。

そのようななかで、厚生労働省健康局はリーフレット「新・健康生活のススメ」を発表。ポイントは、「運動」「食事」「禁煙」「飲酒」「睡眠」「健診・検診」の6つ。コロナ禍における「おうち時間」を「健康づくり」に生かせるポイントを解説している。

# 健康と身体活動

　日常程よい身体活動を習慣的に行うことで、身体にさまざまな積極的効果がもたらされることがわかっています。しかしわが国の身体活動の状況は、ほとんど行わない人としっかり行っている人に二極化される傾向にあります。身体活動の効果は、従来からいわれていた気分転換やストレス解消、生活習慣病などの疾病の予防などだけでなく、メンタルヘルス不調の一次予防、高齢者の生活機能低下（ロコモティブシンドローム（運動器症候群）や認知症）リスクの低減、腰痛や膝痛の改善、風邪にかかりにくくなることなどもわかってきました。身体活動の習慣化は、全身持久力の向上につながり、体力向上は生活習慣病のリスク低減などにもつながっています。

　また身体活動は、以前は「運動」とひとくくりにされていましたが、2006年に策定された「健康づくりのための運動基準2006」「健康づくりのための運動指針2006（エクササイズガイド2006）」から、安静にしている状態よりもエネルギーをたくさん消費する活動を「身体活動」とし、そのなかの労働、家事、通勤・通学、趣味などを「生活活動」と、体力の維持・向上を目的として計画的・意図的に行われる身体活動を「運動」と分類するようになりました。

　さらに平成25年3月に策定・公表された「健康づくりのための身体活動基準2013」「健康づくりのための身体活動指針（アクティブガイド）」からは、対象者を子どもから高齢者までに広げ、18歳～64歳、65歳以上、18歳未満の3つの年代別に身体活動の目標値を定めました。

　そして、令和6年1月には、「健康づくりのための身体活動・運動ガイド2023」が公表されました。

## ●健康日本21（第三次）身体活動・運動分野の目標

| 目　標 | 指　標 | 目標値 |
|---|---|---|
| ①日常生活における歩数の増加 | 1日の歩数の平均値（年齢調整値） | 7,100歩<br>（令和14年度） |
| ②運動習慣者の増加 | 運動習慣者の割合（年齢調整値） | 40%<br>（令和14年度） |
| ③運動やスポーツを習慣的に行っていないこどもの減少 | 1週間の総運動時間（体育授業を除く。）が60分未満の児童の割合 | 第2次成育医療等基本方針に合わせて設定 |

---

**ミニ知識**　**健康づくりのための身体活動・運動ガイド2023**

　健康日本21（第三次）における身体活動・運動分野の取組の推進に資するよう、「健康づくりのための身体活動基準2013」（以下、「身体活動基準2013」という。）を改訂し、「健康づくりのための身体活動・運動ガイド2023」を策定された。

　今回の推奨事項には、「歩行またはそれと同等以上の強度の身体活動を1日60分以上行うことを推奨する」などの定量的な推奨事項だけでなく、「個人差等を踏まえ、強度や量を調整し、可能なものから取り組む」といった定性的な推奨事項を含まれていて、「身体活動基準」から「身体活動・運動ガイド」に名称が変更された。

　身体活動・運動に取り組む際の全体の方向性として、「個人差を踏まえ、強度や量を調整し、可能なものから取り組む」こととされている。

　運動の一部において筋力トレーニングを週2～3日取り入れることや、座位行動の時間が長くなりすぎないように注意すること等が推奨事項として示されている。また、高齢者は、3メッツ以上の身体活動を15メッツ・時/週以上（歩行またはそれと同等以上の強度の身体活動を1日40分以上）行うことに加え、多要素な運動を週3日以上取り入れることを推奨事項としている。

●身体活動（生活活動・運動・座位行動）の概念図

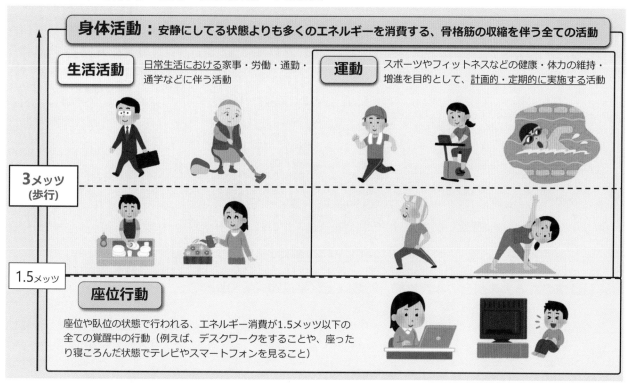

注：メッツとは、身体活動の強度を表し、安静座位時を1メッツとし、その何倍のエネルギーを消費するかという指標。身体活動・運動の強度の一覧については、参考資料を参照。身体活動によるエネルギー消費量（kcal）は、メッツ×時間（h）×体重（kg）で推定することが可能である。
　　　例：歩行（3メッツ）を30分間、体重50kgの人が行った場合のエネルギー消費量は、3（メッツ）×0.5（h）×50（kg）＝75kcalと推定できる。

●身体活動・運動の推奨事項一覧

| 全体の方向性 | 個人差を踏まえ、強度や量を調整し、可能なものから取り組む<br>今よりも少しでも多く身体を動かす | | |
|---|---|---|---|
| 対象者※1 | 身体活動 | | 座位行動 |
| 高齢者 | 歩行又はそれと同等以上の<br>（3メッツ以上の強度の）<br>身体活動を **1日40分以上**<br>（1日約**6,000歩以上**）<br>（=週15メッツ・時以上） | **運動**<br>有酸素運動・筋力トレーニング・バランス運動・柔軟運動など多要素な運動を週3日以上<br>【筋力トレーニング※2を週2～3日】 | **座りっぱなしの時間が長くなりすぎないように注意する**<br>（立位困難な人も、じっとしている時間が長くなりすぎないように、少しでも身体を動かす） |
| 成人 | 歩行又はそれと同等以上の<br>（3メッツ以上の強度の）<br>身体活動を **1日60分以上**<br>（1日約**8,000歩以上**）<br>（=週23メッツ・時以上） | **運動**<br>息が弾み汗をかく程度以上の<br>（3メッツ以上の強度の）<br>運動を**週60分以上**<br>（=週4メッツ・時以上）<br>【筋力トレーニングを週2～3日】 | |
| こども<br>（※身体を動かす時間が少ないこどもが対象） | （参考）<br>・中強度以上（3メッツ以上）の身体活動（主に有酸素性身体活動）を1日60分以上行う<br>・高強度の有酸素性身体活動や筋肉・骨を強化する身体活動を週3日以上行う<br>・身体を動かす時間の長短にかかわらず、座りっぱなしの時間を減らす。特に余暇のスクリーンタイム※3を減らす。 | | |

※1　生活習慣、生活様式、環境要因等の影響により、身体の状況等の個人差が大きいことから、「高齢者」「成人」「こども」について特定の年齢で区切ることは適当でなく、個人の状況に応じて取組を行うことが重要であると考えられる。
※2　負荷をかけて筋力を向上させるための運動。筋トレマシンやダンベルなどを使用するウエイトトレーニングだけでなく、自重で行う腕立て伏せやスクワットなどの運動も含まれる。
※3　テレビやDVDを観ることや、テレビゲーム、スマートフォンの利用など、スクリーンの前で過ごす時間のこと。

生活習慣病の対策

## ●性・年齢階級別にみた健康の維持・増進のための運動の実施状況

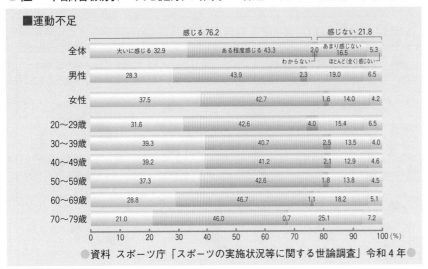

**■運動不足**

●資料 スポーツ庁「スポーツの実施状況等に関する世論調査」令和４年

普段、運動不足を感じている人は、全体の約８割を占めています。年齢階級別では、30～50代で運動不足を感じている人が多く、60代、70代では運動不足を感じないとする人が多いことがわかります。

## ●運動習慣のある人の割合の年次推移（20歳以上）（平成20～令和元年）

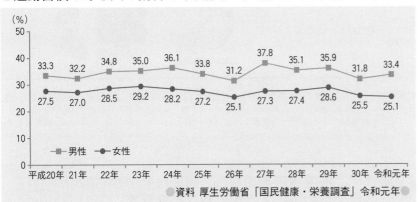

●資料 厚生労働省「国民健康・栄養調査」令和元年

30分以上の運動を１週間に２回以上、１年以上継続して行っている人を「運動習慣がある」とする場合、男性で33.4％、女性で25.1％です。年齢階級別にみると、男女共に70歳以上が最も高く、それぞれ42.7％、35.9％です。一方、最も低いのは男性が40代で18.5％、女性が30代で9.4％です。

## ●運動習慣のある人の割合（20歳以上、性・年齢階級別）

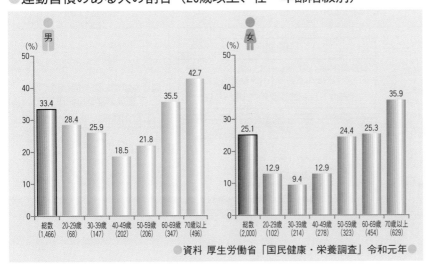

●資料 厚生労働省「国民健康・栄養調査」令和元年

# 休養・睡眠

　休養は日常生活における肉体的・精神的疲労を取り除き、心身をリフレッシュするために重要です。

　休養の一つに睡眠があります。睡眠は疲労から回復させ、心身の安定を保つために欠くことができません。また入浴は血液の循環を良くし、筋肉の疲れを癒してくれます。そしてスポーツやレクリエーションは、ストレスなどの精神的疲労や、一日中同じ姿勢で仕事をしている人の疲労回復に役立つといわれています。このように休養には、「休む」要素と「養う」要素があります。これらがうまくいかないと、こころの健康が保てなくなります。

　こころの健康が保てないと、働く意欲が持てなくなったり、家庭生活や地域生活に支障が生じてきたりします。放置すると自殺を引き起こすこともあります。わが国では心理的苦痛を感じても受診につながりにくく、自殺者は減少してきましたが、今だに年間約2万人です。そのため健康日本21（第三次）では下記の目標を定め、対策を講じることとしています。

## ●健康日本21（第三次）休養・睡眠の目標

| 項　目 | 現状（最終評価時点） | 目　標 |
|---|---|---|
| **休養の目標** | | |
| ①睡眠で休養がとれている者の増加 | 78.3%（平成30年度：平成30年国民健康・栄養調査） | 80%（令和14年度） |
| ②睡眠時間が十分に確保できている者の増加 | 54.5%（令和元年：令和元年国民健康・栄養調査） | 60%（令和14年度） |
| ③週労働時間60時間以上の雇用者の減少 | 8.8%（令和3年） | 5%（令和7年） |

| 目　標 | 指　標 | 目標値 |
|---|---|---|
| **睡眠の目標** | | |
| ①睡眠で休養がとれている者の増加 | 睡眠で休養がとれている者の割合（年齢調整値） | 80%（令和14年度） |
| ②睡眠時間が十分に確保できている者の増加 | 睡眠時間が6〜9時間（60歳以上については、6〜8時間）の者の割合（年齢調整値） | 60%（令和14年度） |
| ③週労働時間60時間以上の雇用者の減少 | 週労働時間40時間以上の雇用者のうち、週労働時間60時間以上の雇用者の割合 | 5%（令和7年） |

## ●健康づくりのための睡眠指針　〜睡眠12箇条〜

**①良い睡眠で、からだもこころも健康に。**
- ■良い睡眠で、からだの健康づくり
- ■良い睡眠で、こころの健康づくり
- ■良い睡眠で、事故防止

**②適度な運動、しっかり朝食、ねむりとめざめのメリハリを。**
- ■定期的な運動や規則正しい食生活は良い睡眠をもたらす
- ■朝食はからだとこころのめざめに重要
- ■睡眠薬代わりの寝酒は睡眠を悪くする
- ■就寝前の喫煙やカフェイン摂取を避ける

**③良い睡眠は、生活習慣病予防につながります。**
- ■睡眠不足や不眠は生活習慣病の危険を高める
- ■睡眠時無呼吸は生活習慣病の原因になる
- ■肥満は睡眠時無呼吸のもと

**④睡眠による休養感は、こころの健康に重要です。**
- ■眠れない、睡眠による休養感が得られない場合、こころのSOSの場合あり
- ■睡眠による休養感がなく、日中もつらい場合、うつ病の可能性も

**⑤年齢や季節に応じて、ひるまの眠気で困らない程度の睡眠を。**
- ■必要な睡眠時間は人それぞれ
- ■睡眠時間は加齢で徐々に短縮
- ■年をとると朝型化 男性でより顕著
- ■日中の眠気で困らない程度の自然な睡眠が一番

**⑥良い睡眠のためには、環境づくりも重要です。**
- ■自分にあったリラックス法が眠りへの心身の準備となる
- ■自分の睡眠に適した環境づくり

**⑦若年世代は夜更かし避けて、体内時計のリズムを保つ。**
- ■子どもには規則正しい生活を
- ■休日に遅くまで寝床で過ごすと夜型化を促進
- ■朝目が覚めたら日光を取り入れる
- ■夜更かしは睡眠を悪くする

**⑧勤労世代の疲労回復・能率アップに、毎日十分な睡眠を。**
- ■日中の眠気が睡眠不足のサイン
- ■睡眠不足は結果的に仕事の能率を低下させる
- ■睡眠不足が蓄積すると回復に時間がかかる
- ■午後の短い昼寝で眠気をやり過ごし能率改善

**⑨熟年世代は朝晩メリハリ、ひるまに適度な運動で良い睡眠。**
- ■寝床で長く過ごしすぎると熟睡感が減る
- ■年齢にあった睡眠時間を大きく超えない習慣を
- ■適度な運動は睡眠を促進

**⑩眠くなってから寝床に入り、起きる時刻は遅らせない。**
- ■眠たくなってから寝床に就く、就床時刻にこだわりすぎない
- ■眠ろうとする意気込みが頭を冴えさせ寝つきを悪くする
- ■眠りが浅いときは、むしろ積極的に遅寝・早起きに

**⑪いつもと違う睡眠には、要注意。**
- ■睡眠中の激しいいびき・呼吸停止、手足のぴくつき・むずむず感や歯ぎしりは要注意
- ■眠っても日中の眠気や居眠りで困っている場合は専門家に相談

**⑫眠れない、その苦しみをかかえずに、専門家に相談を。**
- ■専門家に相談することが第一歩
- ■薬剤は専門家の指示で使用

●平成26年3月「健康づくりのための睡眠指針の改訂に関する検討会」報告書（抜粋）●

## ●性・年齢階級別にみた悩みやストレスがある人の割合（12歳以上）

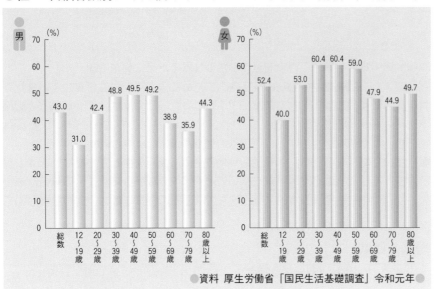

悩みやストレスがある人を性別にみると、男43.0％、女52.4％で女が高くなっており、年齢階級別にみると、男は40〜50代、女は30〜40代が最も高くなっています。

●資料 厚生労働省「国民生活基礎調査」令和元年●

## ●1日の平均睡眠時間（20歳以上、性・年齢階級別）

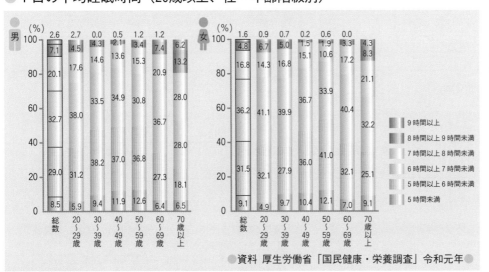

1日の平均睡眠時間は6時間以上7時間未満の割合が最も高く、男性32.7％、女性36.2％です。6時間未満の者の割合は、男性37.5％、女性40.6％であり、性・年齢階級別にみると、男性の30〜50歳代、女性の40〜50歳代では4割を超えています。

●資料 厚生労働省「国民健康・栄養調査」令和元年●

## ●年齢階級別にみたこころの状態（12歳以上）

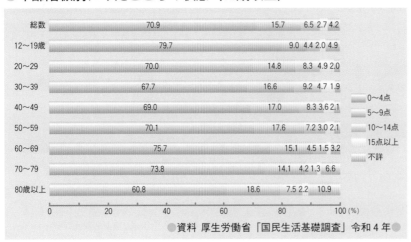

健康日本21（第三次）の目標にある「気分障害・不安障害に相当する心理的苦痛を感じている人の割合」は、国民生活基礎調査で行う質問（下記「K6質問票」参照）の点数によって判断します。このとき、合計点数が10点以上の場合、心理的苦痛を感じていると評価します。

●資料 厚生労働省「国民生活基礎調査」令和4年●

## ●性・年齢階級別ストレスの内容（複数回答）

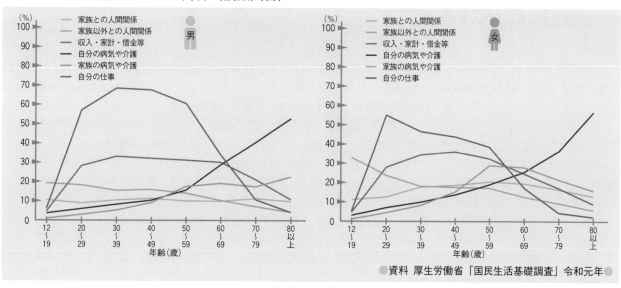

●資料 厚生労働省「国民生活基礎調査」令和元年●

### ミニ知識✏ K6質問票

　国民生活基礎調査では、K6質問票を用いてこころの状態を調べている。合計点数が高いほど、精神的な問題がより重い可能性があるとされている。K6質問票の内容は下記のとおり。

過去30日の間にどれくらいの頻度で次のことがありましたか。

|  |  | 全くない | 少しだけ | ときどき | たいてい | いつも |
|---|---|---|---|---|---|---|
| 1 | 神経過敏に感じましたか。 | 0 | 1 | 2 | 3 | 4 |
| 2 | 絶望的だと感じましたか。 | 0 | 1 | 2 | 3 | 4 |
| 3 | そわそわ、落ち着かなく感じましたか。 | 0 | 1 | 2 | 3 | 4 |
| 4 | 気分が沈み込んで、何が起こっても気が晴れないように感じましたか。 | 0 | 1 | 2 | 3 | 4 |
| 5 | 何をするのも骨折りだと感じましたか。 | 0 | 1 | 2 | 3 | 4 |
| 6 | 自分は価値のない人間だと感じましたか。 | 0 | 1 | 2 | 3 | 4 |

# 健康とたばこ

　たばこは依存症を示すニコチンほか、多くの有害物質を含むため、喫煙はがんや虚血性心疾患だけでなく、慢性閉塞性肺疾患（COPD）や歯周病などのいろいろな病気の危険因子となります。また妊婦の喫煙により低体重児や早産の頻度が高くなることや、未成年で喫煙を始めた人はニコチン依存症や肺機能の低下のリスクが特に大きくなるという報告のほか、室内またはこれに準ずる環境において、他人のたばこの煙を吸わされる受動喫煙により肺がんや脳卒中、虚血性心疾患、乳幼児突然死症候群（SIDS）などのリスクが高くなるといった研究成果が報告されています。

　喫煙は健康に悪影響を及ぼすという認識のもとに平成元年のWHO総会で、毎年5月31日を世界禁煙デーとするとともに、世界的な規模で各種喫煙対策を行うことが決議され、厚生労働省においても世界禁煙デーから始まる1週間を禁煙週間と定め、国民が喫煙と健康問題について理解を深められるよう、広く普及啓発を行っています。

　また、平成12年からの健康日本21ではたばこ対策として4つの柱を掲げ取り組み、平成15年5月からは健康増進法で受動喫煙防止措置が努力義務として定められたことが、それを後押しする形となりました。さらに平成17年の「たばこの規制に関する枠組み条約」発効、平成18年度からの禁煙治療に対する保険適用開始、などの状況変化を受け、平成22年には「受動喫煙防止対策について」の通知や「職場における受動喫煙防止対策に関する検討会報告書」の公表など、受動喫煙防止の支援体制と環境整備がなされてきました。[1]

　これらを背景に、健康日本21（第三次）では、さらなる喫煙率の減少や受動喫煙の防止を推進することとしています。[2]

## ●健康日本21（第三次）喫煙に関する生活習慣の目標

| 目標 | 指標 | 目標値 |
|---|---|---|
| ①喫煙率の減少<br>（喫煙をやめたい者がやめる） | 20歳以上の者の喫煙率 | 12%<br>（令和14年度） |
| ②20歳未満の者の喫煙をなくす | 中学生・高校生の喫煙者の割合 | 0%<br>（令和14年度） |
| ③妊娠中の喫煙をなくす | 妊婦の喫煙率 | 第2次成育医療等基本方針に合わせて設定 |

## ●わが国の喫煙率の推移

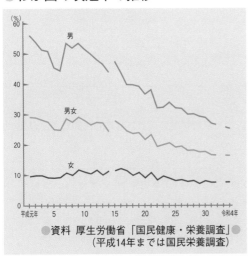

●資料　厚生労働省「国民健康・栄養調査」
（平成14年までは国民栄養調査）

## ●欧米諸国の喫煙率

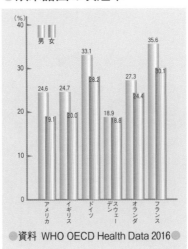

●資料　WHO OECD Health Data 2016●

　令和4年の国民健康・栄養調査によると、「現在習慣的に喫煙している人」*の割合は、男性で25.4%、女性で7.7%です。

　わが国の喫煙率は、男女とも横ばいで、欧米諸国と比較すると、男性は高く、女性は低くなっています。

＊従来の国民栄養調査と平成15年以降の国民健康・栄養調査では、喫煙の定義及び調査手法の変更により、その単純比較は困難です。

＊1 平成30年7月、改正健康増進法が可決、成立し東京オリンピック・パラリンピック前の令和2年4月に全面施行され、これまで努力義務だった受動喫煙防止が義務化されました。

＊2 健康増進法の改正を受けて、受動喫煙の目標値を「望まない受動喫煙のない社会の実現」へ変更しました。

## ● 喫煙状況と死亡率との関係

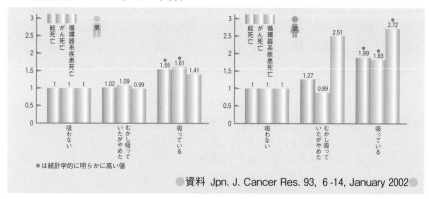

＊は統計学的に明らかに高い値

● 資料 Jpn. J. Cancer Res. 93, 6 -14, January 2002

## ● 各死因別死亡における毎日喫煙の寄与危険割合

### ● 日本における喫煙とがん死亡についての人口寄与危険割合（1983年〜2003年）

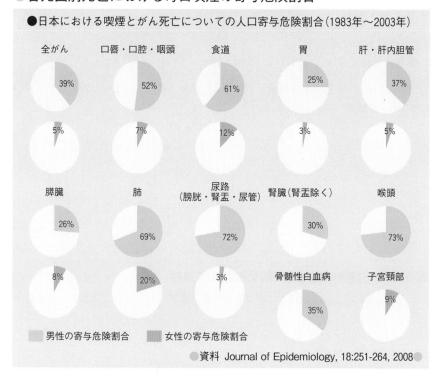

全がん 39% / 5%　口唇・口腔・咽頭 52% / 7%　食道 61% / 12%　胃 25% / 3%　肝・肝内胆管 37% / 5%

膵臓 26% / 8%　肺 69% / 20%　尿路（膀胱・腎盂・尿管）72% / 3%　腎臓（腎盂除く）30%　喉頭 73%

骨髄性白血病 35%　子宮頸部 9%

□ 男性の寄与危険割合　■ 女性の寄与危険割合

● 資料 Journal of Epidemiology, 18:251-264, 2008

## ● 非喫煙者と比較した喫煙者のがんによる死亡の相対リスク

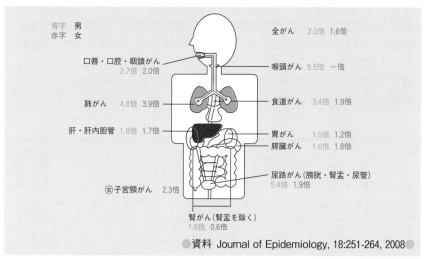

青字 男
赤字 女

全がん　2.0倍 1.6倍

口唇・口腔・咽頭がん　2.7倍 2.0倍

喉頭がん　5.5倍 一倍

肺がん　4.8倍 3.9倍

食道がん　3.4倍 1.9倍

肝・肝内胆管　1.8倍 1.7倍

胃がん　1.5倍 1.2倍

膵臓がん　1.6倍 1.8倍

尿路がん（膀胱・腎盂・尿管）　5.4倍 1.9倍

⊕女子宮頸がん　2.3倍

腎がん（腎盂を除く）　1.6倍 0.6倍

● 資料 Journal of Epidemiology, 18:251-264, 2008

---

喫煙者は吸ったことがない人より、10年間の死亡率が喫煙者は男性で1.6倍、女性で1.9倍高いことがわかりました。死亡原因別でも、喫煙者はがん、循環器病ともに死亡率が高くなっていました。一方、たばこをやめた人と吸ったことがない人に死亡率の差は認められず、禁煙の重要性が示唆されました。

寄与危険度は、全体の死亡率と、非喫煙者の死亡率との差を全体の死亡率で割り百分率にすることで得られます。たばこがなくなれば、どれだけその死亡が減るかという目安になります。

男性の場合、毎日喫煙の寄与危険度の高い部位のがんの危険度は、左に示すとおりです。

男性の喉頭がんの73%・尿路がんの72%・肺がんの69%・食道がんの61%に毎日喫煙が寄与しています。

女性の場合、肺がんの5分の1に毎日喫煙が寄与しています。

ニコチンには麻薬と同じような依存性があるといわれます。続けているうちに、ニコチンがないと心が落ちつかなくなり、からだも禁断症状を起こすことがあります。

このため、酒に対するアルコール依存症と同様に、たばこにもニコチン依存症があると考えられ、WHOや米国精神医学会により、診断基準が示されています。

## たばこ依存症スクリーニング（TDS）質問表

問1．自分が吸うつもりよりも、ずっと多くタバコを吸ってしまうことがありましたか。

問2．禁煙や本数を減らそうと試みて、できなかったことがありましたか。

問3．禁煙したり本数を減らそうとしたときに、タバコがほしくてほしくてたまらなくなることがありましたか。

問4．禁煙したり本数を減らしたときに、次のどれかがありましたか。

（イライラ、神経質、落ちつかない、集中しにくい、ゆううつ、頭痛、眠気、胃のむかつき、脈が遅い、手のふるえ、食欲または体重増加）

問5．問4でうかがった症状を消すために、またタバコを吸い始めることがありましたか。

問6．重い病気にかかったときに、タバコはよくないとわかっているのに吸うことがありましたか。

問7．タバコのために自分に健康問題が起きているとわかっていても、吸うことがありましたか。

問8．タバコのために自分に精神的問題(注)が起きているとわかっていても、吸うことがありましたか。

問9．自分はタバコに依存していると感じることがありましたか。

問10．タバコが吸えないような仕事やつきあいを避けることが何度かありましたか。

● 「はい」＝1点、「いいえ」＝0点〈5点以上が依存症〉

●禁煙治療保険診療におけるニコチン依存症診断基準として用いられている。

（注）禁煙や本数を減らした時に出現する離脱症状（いわゆる禁断症状）ではなく、喫煙することによって神経質になったり、不安や抑うつなどの症状が出現している状態。

---

### ミニ知識　受動喫煙防止対策を強化―健康増進法の一部を改正する法律

　望まない受動喫煙の防止を図るため、多くの人が利用する施設などにおける喫煙は基本的に禁止となりました。改正法の基本的な考え方は、以下の3点です。

・「望まない受動喫煙」をなくす

・受動喫煙による健康影響が大きい子ども、患者等に特に配慮

・施設の類型・場所ごとに対策を実施

　改正の概要は、国及び地方公共団体の責務として、「望まない受動喫煙が生じないよう、受動喫煙を防止するための措置を総合的かつ効果的に推進するよう努める」こととされています。法律では、多数の者が利用する施設等における喫煙の禁止等として、「一定の場所以外の場所における喫煙を禁止」、「都道府県知事等は、違反者に対して、喫煙の中止等を命ずることができる」こと、「屋外や家庭等において喫煙をする際、望まない受動喫煙を生じさせることがないよう周囲の状況に配慮しなければならない」こととされています。

　これらの受動喫煙対策により、施設の類型・場所ごとに禁煙措置や喫煙場所の特定をされ、喫煙可能な場所には掲示を義務付けることなどによって、「望まない受動喫煙」が生じることはなくなると考えられています。

---

### ミニ知識　禁煙治療の保険診療

　平成18年度から、ニコチン依存症と診断された患者に対して禁煙治療をした場合、医療保険が適用されている。医療保険が適用となるためには、「禁煙治療のための標準手順書」(2021年4月現在、第8版)に沿って治療が行われることが必要で、「禁煙治療のための標準手順書」は、日本循環器学会、日本肺癌学会、日本癌学会、日本呼吸器学会（第4版から）によって作成されている。これによると、ニコチン依存症の診断には、TDSによるスクリーニングテストや、ブリンクマン指数（＝1日の喫煙本数×喫煙年数）が200以上であることなど3つの条件に該当する必要がある。また、禁煙治療をする医療機関に対する施設基準、その他の算定用件も定められている。「禁煙治療のための標準手順書」は、上記4学会のホームページで公開されている。

　平成28年4月から、35歳未満については、「1日の喫煙本数×年≧200」の要件が廃止され、未成年者にも適用することが可能となり、令和2年4月からいわゆる「新型タバコ」の一つである「加熱式タバコ」の禁煙治療も対象となった。

# 健康とアルコール

アルコールはお酒という嗜好品として人々の生活や人間関係の中に深く根ざした側面と、アルコール依存症やがん、肝障害を形成するなどさまざまな心身の疾患を引き起こす薬物としての側面を合わせ持っています。また、病気の原因となるばかりでなく、アルコール関連問題といわれる多くの社会問題を引き起こします。徐々に耐性が形成され飲酒量が増える傾向にあるので、政府の定めるアルコール健康障害対策推進基本計画に基づき、生活習慣病や依存症及び関連問題に関する総合的な対策が行われています。

## ●健康日本21（第三次）飲酒に関する生活習慣の目標

| 目　標 | 指　標 | 目標値 |
|---|---|---|
| ①生活習慣病（NCDs）のリスクを高める量を飲酒している者の減少 | １日当たりの純アルコール摂取量が男性40ｇ以上、女性20ｇ以上の者の割合 | 10%<br>（令和14年度） |
| ②20歳未満の者の飲酒をなくす | 中学生・高校生の飲酒者の割合 | 0％<br>（令和14年度） |

## ●血中アルコール濃度（BAC）と臨床症状

| BAC | 区　分 | 臨　床　症　状 |
|---|---|---|
| 0.02～0.04% | 微酔爽快期 | 気分さわやか。活発な態度をとる。 |
| 0.05～0.10% | ほろ酔い初期 | ほろ酔い気分。脈拍数、呼吸数がはやくなる。話はなめらかになり、抑制がとれる。 |
| 0.11～0.15% | ほろ酔い極期（酩酊前期） | 気が大きくなり、自己抑制がとれる。立てば少しふらつく。 |
| 0.16～0.30% | 酩酊極期 | 運動障害が出現する。まともに歩けない(千鳥足)。呼吸促拍、嘔気、嘔吐。 |
| 0.31～0.40% | 泥酔期 | 歩行困難。転倒するとおき上がれない。意識混濁、言語支離滅裂。 |
| 0.41～0.50% | 昏睡期 | 昏睡状態。屎尿失禁。呼吸麻痺を来たし死亡する危険大。 |

●資料 我が国のアルコール関連問題の現状●

血中アルコール濃度と酔いの関係を示しました。

喫煙と飲酒が重なるとがんのリスクが相乗的に高まることが知られています。最近の論文では、「飲酒は少なければ少ないほど良い」とされています。

## ●アルコールによって引き起こされる疾患

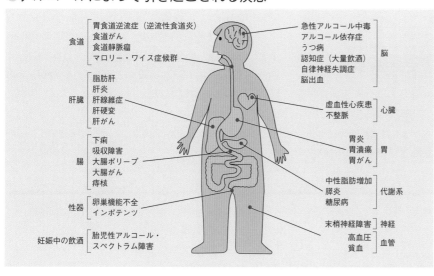

アルコールが原因となって引き起こされたり、増悪する疾患は数多くあります。脂肪肝、肝炎、肝硬変などの肝障害はもちろん、糖尿病や胃潰瘍の原因となったり悪化させたりします。入院患者の15％近くが症状悪化の背景に飲酒の影響があるとの調査結果もあります。

食道がんは飲酒と最も関係の深いがんです。またマロリー・ワイス症候群は、食道と胃の接合部が裂け大量出血する病気で、死に至ることもあります。

●わが国の飲酒習慣のある人の割合

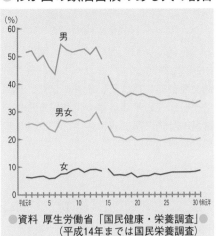

●資料 厚生労働省「国民健康・栄養調査」
（平成14年までは国民栄養調査）

●年齢階級別飲酒習慣のある人の割合

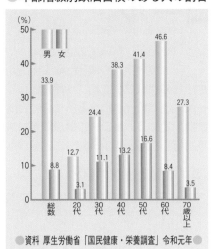

●資料 厚生労働省「国民健康・栄養調査」令和元年●

令和元年の国民健康・栄養調査によると、「飲酒習慣あり」*の人の割合は、男性で33.9%、女性で8.8%となっています。

年齢階級別にみると、男性は40〜60代の割合が高く、女性は30〜50代の割合が高くなっています。

＊「飲酒習慣者の割合」は、平成14年までの国民栄養調査と平成15年以降の国民健康・栄養調査では調査手法が変更されたため、その単純比較は困難です。

●生活習慣病のリスクを高める量を飲酒している人の割合（20歳以上、性・年齢階級別、全国補正値）

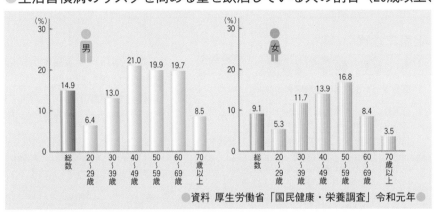

●資料 厚生労働省「国民健康・栄養調査」令和元年●

生活習慣病のリスクを高める量を飲酒している人の割合は、男性では40〜60代、女性では40〜50代が高くなっています。

●飲酒による総死亡の相対リスク

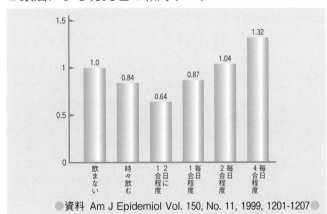

●資料 Am J Epidemiol Vol. 150, No. 11, 1999, 1201-1207●

平成2年時点の飲酒の程度により、お酒を飲まない人たちの死亡リスクを1とした場合の相対リスクを計算した結果、時々飲む人（2週に1日程度）は0.84、2日に1合程度飲む人は0.64となり、死亡リスクが低くなっていました。さらに、毎日1合程度飲む人は0.87、毎日2合程度飲む人は1.04、毎日4合程度飲む人は1.32と、段々と死亡リスクが高くなる傾向が認められました。

ミニ知識　「健康に配慮した飲酒に関するガイドライン」が公表される

令和6年2月、アルコール健康障害の発生を防止するため、国民一人ひとりがアルコールに関連する問題への関心と理解を深め、自らの予防に必要な注意を払って不適切な飲酒を減らすために活用されることを目的として「健康に配慮した飲酒に関するガイドライン」が公表された。

これは、飲酒に伴うリスクに関する知識の普及の推進を図るため、国民それぞれの状況に応じた適切な飲酒量・飲酒行動の判断に役立ててもらえるように作成されたものだ。

# 肥満の知識

## 肥満が引き起こす疾病・肥満につながりやすい生活習慣

肥満かどうか判定するには、Body Mass Index〔BMI＝体重kg／（身長m）²〕がよく用いられます。

肥満は、糖尿病、高血圧症、脂質異常症（高脂血症）、心臓病などの生活習慣病の発症に大きく関わっています。また、肥満は腰痛や膝関節障害、脂肪肝などの消化器疾患、睡眠時無呼吸症候群などを引き起こす要因ともなります。

肥満につながりやすい生活習慣としては、運動不足、過食、欠食によるまとめ食いや遅い夕食、早食い、内容の偏った食事、お酒の飲みすぎなどがあげられます。適度な運動、適正な食事を心がけ、肥満を防ぐことは、生活習慣病の予防にとって重要なことです。

### ●年齢階級別体型の状況

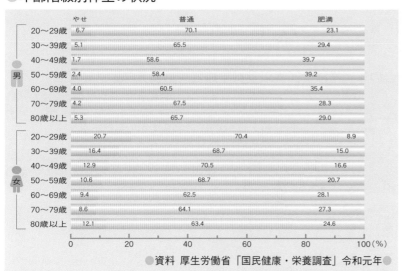

●資料 厚生労働省「国民健康・栄養調査」令和元年●

20歳以上の男女に対して、BMIを用いて肥満の判定を行った結果が左のグラフです。

男性では30～60代で約３人に１人が"肥満"です。肥満は糖尿病、心臓病など生活習慣病の発症に大きく関わります。これらの疾病を予防するためには、肥満予防が重要です。

一方、20代の女性では、"低体重（やせ）"に判定される人が約５人に１人です。過度なダイエットを行うことのないように、自分自身の体型を適正に評価し、自分にとっての適正な食事量を知ることが望まれます。

### ●健康日本21（第三次）体重の目標（栄養・食生活の目標を再掲）

| 目　標 | 指　標 | 目標値 |
|---|---|---|
| ①適正体重を維持している者の増加（肥満、若年女性のやせ、低栄養傾向の高齢者の減少） | BMI18.5以上25未満（65歳以上はBMI20を超え25未満）の者の割合（年齢調整値） | 66%<br>（令和14年度） |
| ②児童・生徒における肥満傾向児の減少 | 児童・生徒における肥満傾向児の割合 | 令和５年度から開始する第２次成育医療等の提供に関する施策の総合的な推進に関する基本的な方針（以下「第２次成育医療等基本方針」という。）に合わせて設定 |
| ③バランスの良い食事を摂っている者の増加 | 主食・主菜・副菜を組み合わせた食事が１日２回以上の日がほぼ毎日の者の割合 | 50%<br>（令和14年度） |
| ④野菜摂取量の増加 | 野菜摂取量の平均値 | 350g<br>（令和14年度） |
| ⑤果物摂取量の改善 | 果物摂取量の平均値 | 200g<br>（令和14年度） |
| ⑥食塩摂取量の減少 | 食塩摂取量の平均値 | 7g<br>（令和14年度） |

### ミニ知識 　BMIとは

●肥満症の診断基準（2022年　日本肥満学会）

| | BMI |
|---|---|
| 低体重 | 18.5未満 |
| 普通体重 | 18.5以上～25未満 |
| 肥満（１度） | 25以上～30未満 |
| 肥満（２度） | 30以上～35未満 |
| 肥満（３度） | 35以上～40未満 |
| 肥満（４度） | 40以上 |

BMI（Body Mass Index）は、肥満の判定に用いられる体格指数であり、〔体重kg／（身長m）²〕で求められる。日本肥満学会では、最も疾病の少ないBMI22をもって、標準体重としており、標準体重は〔（身長m）²×22〕で求められる。日本肥満学会が2016年に設定した肥満症診療ガイドラインによれば、BMI18.5未満が低体重、25以上が肥満の判定である。なお、詳細な診断基準は左表のとおりである。ただし、肥満１度～４度までを合わせ、肥満とする。

## ●年齢階級別肥満者の割合の年次推移

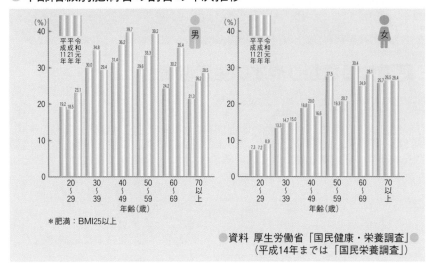

*肥満：BMI25以上

●資料 厚生労働省「国民健康・栄養調査」●
（平成14年までは「国民栄養調査」）

令和元年の肥満者の割合は、男性では30代、60代で約３割、40代、50代で約４割となっています。

女性では60代で約３割となっています。

＊BMI＝体重（kg）÷（身長（m）×身長（m））

## ●やせの者（BMI＜18.5kg/m²）の割合の年次推移（20歳以上）（平成22～令和元年）

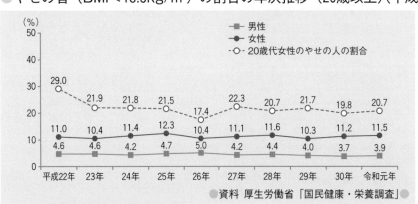

●資料 厚生労働省「国民健康・栄養調査」●

令和元年のやせの者の割合は、男性3.9%、女性11.5%で、この10年間でみると、男女とも大きな増減はみられません。

また、20歳代女性のやせの割合は20.7%です。

## ●BMIと腹囲計測による肥満の状況

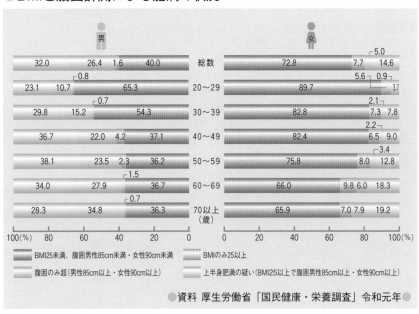

●資料 厚生労働省「国民健康・栄養調査」令和元年●

### 40代以上の男性の約３割が上半身肥満の疑い

令和元年の腹囲計測によって、上半身肥満が疑われる成人の割合は、男性で32.0%、女性で14.6%でした。

（参考）内臓脂肪型肥満の診断基準：
・BMI25以上で、男性のウエスト周囲径85cm以上、女性のウエスト周囲径90cm以上を上半身肥満の疑いとします。
・上半身肥満の疑いと判定され、腹部CT法による内臓脂肪面積100cm²以上（男女とも）を内臓脂肪型肥満と診断します。
（日本肥満学会肥満症診断基準検討委員会、2000年）

※国民健康・栄養調査の「腹囲」は、「立位のへその高さ」で計測しましたが、ウエスト周囲径と計測位置は同じです。

## ●BMI値と死亡率との関係（1990～1999年）

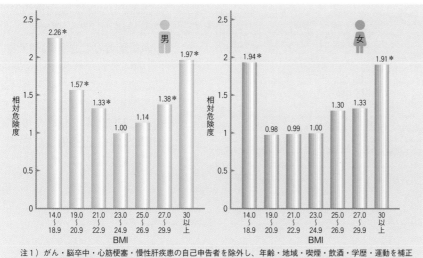

注1）がん・脳卒中・心筋梗塞・慢性肝疾患の自己申告者を除外し、年齢・地域・喫煙・飲酒・学歴・運動を補正
注2）＊は統計学的に明らかに高い値

●資料 International Journal of Obesity（2002）26,529-537

1990年時点の身長と体重から
BMIを算出し、BMI23.0～24.9
の人を基準として死亡との関連
を調べたところ、やせていても
太っていても死亡率が高いこと
がわかりました。

## ●食習慣改善の意思（20歳以上、男女別）

### 男

| | 改善することに関心がない | 関心はあるが改善するつもりはない | 改善するつもりである（概ね6ヶ月以内） | 近いうちに（概ね1ヶ月以内）改善するつもりである | 既に改善に取り組んでいる（6ヶ月未満） | 既に改善に取り組んでいる（6ヶ月以上） | 食習慣に問題はないため改善する必要はない |
|---|---|---|---|---|---|---|---|
| 総数（2,658） | 16.5 | 24.6 | 13.3 | 3.8 | 5.8 | 14.6 | 21.4 |
| 20～29歳（221） | 18.6 | 25.8 | 12.7 | 6.3 | 7.7 | 5.0 | 24.0 |
| 30～39歳（253） | 15.0 | 24.5 | 23.7 | 5.1 | 6.3 | 5.9 | 19.4 |
| 40～49歳（427） | 16.4 | 26.5 | 19.9 | 5.9 | 7.3 | 9.4 | 14.8 |
| 50～59歳（413） | 14.8 | 24.9 | 16.0 | 5.1 | 8.0 | 17.4 | 13.8 |
| 60～69歳（563） | 15.6 | 24.5 | 12.3 | 2.0 | 5.3 | 20.8 | 19.5 |
| 70歳以上（781） | 18.1 | 23.2 | 5.9 | 2.0 | 3.5 | 17.2 | 30.2 |

### 女

| | 改善することに関心がない | 関心はあるが改善するつもりはない | 改善するつもりである（概ね6ヶ月以内） | 近いうちに（概ね1ヶ月以内）改善するつもりである | 既に改善に取り組んでいる（6ヶ月未満） | 既に改善に取り組んでいる（6ヶ月以上） | 食習慣に問題はないため改善する必要はない |
|---|---|---|---|---|---|---|---|
| 総数（3,016） | 10.7 | 25.0 | 14.9 | 4.8 | 7.9 | 15.6 | 21.3 |
| 20～29歳（223） | 14.3 | 30.0 | 21.1 | 5.4 | 6.7 | 5.4 | 17.0 |
| 30～39歳（298） | 11.7 | 25.5 | 18.8 | 8.4 | 9.1 | 10.1 | 16.4 |
| 40～49歳（467） | 7.7 | 27.2 | 22.9 | 5.8 | 8.6 | 10.5 | 17.3 |
| 50～59歳（478） | 7.7 | 28.5 | 17.2 | 4.8 | 10.7 | 16.1 | 15.1 |
| 60～69歳（604） | 7.3 | 23.2 | 13.9 | 4.1 | 8.3 | 21.7 | 21.5 |
| 70歳以上（946） | 14.7 | 21.9 | 7.6 | 3.5 | 5.7 | 18.0 | 28.6 |

凡例：
■ 改善することに関心がない
■ 関心はあるが改善するつもりはない
■ 改善するつもりである（概ね6ヶ月以内）
■ 近いうちに（概ね1ヶ月以内）改善するつもりである
□ 既に改善に取り組んでいる（6ヶ月未満）
■ 既に改善に取り組んでいる（6ヶ月以上）
■ 食習慣に問題はないため改善する必要はない

●資料 厚生労働省「国民健康・栄養調査」令和元年●

食習慣改善の意思について、
「関心はあるが改善するつもりは
ない」と回答した者の割合が最も
高く、男性で24.6%、女性で25.0%
でした。

## ●BMIの状況別、食習慣改善の意思（20歳以上、男女別）

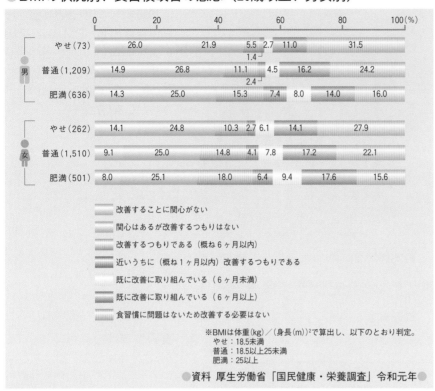

●資料 厚生労働省「国民健康・栄養調査」令和元年●

BMIの状況別、食習慣の改善の意思について、男女ともにBMIが普通及び肥満の者では、「関心はあるが改善するつもりはない」と回答した者の割合が最も高く、やせの者では、「食習慣に問題はないため改善する必要はない」と回答した者の割合が最も高いです。

## ●BMIの状況別、運動習慣改善の意思（20歳以上、男女別）

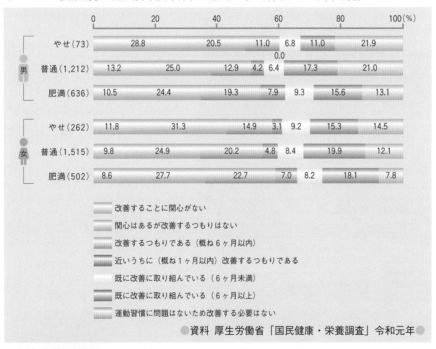

●資料 厚生労働省「国民健康・栄養調査」令和元年●

BMIの状況別、運動習慣改善の意思について、男女ともにBMIが普通及び肥満の者では、「関心はあるが改善するつもりはない」と回答した者の割合が最も高いです。

また、やせの男性では、「改善することに関心がない」と回答した者の割合が最も高く、やせの女性では「関心はあるが改善するつもりはない」と回答した者の割合が最も高いです。

---

**ミニ知識** 　**非肥満者**

　脳・心血管疾患に対する、高血圧、脂質異常症、糖尿病等の影響は、肥満と独立していることが国内外の多くの疫学研究で明らかとなっている。特定保健指導の対象とならなかった者（非肥満者）においても、高血圧、脂質異常症、糖尿病、喫煙習慣は脳・心血管疾患の発症の危険因子であり、非肥満者においても脳・心血管疾患危険因子を有する者への対策が必要である。

　食生活、身体活動、喫煙習慣といった生活習慣に対する保健指導が、これらの生活習慣病の予防や進行の抑制に効果があることが報告されている。これらの介入研究で用いられている指導内容は、各学会がガイドラインで推奨する生活習慣改善の方法と方針は同じであり、肥満、非肥満にかかわらず、危険因子を改善するための有効な方法は、基本的には共通である。しかし、減量や生活習慣に関する保健指導において、対象者が肥満であることを前提とした指導方法を、非肥満者に対してそのままでは適応できない部分がある点に、留意する必要がある。

# 糖尿病の知識

## 総論 ― 糖尿病の多くは生活習慣と密接に関わる2型

　糖尿病は、ブドウ糖を使うために必要なインスリンが全身で働きにくくなったり、ブドウ糖の量に対してインスリンの量が足りなくなるために、血液に含まれるブドウ糖の量が異常に多くなる（血糖値が高くなる）状態です。血糖値が高くなった結果、尿に糖が異常に多く含まれる（尿糖が出る）ようになるため、糖尿病と呼ばれるようになりました。糖尿病の中にはほとんど生活習慣と無関係に発症する型（1型糖尿病）もありますが、大多数は生活習慣が大きく発症に関与する型（2型糖尿病）です。健康日本21（第三次）では下記の具体的な目標値を掲げ、糖尿病対策に取り組んでいます。

### ●健康日本21（第三次）糖尿病の目標

| 目　標 | 指　標 | 目標値 |
|---|---|---|
| ①糖尿病の合併症（糖尿病腎症）の減少 | 糖尿病腎症の年間新規透析導入患者数 | 12,000人（令和14年度） |
| ②治療継続者の増加 | 治療継続者の割合 | 75%（令和14年度） |
| ③血糖コントロール不良者の減少 | HbA1c8.0%以上の者の割合 | 1.0%（令和14年度） |
| ④糖尿病有病者の増加の抑制 | 糖尿病有病者数（糖尿病が強く疑われる者）の推計値 | 1,350万人（令和14年度） |
| ⑤メタボリックシンドロームの該当者及び予備群の減少（再掲） | メタボリックシンドロームの該当者及び予備群の人数（年齢調整値） | 第4期医療費適正化計画に合わせて設定 |
| ⑥特定健康診査の実施率の向上（再掲） | 特定健康診査の実施率 | 第4期医療費適正化計画に合わせて設定 |
| ⑦特定保健指導の実施率の向上（再掲） | 特定保健指導の実施率 | 第4期医療費適正化計画に合わせて設定 |

### ●年齢階級別高血糖の人の割合

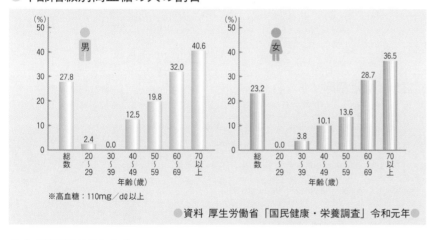

※高血糖：110mg／dℓ以上

●資料 厚生労働省「国民健康・栄養調査」令和元年

#### ▌年齢が上がるにつれ高くなる高血糖者の割合

　高血糖の人の割合は、30代男性を除き、男女とも年齢が高くなるほど高く、男女差はあまりありません（データには服薬している人・インスリン注射をしている人を含む）。

### ●年齢階級別受療率

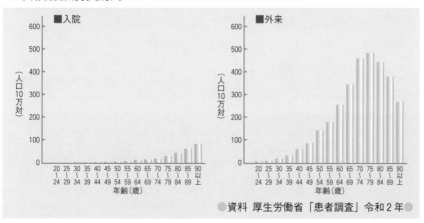

●資料 厚生労働省「患者調査」令和2年

#### ▌50代から急増する糖尿病患者

　入院の受療率は高齢になるほど高くなります。外来の受療率は70代後半をピークに高値を示し、特に50代から急増します。

## ●受療率の年次推移

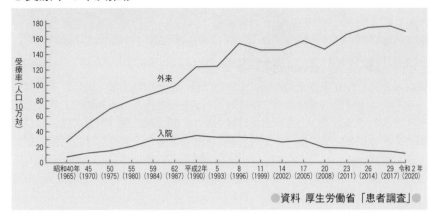

●資料 厚生労働省「患者調査」●

### ▌糖尿病の受療率（人口10万対）

［令和2年（2020年）］

|  | （入院） | （外来） |
|---|---|---|
| 総数： | 12 | 170 |
| 男性： | 12 | 199 |
| 女性： | 12 | 143 |

糖尿病で治療中の総患者数は、約579万人（男性：約339万人、女性：約241万人）となっています。

## ●年齢階級別糖尿病が強く疑われる人の割合

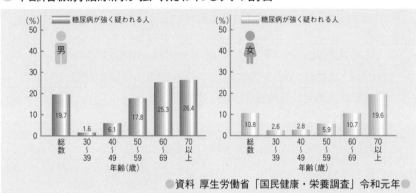

●資料 厚生労働省「国民健康・栄養調査」令和元年●

男女とも50代から、糖尿病が強く疑われる人が増え、年齢が高くなるほどその割合が高くなっています。

---

## ミニ知識✎ 糖代謝異常の判定区分と判定基準

①早朝空腹時血糖値126mg/dL以上
②75gOGTTで2時間値200mg/dL以上
③随時血糖値*200mg/dL以上
④HbA1c（NGSP）が6.5%以上
↳ ①～④のいずれかが確認された場合は「糖尿病型」と判定する。

⑤早朝空腹時血糖値110mg/dL未満
⑥75gOGTTで2時間値140mg/dL未満
↳ ⑤および⑥の血糖値が確認された場合には「正常型」と判定する。

●上記の「糖尿病型」「正常型」いずれにも属さない場合は「境界型」と判定する。

［図2］空腹時血糖値および75gOGTTによる判定区分と判定基準

|  | 血糖測定時間 | | 判定区分 |
|---|---|---|---|
|  | 空腹時 | 負荷後2時間 |  |
| 血糖値（静脈血漿値） | 126mg/dL以上 ◀または▶ | 200mg/dL以上 | 糖尿病型 |
|  | 糖尿病型にも正常型にも属さないもの | | 境界型 |
|  | 110mg/dL未満 ◀および▶ | 140mg/dL未満 | 正常型注2) |

注1）血糖値は、とくに記載のない場合には静脈血漿値を示す。
注2）正常型であっても1時間値が180mg/dL以上の場合は180mg/dL未満のものに比べて糖尿病に悪化する危険が高いので、境界型に準じた取り扱い（経過観察など）が必要である。また、空腹時血糖値が100～109mg/dLは正常域ではあるが、「正常高値」とする。この集団は糖尿病への移行やOGTT時の耐糖能障害の程度からみて多様な集団であるため、OGTTを行うことが勧められる。

日本糖尿病学会「糖尿病の分類と診断基準に関する委員会報告（国際標準化対応版）」、糖尿病55(7)、492頁、2012より一部改変

## ●糖尿病が強く疑われる人及び糖尿病の可能性を否定できない人の状況（20歳以上）

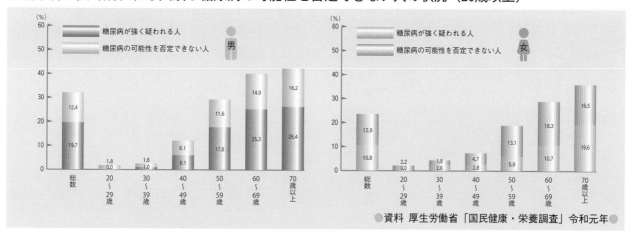

●資料 厚生労働省「国民健康・栄養調査」令和元年●

## ●糖尿病を指摘されたことがある人における治療の有無（20歳以上）

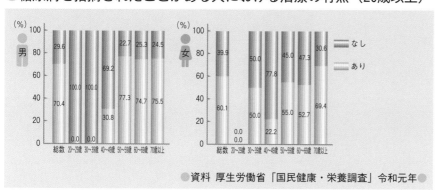

●資料 厚生労働省「国民健康・栄養調査」令和元年●

糖尿病を指摘されたことがある人のうち、現在治療を受けている人は、男性70.4％、女性60.1％でした。

## ●糖尿病が強く疑われる人における治療の有無（40歳以上）

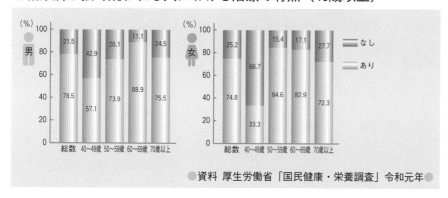

●資料 厚生労働省「国民健康・栄養調査」令和元年●

糖尿病が強く疑われる人のうち、現在糖尿病の治療を受けている人は、男性78.5％、女性74.8％でした。

＊「境界型」「糖尿病の気がある」「糖尿病になりかけている」「血糖値が高い」などと言われた人も含みます。

## 各論

　血糖が高い状態が長期間続くと全身の血管の壁に負担がかかり続けることになります。その結果、腎臓の障害（糖尿病性腎症）、目の障害（糖尿病網膜症、白内障等）、動脈硬化症、脳卒中、心筋梗塞等、さまざまな臓器に重大な合併症が生じるようになります。また、血糖が高いと神経細胞も害され足壊疽で下肢切断に至ることもあります。妊娠糖尿病は巨大児や未熟児の原因ともなります。

　糖尿病が怖いのは、糖尿病自体での死亡はあまりなくても、これらの合併症による死亡が多いことなのです。

　ところが、血糖が高いだけではしばらくは自覚症状が出ません。そのためか、糖尿病が深刻な病気であることもあまり理解されていません。平成28年国民健康・栄養調査によると、糖尿病が強く疑われる人は約1,000万人、糖尿病の可能性を否定できない人を合わせると約2,000万人と推計されています。一方、糖尿病で医療機関にかかっている人の推計は約579万人（令和2年の患者調査）でしかありません。つまり、糖尿病である危険を持ちながら治療を受けずに放置している人の方が多いのです。このため、生活習慣を見直せば切り抜けられる段階をみすみす逃してしまい、重症となってしまうことが、糖尿病の最大の問題といえるでしょう。

## ● 糖尿病の合併症

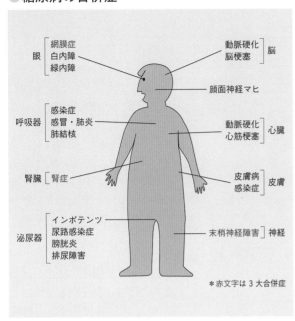

眼
網膜症
白内障
緑内障

動脈硬化
脳梗塞 } 脳

顔面神経マヒ

呼吸器
感染症
感冒・肺炎
肺結核

動脈硬化
心筋梗塞 } 心臓

腎臓 [ 腎症 ]

皮膚病
感染症 } 皮膚

泌尿器
インポテンツ
尿路感染症
膀胱炎
排尿障害

末梢神経障害 } 神経

＊赤文字は3大合併症

### ▌血糖コントロールと合併症発症との関連

　細小血管合併症の発症は血糖コントロール状態に強く依存しますが、動脈硬化症は軽度の高血糖状態でも発症リスクが高まります。

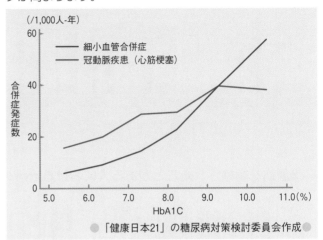

(/1,000人-年)

合併症発症数

── 細小血管合併症
── 冠動脈疾患（心筋梗塞）

HbA1C

● 「健康日本21」の糖尿病対策検討委員会作成

## ● 視覚障害の主原因

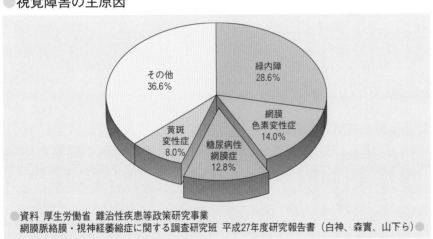

その他
36.6%

緑内障
28.6%

網膜
色素変性症
14.0%

黄斑
変性症
8.0%

糖尿病性
網膜症
12.8%

●資料 厚生労働省 難治性疾患等政策研究事業
　網膜脈絡膜・視神経萎縮症に関する調査研究班 平成27年度研究報告書（白神、森實、山下ら）●

　糖尿病は、視覚障害の主原因の3位、12.8%を占めています。

## ● 新規透析導入患者の原疾患（1983～2019年）

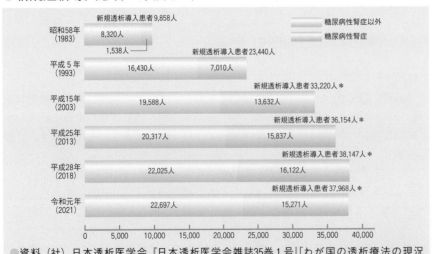

新規透析導入患者9,858人

昭和58年
(1983)
8,320人
1,538人

糖尿病性腎症以外
糖尿病性腎症

新規透析導入患者23,440人

平成5年
(1993)
16,430人
7,010人

新規透析導入患者33,220人＊

平成15年
(2003)
19,588人
13,632人

新規透析導入患者36,154人＊

平成25年
(2013)
20,317人
15,837人

新規透析導入患者38,147人＊

平成28年
(2018)
22,025人
16,122人

新規透析導入患者37,968人＊

令和元年
(2021)
22,697人
15,271人

0　5,000　10,000　15,000　20,000　25,000　30,000　35,000　40,000

　グラフは、各年度の透析導入患者のうち、原疾患の記載のある総患者数に占める糖尿病性腎症の患者数を示しています。

　2019年の患者調査票において、新たに透析導入を行った患者数は38,557人です。このうち、原疾患の記載されている患者数＊は38,544人、その中で糖尿病性腎症の患者数は16,019人。原疾患の記載されている新規導入患者数の41.6%を占め、透析導入の原因の第1位となっています。

●資料（社）日本透析医学会『日本透析医学会雑誌35巻1号』「わが国の透析療法の現況（2000年12月31日現在）」6頁表9、『日本透析医学会雑誌38巻1号』「わが国の慢性透析療法の現況（2003年12月31日現在）」7頁表9、『図説　わが国の透析療法の現況（2013年12月31日現在）』11頁図表10、『図説　わが国の透析療法の現況（2018年12月31日現在）』16頁図表15、『わが国の慢性透析療法の現況（2021年12月31日現在）』補足表19　著はいずれも（社）日本透析医学会統計調査委員会●
（＊は原疾患の記載のあるもの）

# 慢性閉塞性肺疾患（COPD）の知識

## 総論 ── まずはこの疾病がどういうものかを知ることが大切

慢性閉塞性肺疾患（COPD。以下COPDという）とは、肺の炎症性疾患で、咳、痰、息切れを主な症状として緩徐に呼吸障害が進行する疾患です。原因の約5〜8割は喫煙だといわれており、禁煙によって予防が可能な生活習慣病と考えられています。日本では年間約16,000人の死亡者がおり、そのうち約8割は男性です。また日本人の推定患者数は500万人以上と試算されています。

平成22年12月には厚生労働省の検討会「慢性閉塞性肺疾患（COPD）の予防・早期発見に関する検討会」で報告書が取りまとめられました。日本ではまだこの病気に関する認知度が低く、今後、知識の普及や早期発見のための取り組み（IPAG問診票やハイ・チェッカー、肺年齢といったツールの利用）などが重要な課題となっていました。

2024年から始まる健康日本21（第三次）では、COPDの死亡率の減少を目標として掲げています。

### ●健康日本21（第三次）COPDの目標

| 目　標 | 指　標 | 目標値 |
|---|---|---|
| COPDの死亡率の減少 | COPDの死亡率（人口10万人当たり） | 10.0<br>（令和14年度） |

### ●COPD総患者数

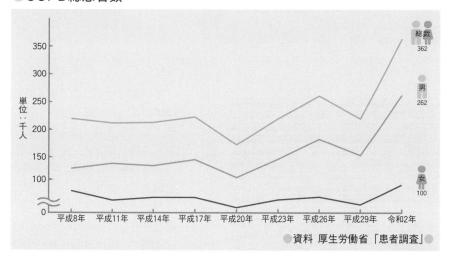

●資料 厚生労働省「患者調査」●

令和2年の慢性閉塞性肺疾患の総患者数（継続的な治療を受けていると推測される患者数）は36万2,000人。性別でみると、男性26万2,000人、女性10万人と、男性に多いのがこの疾患の特徴です。

### ●COPDの年齢階級別総患者数

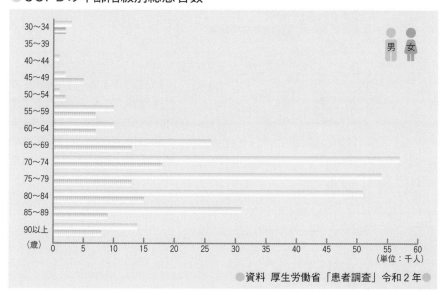

●資料 厚生労働省「患者調査」令和2年●

COPDは男女別でみると、男性が女性の約1.4倍となっています。

患者数の多い年代は70代から80代ですが、この年代では、患者数の男女差が顕著であり、約1.4倍から約3.5倍に及びます。

## 各論

### ●COPD問診票

17ポイント以上　COPDの可能性が考えられます。スパイロ検査（気管支拡張薬吸入後の1秒率測定を含む）や身体診察などによって
COPDの診断を確定する必要があります。

16ポイント以下　COPDの可能性は低いと考えられます。ぜん息など別の診断を検討する必要があります。

| No. | 質　問 | 選 択 肢 | ポイント |
|---|---|---|---|
| 1 | あなたの年齢はいくつですか？ | 40 - 49歳 | 0 |
|  |  | 50 - 59歳 | 4 |
|  |  | 60 - 69歳 | 8 |
|  |  | 70歳以上 | 10 |
| 2 | 1日に何本くらい、タバコを吸いますか？<br>（もし、今は禁煙しているならば、以前は何本くらい吸っていましたか？）<br>今まで、合計で何年間くらい、タバコを吸っていましたか？<br>〔1日の喫煙箱数＝1日のタバコ数/20本（1箱入数）〕<br>〔Pack・year＝1日の喫煙箱数×喫煙年数〕 | 0 - 14 Pack・year | 0 |
|  |  | 15 - 24 Pack・year | 2 |
|  |  | 25 - 49 Pack・year | 3 |
|  |  | 50 Pack・year以上 | 7 |
| 3 | あなたの体重は何キログラムですか？<br>あなたの身長は何センチメートルですか？<br>〔BMI＝体重(kg)/身長(m)2〕 | BMI＜25.4 | 5 |
|  |  | BMI 25.4 - 29.7 | 1 |
|  |  | BMI＞29.7 | 0 |
| 4 | 天候により、せきがひどくなることがありますか？ | はい、天候によりひどくなることがあります | 3 |
|  |  | いいえ、天候は関係ありません | 0 |
|  |  | せきは出ません | 0 |
| 5 | 風邪をひいていないのにたんがからむことがありますか？ | はい | 3 |
|  |  | いいえ | 0 |
| 6 | 朝起きてすぐにたんがからむことがよくありますか？ | はい | 0 |
|  |  | いいえ | 3 |
| 7 | 喘鳴（ゼイゼイ、ヒューヒュー）がよくありますか？ | いいえ、ありません | 0 |
|  |  | 時々、もしくはよくあります | 4 |
| 8 | 今現在（もしくは今まで）アレルギーの症状はありますか？ | はい | 0 |
|  |  | いいえ | 3 |

●参考：IPAG（International Primary Care Airways Group）診断・治療ハンドブック日本語版●

### ●COPD認知度の推移

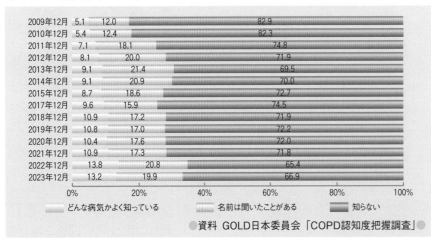

資料　GOLD日本委員会「COPD認知度把握調査」

2010年12月調査まで認知度が横ばいだった結果に比べ、2012年、2013年では「よく知っている」「名前は聞いたことがある」の割合が徐々に増え、約3割まで増えています。しかし、2013年をピークに25％から30％台の間で推移していました。2023年は2022年から1.5ポイントの減少となっています。

### ●COPDの死亡率の年次推移

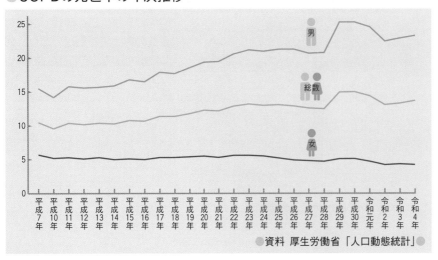

資料　厚生労働省「人口動態統計」

COPDによる死亡率は、女性は横ばいですが、男性では増加が続いています。

平成12（2000）年には男性の死亡率は女性の約3倍でしたが、令和4年には、約5.6倍にもなっています。

# 循環器病の知識

## 総論 ― 生活習慣と深く関わる循環器病

　すべての臓器は心臓から送り出され、血管を循環する血液によって生きています。脳卒中や心臓病などの循環器病は心臓および全身の血管に生じる病気であり、心血管病であるといえます。

　循環器病は、食生活をはじめとする生活習慣と深く関わっています。また、脳卒中や心筋梗塞などの危険因子でもある高血圧症、糖尿病の患者数は全推計患者数の約11%と高率です。

　脳卒中や虚血性心疾患は突然発症した後、集中治療を要したり、その後も長期に療養を要することが多く、寝たきりや認知症の原因ともなります。

　昭和56年以来わが国の死因の第１位はがんですが、循環器病による死亡も非常に多く、脳卒中に心臓病も合わせると、令和４年では全死亡の約22%を占めています。また、壮年期の急な死亡の原因としても、大きな割合を占めています。

　こうした現状を踏まえ、平成25年から行われてきた健康日本21（第二次）に続き、健康日本21（第三次）でも、下記の目標を定めて、対策に力を入れています。

### ●健康日本21（第三次）循環器病の目標

| 目　標 | 指　標 | 目標値 |
|---|---|---|
| ①脳血管疾患・心疾患の年齢調整死亡率の減少 | 脳血管疾患・心疾患の年齢調整死亡率（人口10万人当たり） | 減少<br>（令和10年度） |
| ②高血圧の改善 | 収縮期血圧の平均値（40歳以上、内服加療中の者を含む。）（年齢調整値） | ベースライン値から５mmHgの低下<br>（令和14年度） |
| ③脂質（ＬＤＬコレステロール）高値の者の減少 | ＬＤＬコレステロール160mg/dl以上の者の割合（40歳以上、内服加療中の者を含む。）（年齢調整値） | ベースライン値から25%の減少<br>（令和14年度） |
| ④特定健康診査の実施率の向上 | 特定健康診査の実施率 | 第４期医療費適正化計画に合わせて設定 |
| ⑤特定保健指導の実施率の向上 | 特定保健指導の実施率 | 第４期医療費適正化計画に合わせて設定 |

## ●食生活における循環器病の危険因子

脂質異常症（高脂血症）、高血圧症は、虚血性心疾患、脳卒中などの生活習慣病の危険因子です。
これらの予防のためには、脂肪や塩分を含む栄養素の過剰摂取に注意する必要があります。

### ●年齢階級別エネルギーの栄養素別摂取構成比

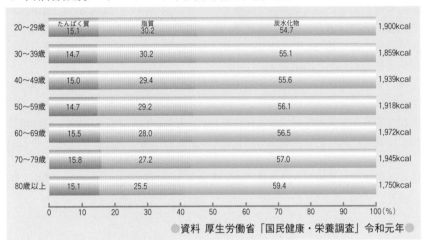

●資料 厚生労働省「国民健康・栄養調査」令和元年●

脂質摂取構成比は全体に適正比率の25%を超え、過剰摂取の傾向にあります。若い世代から適正な脂質摂取を心がける必要があります。

### ●年齢階級別食塩摂取量

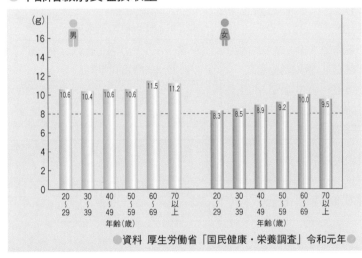

●資料 厚生労働省「国民健康・栄養調査」令和元年●

### ▌食塩摂取量は，男女とも60代がピーク

性・年齢階級別の食塩摂取量は、各年齢階級とも男性の方が女性に比べ摂取量が多くなっています。男女とも60代が最も多くなっています。

食塩のとりすぎは高血圧症、ひいては脳卒中や心臓病を起こしやすくします。また塩からい食品のとりすぎは胃がんを起こしやすくします。

---

### ミニ知識✐ 糖尿病性腎症重症化予防プログラム（抄）

**１．本プログラムの趣旨**
○ わが国においては、高齢化が進む中で生活習慣と社会環境の変化に伴う糖尿病患者数の増加が課題となっている。糖尿病は放置すると網膜症・腎症・神経障害などの合併症を引き起こし、患者のQOLを著しく低下させるのみならず、医療経済的にも大きな負担を社会に強いることとなる。
○ 国では、健康日本21（第二次）において、糖尿病性腎症による年間新規透析導入患者数の減少等を数値目標として掲げ、様々な取組を進めている。
○ また、データヘルスの一環として、「経済財政運営と改革の基本方針2015」（平成27年6月30日閣議決定）において重症化予防を含めた疾病予防等に係る好事例を強力に全国に展開することとされ、さらに、平成27年7月10日に開催された日本健康会議で採択された「健康なまち・職場づくり宣言2020」の中でも、生活習慣病の重症化予防に取り組む自治体数の増加が目標とされた。

**２．基本的考え方**
**（１）目的**
○ 本プログラムは、糖尿病が重症化するリスクの高い医療機関の未受診者・受診中断者について、関係機関からの適切な受診勧奨、保健指導を行うことにより治療に結びつけるとともに、糖尿病性腎症等で通院する患者のうち、重症化するリスクの高い者に対して主治医の判断により保健指導対象者を選定し、腎不全、人工透析への移行を防止することを目的とする。

**（２）本プログラムの性格**
○ 本プログラムは、呉市、荒川区、埼玉県等の先行している自治体の取組の全国での横展開等を目指して、その実施が容易となるよう、取組の考え方や具体的取組例を示すものである。このため、各地域における取組内容については、地域の実情に応じ柔軟に対応することが可能であり、現在各自治体において既に行われている取組を尊重するものである。

## ●年齢階級別推計患者数

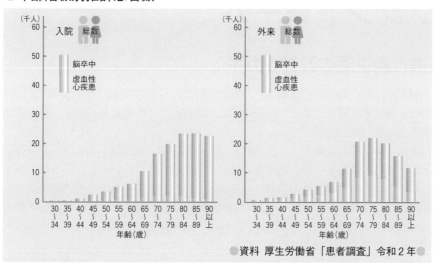

脳卒中、虚血性心疾患とも、
60歳ごろから増加しています。

●資料 厚生労働省「患者調査」令和2年●

## ●疾患別受療率の年次推移（人口10万対）

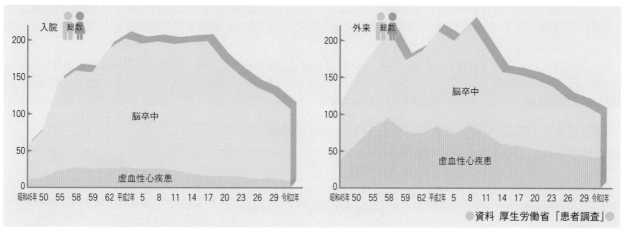

●資料 厚生労働省「患者調査」●

## ●疾患別死亡率の年次推移（人口10万対）

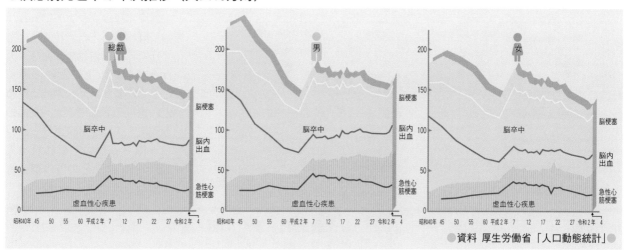

●資料 厚生労働省「人口動態統計」●

# メタボリックシンドローム

## 改善には運動習慣の徹底と食生活の改善がカギ

　糖尿病、高血圧症、脂質異常症（高脂血症）などの生活習慣病は、自覚症状に乏しく日常生活に大きな支障がない場合が多いですが、そのまま生活習慣を改善せずに経過すると、脳卒中や心筋梗塞、その他重症な合併症（糖尿病の場合は人工透析や失明など）に進展する危険性が高い病気です。

　近年、これらの生活習慣病有病者やその一歩手前の状態の人（予備群）は、内臓肥満、高血糖、高血圧、脂質異常の状態が重複している場合も多く、そのような人は脳卒中や心筋梗塞の発症危険性がさらに高いことが明らかになってきました。このため、国内外で、これらの状態の重複状態の重要性が注目され、シンドロームX、死の四重奏等という概念が発表されていましたが、2005年（平成17年）4月に、日本内科学会など8学会が合同で設置したメタボリックシンドローム診断基準検討委員会により、「メタボリックシンドローム（Metabolic Syndrome）」という疾患概念としてこれらの病態の重複を重要視した考え方で捉えることとされました。

　この考え方は、内臓肥満、高血糖、高血圧、脂質異常などを別々の病態として捉えるのではなく、相互に深く関連していることに注目し、「一つの氷山から水面上に出たいくつかの山」のような状態と例えることができます。そして、その状態の改善には、投薬（例えば血糖を下げるクスリ）は水面上に出た「氷山の一つの山を削る」一つの方法ではありますが、根本的な改善には、運動習慣の徹底と食生活の改善などの生活習慣の改善により「氷山全体を縮小」することが必要です。

　このため国では、平成20年度から、メタボリックシンドロームに着目した健診・保健指導を保険者に義務化し、効果的な保健指導を実施することで、メタボリックシンドロームの該当者・予備群の減少を目指すこととしており、健康日本21（第三次）でも、下記の目標を掲げています。

### ●健康日本21（第三次）メタボリックシンドロームの目標

| 目　標 | 指　標 | 目標値 |
|---|---|---|
| メタボリックシンドロームの該当者及び予備群の減少 | メタボリックシンドロームの該当者及び予備群の人数（年齢調整値） | 令和6年度から開始する第4期医療費適正化計画（以下「第4期医療費適正化計画」という。）に合わせて設定 |

### ●メタボリックシンドロームの状況

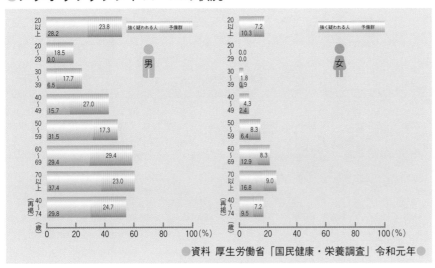

●資料　厚生労働省「国民健康・栄養調査」令和元年●

　メタボリックシンドロームが強く疑われる人と、予備群と考えられる人を併せた割合は、男女とも40歳以上でとくに高くなっています。40〜74歳で見ると、男性の2人に1人、女性の5人に1人は、メタボリックシンドロームが強く疑われる人（該当者）か、その予備群と考えられる人です。

## ●メタボリックシンドロームの予防や改善のための食事・運動等の実践度

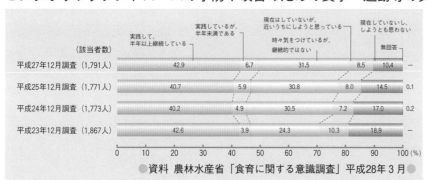

（該当者数）

実践して、半年以上継続している ／ 実践しているが、半年未満である ／ 現在はしていないが、近いうちにしようと思っている ／ 時々気をつけているが、継続的ではない ／ 現在していないし、しようとも思わない ／ 無回答

| | | | | | | |
|---|---|---|---|---|---|---|
| 平成27年12月調査（1,791人） | 42.9 | 6.7 | 31.5 | 8.5 | 10.4 | ― |
| 平成25年12月調査（1,771人） | 40.7 | 5.9 | 30.8 | 8.0 | 14.5 | 0.1 |
| 平成24年12月調査（1,773人） | 40.2 | 4.9 | 30.5 | 7.2 | 17.0 | 0.2 |
| 平成23年12月調査（1,867人） | 42.6 | 3.9 | 24.3 | 10.3 | 18.9 | |

0 10 20 30 40 50 60 70 80 90 100(%)

●資料 農林水産省「食育に関する意識調査」平成28年3月●

メタボリックシンドロームの予防や改善のため、①適切な食事、②定期的な運動、③週に複数回の体重計測のいずれかを実践しているかを平成25年12月調査と比較すると、いずれの項目でも上昇しており、「しようと思わない」の割合が減少しています。

（参考）食育推進基本計画 目標値
メタボリックシンドロームの予防や改善のための適切な食事、運動等を継続的に実践している国民の割合の増加（41.5%→50%以上）

## ●糖尿病等の生活習慣病の発症予防・重症化予防の流れに対応した客観的評価指標

○脂肪エネルギー比
○野菜摂取量
○日常生活における歩数
○運動習慣のあるものの割合
○睡眠による休養不足者の割合

○メタボリックシンドローム予備群・該当者数
・肥満度測定結果（腹囲、BMI）
・血圧測定結果
・脂質測定結果 等
・血糖測定結果

●虚血性心疾患新規受診率
●脳血管疾患新規受診率
●糖尿病による視覚障害新規発症率
●糖尿病による人工透析新規導入率

●虚血性心疾患死亡率
●脳血管疾患死亡率
●平均自立期間

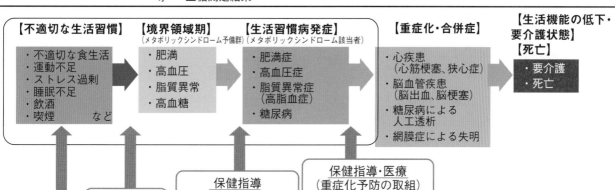

○メタボリックシンドロームの概念の浸透度　○健診実施率　●保健指導実施率　○医療機関受診率　○メタボリックシンドローム該当者・予備群の減少

---

## 国民健康・栄養調査での "メタボリックシンドローム" の疑いの判定

　国民健康・栄養調査の血液検査では、空腹時採血が困難であるため、メタボリックシンドロームの診断基準項目である空腹時血糖値および中性脂肪値による判定はしていません。そのため、判定の方法は以下の通りとしています。

### メタボリックシンドロームが強く疑われる人
　腹囲が男性85cm、女性90cm以上で、3つの項目（血中脂質、血圧、血糖）のうち2つ以上の項目に該当する人。
※"項目に該当する" とは、下記の「基準」を満たしている場合、かつ／または「服薬」がある場合とする。

### メタボリックシンドロームの予備群と考えられる人
　腹囲が男性85cm、女性90cm以上で、3つの項目（血中脂質、血圧、血糖）のうち1つに該当する人。

| 腹囲 | 腹囲（ウエスト周囲径）男性85cm以上、女性90cm以上 | | |
|---|---|---|---|
| 項目 | 血中脂質 | 血圧 | 血糖 |
| 基準 | ・HDLコレステロール値<br>　　　　40mg/dℓ未満 | ・収縮期血圧値　　130mmHg以上<br>・拡張期血圧値　　85mmHg以上 | ・ヘモグロビンA1c（NGSP）値<br>　　　　6.0%以上 |
| 服薬 | ・コレステロールを下げる薬服用<br>・中性脂肪を下げる薬服用 | ・血圧を下げる薬服用 | ・血糖を下げる薬服用<br>・インスリン注射使用 |

（参考：厚生労働科学研究　健康科学総合研究事業「地域保健における健康診査の効率的なプロトコールに関する研究～健康対策指標検討研究班中間報告～」平成17年8月）

## ●メタボリックシンドロームの予防、改善のための取り組みの実践状況

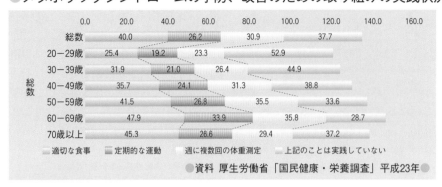

メタボリックシンドロームの予防、改善のための取り組みを行っている人は若い世代から年齢が上になるにつれ徐々に増え、60代がピークになっています。

| | | | | |
|---|---|---|---|---|
| 総数 | 40.0 | 26.2 | 30.9 | 37.7 |
| 20−29歳 | 25.4 | 19.2 | 23.3 | 52.9 |
| 30−39歳 | 31.9 | 21.0 | 26.4 | 44.9 |
| 40−49歳 | 35.7 | 24.1 | 31.3 | 38.8 |
| 50−59歳 | 41.5 | 26.8 | 35.5 | 33.6 |
| 60−69歳 | 47.9 | 33.9 | 35.8 | 28.7 |
| 70歳以上 | 45.3 | 26.6 | 29.4 | 37.2 |

■ 適切な食事　■ 定期的な運動　□ 週に複数回の体重測定　□ 上記のことは実践していない

◉ 資料 厚生労働省「国民健康・栄養調査」平成23年 ◉

## ●腹囲の測り方

①立った姿勢で
②息を吐いて
③へその高さに巻き尺を水平に巻いて
　測定します（右図参照）。

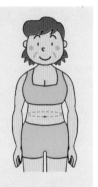

　へその位置が下に移動しているときは、Ⓐ肋骨の下線とⒷ前上腸骨棘の中点の高さで測定します（下図参照）。

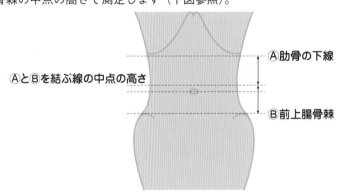

Ⓐ肋骨の下線
ⒶとⒷを結ぶ線の中点の高さ
Ⓑ前上腸骨棘

---

**ミニ知識✎**　**学会のメタボリックシンドロームの診断基準**

（日本動脈硬化学会、日本糖尿病学会、日本高血圧学会、日本肥満学会、日本循環器学会、日本腎臓病学会、
日本血栓止血学会、日本内科学会、2005年4月）

| 内臓脂肪（腹腔内脂肪）蓄積 | ウエスト周囲径　男性：85cm以上　女性：90cm以上（内臓脂肪面積　男女とも100cm²以上に相当） |
|---|---|

上記に加え以下のうち2項目以上

| 高トリグリセライド血症　　150mg/dℓ以上 | 収縮期血圧　　　　　　　130mmHg以上 | 空腹時高血糖 |
|---|---|---|
| かつ／または | かつ／または | 110mg/dℓ以上 |
| 低HDLコレステロール血症　40mg/dℓ未満 | 拡張期血圧　　　　　　　85mmHg以上 | |

＊CTスキャンなどで内臓脂肪量測定を行うことが望ましい。
＊ウエスト径は立位、軽呼気時、臍レベルで測定する。脂肪蓄積が著明で臍が下方に偏位している場合は肋骨下縁と前上腸骨棘の中点の高さで
　測定する。
＊メタボリックシンドロームと診断された場合、糖負荷試験が薦められるが診断には必須ではない。
＊高トリグリセライド血症、低HDLコレステロール血症、高血圧、糖尿病に対する薬剤治療を受けている場合は、それぞれの項目に含める。
＊糖尿病、高コレステロール血症の存在はメタボリックシンドロームの診断から除外されない。

# 脳卒中

　脳卒中は、昭和26年から昭和55年までの30年間、日本人の死亡原因の第１位を占めていました。現在も常に死因の４位以内にあります。昭和40年代後半から死亡率は減少していますが、その内訳をみると、この40年間で、脳卒中の主流は脳内出血から脳梗塞へと変化してきています。死亡率が減少している半面、患者数はむしろ増加していることから、今後、発症予防や発症した後のリハビリテーションの推進がますます重要になります。

## ●脳卒中の種類 （この場合の「脳卒中」は、国際疾病傷害死因分類における「脳血管疾患」にあたります。）

**（１）脳内出血**　脳の血管が破れて出血を起こすもので、出血量が多い場合半身のマヒや深い昏睡が起こりえます。脳内出血の誘因として過労、精神不安、寒冷刺激などが多く、また活動中に起こることが多いです。

**（２）くも膜下出血**　脳は、くも膜という膜でおおわれていますが、くも膜と脳の表面との間にある小さな動脈にこぶ（動脈瘤）があると、血圧があがったときなどに破れて出血（脳動脈瘤破裂）し、くも膜下出血になります。頭痛がひどく悪心、嘔吐があり意識が混濁しますが、四肢のマヒは通常起こりません。

**（３）脳梗塞**　動脈硬化等のために動脈が狭くなったり、あるいは血管や心臓内にできた血の塊が脳の動脈に流れ込み、詰まってしまうために起こるもので、その血管によって栄養を受けている部分の脳組織に、血液が行かなくなり破壊されて、脳の軟化を起こします。突然発症するもの、段階的に増悪するもの等、病型によりさまざまですが、多くの場合、前駆症状としてめまい、頭痛、舌のもつれ、手足のしびれなどがみられ、半身のマヒや昏睡などに至ることもあります。

**（４）一過性脳虚血発作**　脳の血液循環が一時的に悪くなり、半身の脱力やしびれ（感覚障害）、言語障害、視覚障害など脳梗塞と同じ症状が生じますが、短時間（多くは数分から数十分、長くても24時間以内）に完全に症状が消失する発作です。永続的な障害をきたす脳梗塞を起こす危険性が高く（前ぶれ）、一刻も早く受診し、検査、入院治療を受けることが必要です。

**（５）高血圧性脳症**　高血圧がかなりひどくなると、脳の内部にむくみが起こります。このために、頭痛、嘔吐、手足のけいれんなどがみられ、目が見えなくなることもあります。

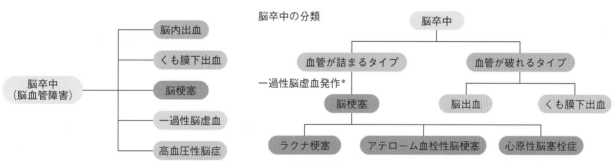

＊脳梗塞の前触れの発作で症状が24時間以内に消失する状態

## ●年齢階級別受療率

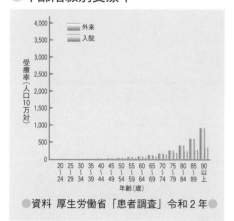

●資料 厚生労働省「患者調査」令和２年●

## ●受療率の年次推移

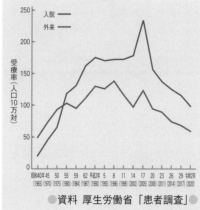

●資料 厚生労働省「患者調査」●

## ■ 脳卒中の受療率

　脳卒中は、死亡率は減っているものの、受療率は高位で推移しています。

　また、かつては外来の患者が高かった受療率ですが、近年では入院する患者が多くなっています。

循環器病の知識

## ● 循環器病の平均在院日数

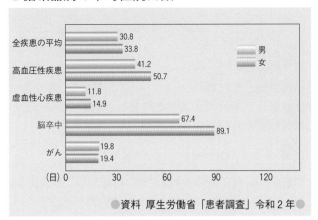

凡例：
- 男
- 女

| 疾患 | 男 | 女 |
|---|---|---|
| 全疾患の平均 | 30.8 | 33.8 |
| 高血圧性疾患 | 41.2 | 50.7 |
| 虚血性心疾患 | 11.8 | 14.9 |
| 脳卒中 | 67.4 | 89.1 |
| がん | 19.8 | 19.4 |

●資料 厚生労働省「患者調査」令和2年●

## ● 初回発症脳卒中の長期機能予後（％）

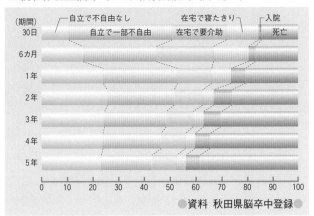

凡例：自立で不自由なし／自立で一部不自由／在宅で寝たきり／在宅で要介助／入院／死亡

●資料 秋田県脳卒中登録●

## ● 脳卒中死亡の内訳

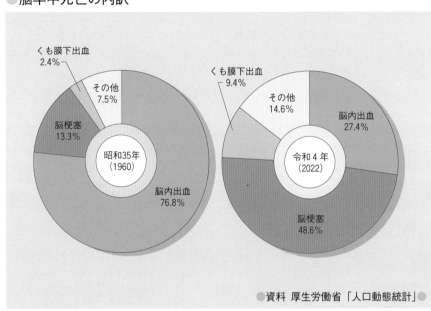

昭和35年（1960）
- くも膜下出血 2.4%
- その他 7.5%
- 脳梗塞 13.3%
- 脳内出血 76.8%

令和4年（2022）
- くも膜下出血 9.4%
- その他 14.6%
- 脳内出血 27.4%
- 脳梗塞 48.6%

●資料 厚生労働省「人口動態統計」●

## ■ 脳卒中の病類別死亡者数・死亡率（人口10万対）

[令和4年（2022年）]

脳内出血：男 18,473人（31.1）
　　　　　女 15,010人（23.9）
脳 梗 塞：男 28,824人（48.6）
　　　　　女 30,539人（48.7）
くも膜下出血：男 4,317人（ 7.3）
　　　　　女 7,151人（11.4）

## ■ 脳卒中の病類別死亡の動向

　昭和35年に脳卒中死亡の大部分を占めた脳内出血による死亡率は、令和4年には著しく減少しました。その結果、脳卒中の主流は脳内出血から脳梗塞へと変化しています。

## ● 死亡者数・死亡率の年次推移

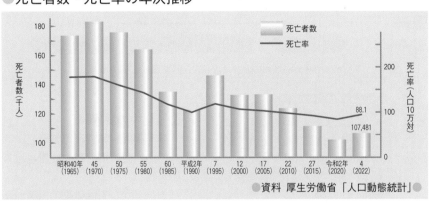

凡例：
- 死亡者数
- 死亡率

88.1
107,481

●資料 厚生労働省「人口動態統計」●

## ■ 脳卒中の死亡者数・死亡率（人口10万対）

[令和4年（2022年）]

総数：107,481人（88.1）
男性： 53,188人（89.7）
女性： 54,293人（86.6）

---

**ミニ知識** **スマート・ライフ・ステイ**

　従来の保健指導では十分に効果が得られなかったり、健康への関心が低かったりする保健指導対象者に対する保健指導の新たな選択肢として、スマート・ライフ・ステイ（宿泊型新保健指導）プログラムがある。これは、非肥満の糖尿病予備群などに対しても効果が確認されており、より効果性が高く重点的な保健指導プログラムとして、保健指導対象者の健康課題や保険者等の実情に応じて、利活用することができる。プログラムの実践を通して、保健指導実施者と宿泊施設等の地域資源との連携が深まることにより、従来の枠組みを越えた多様な地域連携の強化と資源発掘、人材育成を促進し、これらが波及することによって健康な地域づくり推進に貢献することができる。

# 虚血性心疾患

虚血性心疾患は、心臓病のうち、心臓を養う血管（冠動脈）が動脈硬化によって細くなり、しまいには閉塞し、心臓の筋肉（心筋）に血流が届かなくなり（虚血）、その部分の心筋が機能を失う病気です。欧米では虚血性心疾患を中心とする心臓病が死因の第1位を占めている国が多く、わが国でも食生活など生活習慣の変化によって虚血性心疾患が増加するのではないかと予想されています。

## ●虚血性心疾患の種類

虚血性心疾患の代表が、急性心筋梗塞です。

心臓には、冠動脈という血管が取り囲んでいて、心臓に酸素やエネルギーを供給しています。動脈硬化が進んだり、血が固まりやすくなっていると、この血管が突然に詰まってしまうことがあります。こうなると詰まった血管から酸素やエネルギーの供給を受けていた心臓の筋肉はダメージを受けます。これが心筋梗塞です。

血管が狭くなっている状態で、運動や仕事などで心臓に負担がかかったときに酸素やエネルギーが不足することによって生じる疾患を狭心症といいます。

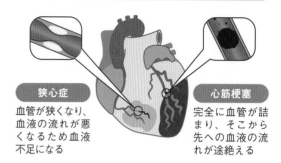

**狭心症**
血管が狭くなり、血液の流れが悪くなるため血液不足になる

**心筋梗塞**
完全に血管が詰まり、そこから先への血液の流れが途絶える

## ●虚血性心疾患を引き起こす要因

虚血性心疾患の危険因子については、これまでの疾病構造の関係から主として欧米での報告によっています。主なものとして、高コレステロール血症、高血圧症、喫煙、糖尿病、心電図異常、遺伝的素因、肥満、身体活動の低下や座りがちな職業、行動型Aタイプ、痛風（高尿酸血症）、ストレスに満ちた状況、リポたんぱく異常などが明らかにされています。中でも**高コレステロール血症、高血圧症、喫煙、糖尿病**は4大危険因子とされています。

## ●年齢階級別受療率

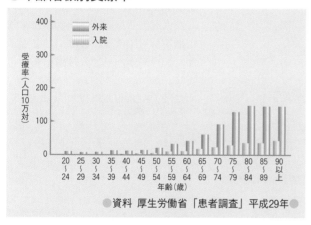

●資料 厚生労働省「患者調査」平成29年●

## ●受療率の年次推移

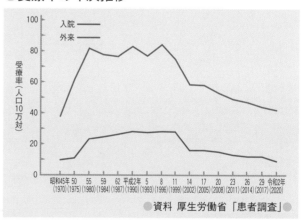

●資料 厚生労働省「患者調査」●

## ●死亡者数・死亡率の年次推移

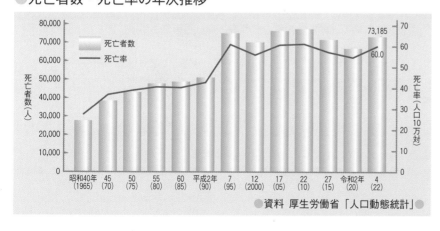

●資料 厚生労働省「人口動態統計」●

### ▌虚血性心疾患の死亡者数・死亡率（人口10万対）

[令和4年（2022年）]
総数： 73,185人（60.0）
男性： 44,228人（74.6）
女性： 28,975人（46.2）

# 高血圧症・脂質異常症（高脂血症）

　動脈にかかる圧力を血圧といい、心臓が収縮して動脈に血液を送り出したときの血圧を収縮期血圧、心臓が弛緩して動脈にかかる圧力が小さくなったときの血圧を拡張期血圧といいます。血圧は1日のうちでも変動しており、体調や環境、精神的な状況によっても影響を受けます。血圧が異常に高くなっている状態を高血圧症といいます。高血圧症の診断基準は、診察室血圧では、収縮期140mmHg以上、拡張期90mmHg以上（家庭血圧は収縮期135mmHg以上、拡張期85mmHg以上）とされています。

　血液の中の中性脂肪（トリグリセライドを含む）やコレステロール（LDLコレステロールや総コレステロール）などの脂肪が異常に高い状態やHDLコレステロールが異常に低い状態を脂質異常症（高脂血症）といいます。空腹時の血清脂質の正常値は、総コレステロールが220mg／dℓ以下、LDLコレステロール（いわゆる悪玉コレステロール）が140mg／dℓ以下、中性脂肪が150mg／dℓ以下、HDLコレステロールが40mg／dℓ以上とされています。

## ●年齢階級別受療率（高血圧症）

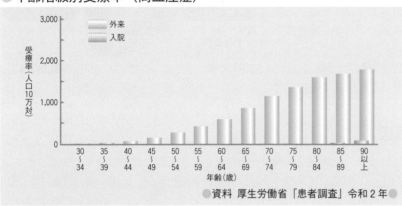

●資料 厚生労働省「患者調査」令和2年●

### 50代前半から急激に増加する高血圧患者

　年齢が上がるにつれて、高血圧の受療率も高値を示しています。外来では特に50代前半から急激に増加しています。

## ●年齢階級別受療率（高脂血症）

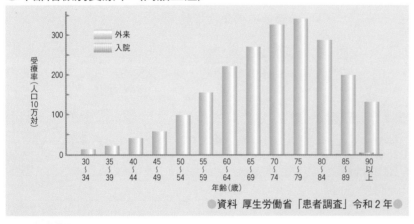

●資料 厚生労働省「患者調査」令和2年●

### 70代後半から入院患者も現れる脂質異常症（高脂血症）

　70代をピークに50代前半から急激に増加しています。数は少ないですが、80代後半からは入院患者も現れます。

※統計上、高脂血症と表記されているものは、原典通りの表記としています。

---

**ミニ知識** 　**健康日本21（第二次）の最終評価**

　平成25年から開始された健康日本21（第二次）で設定された目標の達成状況を、厚生科学審議会地域保健健康増進栄養部会及び健康日本21（第二次）推進専門委員会において評価した結果、一部の指標（特に生活習慣に関するもの）は悪化・目標未達であるとされた。悪化した目標項目は以下の通り。

　　メタボリックシンドロームの該当者及び予備群の減少／適正体重の子どもの増加／睡眠による休養を十分とれていない者の割合の減少／生活習慣病のリスクを高める量を飲酒している者の割合の減少（一日当たりの純アルコール摂取量が男性40g以上、女性20g以上の者）

　これを踏まえ、以下の項目が「検討すべき課題」とされ、健康日本21（第三次）に取り組むこととされている。

　　自治体が健康づくり施策を効果的に進めるための方策／データを利活用してより効果的に住民の行動変容を促すための方策／社会環境整備等を通じ、健康に関心が薄い者を含めた健康づくり施策を更に進めていくための方策／性差や年齢等も加味した健康づくりの方策／新型コロナなど新興感染症の感染拡大による生活習慣の変化等を踏まえた健康づくり　など

## ●年齢階級別高血圧者の割合

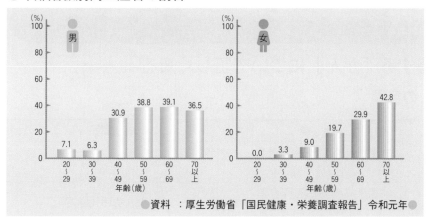

資料 ：厚生労働省「国民健康・栄養調査報告」令和元年

高血圧疾患者（2017年の日本高血圧学会の分類による）の割合は、左のグラフのとおりです。

年齢階級別では、男女ともに高い年齢階級ほど、高血圧者の割合が高くなっています。

20〜60代で、女性より男性の方が高血圧者の割合が高いです。若年層ほど差が大きく、20代では男性は女性の約7倍となっています。

＊「高血圧者」はⅠ度高血圧〜Ⅱ度高血圧の人の合計から算出しています。

## ●受療率の年次推移

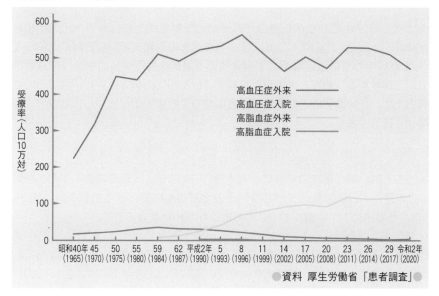

高血圧症外来 ——
高血圧症入院 ——
高脂血症外来 ——
高脂血症入院 ——

資料 厚生労働省「患者調査」

### ■ 受療率（人口10万対）

高血圧症［令和2年（2020年）］

|  | （入院） | （外来） |
| --- | --- | --- |
| 総数： | 4 | 471 |
| 男性： | 2 | 418 |
| 女性： | 5 | 522 |

この50年間で、高血圧症の治療のために外来通院している患者は約2.2倍に増加しています。

また、高血圧症治療中の患者の総数は、約1,511.1万人となっています。

高脂血症［令和2年（2020年）］

|  | （入院） | （外来） |
| --- | --- | --- |
| 総数： | 0 | 122 |
| 男性： | 0 | 76 |
| 女性： | 0 | 165 |

治療中の患者の総数は、約401万人となっています。

※統計上、高脂血症と表記されているものは、原典通りの表記としています。

循環器病の知識

---

**ミニ知識** 脂質異常症：スクリーニングのための診断基準（空腹時採血＊）

| LDLコレステロール | 140mg／dℓ以上 | 高LDLコレステロール血症 |
| --- | --- | --- |
|  | 120〜139mg／dℓ | 境界域高LDLコレステロール血症＊＊ |
| HDLコレステロール | 40mg／dℓ未満 | 低HDLコレステロール血症 |
| トリグリセライド | 150mg／dℓ以上 | 高トリグリセライド血症 |

●LDLコレステロールはFridewald（TC－HDL-C－TG／5）の式で計算する（TGが400mg／dℓ未満の場合）
●TGが400mg／dℓ以上や食ご採血の場合にはnon HDL-C（TC－HDL-C）を使用し、その基準はLDL-C＋30mg／dℓとする。
＊10−12時間以上の絶食を「空腹時」とする。ただし、水やお茶などカロリーのない水分の摂取は可とする。
＊＊スクリーニングで境界域コレステロール血症を示した場合は、高リスクの病態がないか検討し、治療の必要性を考慮する。

資料 日本動脈硬化学会「動脈硬化性疾患予防ガイドライン2022年版」

# がんの知識

## 総論 — 2人に1人が罹患する「がん」について正しく知る

### ●健康日本21（第三次）がんの目標

| 項 目 | 指 標 | 目標値 |
|---|---|---|
| ①がんの年齢調整罹患率の減少 | がんの年齢調整罹患率<br>（人口10万人当たり） | 減少（令和10年度） |
| ②がん年齢調整死亡率の減少 | がんの年齢調整死亡率<br>（人口10万人当たり） | 減少（令和10年度） |
| ③がん検診の受診率の向上 | がん検診の受診率 | 60%（令和10年度） |

### ▌がんとは何か

　私たちの身体は約37兆個の細胞からなっています。これらの細胞はそれぞれの役割を果たし、ある一定の調和を保っています。がん細胞はこのような正常細胞が変化して生まれるもので、身体全体の調和を無視して無秩序に増え続けるのが第一の特徴です。さらにがん細胞はまわりの正常な組織に侵入する（浸潤）性質や、血管やリンパ管を通って身体のいたるところに定着し、そこで増殖する（転移）性質があります。がんが他の病気と大きく異なるのはこれらの性質によります。これらの性質のため、がんは悪性の病気であるといわれてきました。しかし、治療法や薬がよくなり、初期であれば治る病気になってきています。

### ▌がんと遺伝子の関係

　正常細胞ががん細胞になる仕組みのおおもとは、遺伝子につく傷だと考えられています。人間の場合、1個の細胞の核のDNA（デオキシリボ核酸）には約3万〜4万個の遺伝子があり、そのうちがんに関係する遺伝子は、200〜300個と考えられています。簡単に言うと、そのいくつかに傷がつくことで細胞ががん化するのです。

　がんに関する遺伝子は、細胞のがん化を促す「がん遺伝子」と、細胞のがん化を抑制する作用を持つ「がん抑制遺伝子」の2通りに大別されます。がん遺伝子の活性化は、当然、細胞のがん化の方向に作用します。一方のがん抑制遺伝子は遺伝子が何らかの障害によりその働きを失った場合、細胞のがん化の方向に作用します。ただし、一つのがん遺伝子やがん抑制遺伝子に傷がついてすぐにがんができるわけではなく、複数のがん遺伝子やがん抑制遺伝子に起こった異常が細胞の中で積み重なり、最終的に悪性のがん細胞になると考えられています。

　また、がん化の過程で変化する遺伝子の組み合わせと順番は、がんの種類により決まっているらしいこともわかってきました。たとえば胃がんと肺がんとではその原因となる遺伝子異常の組み合わせが異なり、同じ胃がんでも胃がんの種類により異なるというわけです。

### ▌がんの原因

　人のがんの原因としては、発がん性のある化学物質や放射線、ウイルス感染、喫煙などがあげられます。また、喫煙と関係の深い肺がんや口腔のがんなども、禁煙習慣が広まるにつれて減少しはじめると期待されています。がんは遺伝子の病気であるとはいえ、遺伝子に傷がつきにくいようにするために、がんを防ぐための12カ条のように生活習慣を改善することは、一人ひとりに実行可能なことなのです。

### ▌日本人のがんの動向

　第一に、がんの欧米化があげられます。従来多かった胃がん、子宮がんが減少し、代わって肺がん、乳がん、大腸がん、前立腺がんなどが増加しています。特に、膵臓がんなどの治療成績のあまり良くないがんの増加は気になるところです。第二に、高齢化社会の進行に伴って高齢者のがん患者が増加しており、診断や治療の進め方に特別の配慮が必要になってきています。第三に、最初のがんが完全に治療された人に二番目、三番目の、全く別のがんが新たに発生する「多重がん」の症例が増えていることも、今後のがん対策を考える際の重要なポイントとなるでしょう。

## ▌日本のがん対策

　国では、平成16年度の「第３次対がん10か年総合戦略」に基づき、がん罹患率と死亡率の激減を目指して、「がん研究の推進」に加え、質の高いがん医療を全国に普及することを目的に、「がん予防の推進」及び「がん医療の向上とそれを支える社会環境の整備」を柱とするがん対策に取り組んできました。

　また、厚生労働省は、平成17年５月、厚生労働大臣を本部長とする「がん対策推進本部」を設置し、がんの病態に応じた部局横断的な連携を推進するとともに、同年８月に「がん対策推進アクションプラン2005」を策定し、第３次対がん10か年総合戦略の更なる推進を図ってきました。

　具体的には、がん医療水準の向上と均てん化を目的として、がん診療連携拠点病院等（令和５年４月現在：456施設）の整備を進めてきました。また、平成18年10月には国立がんセンターに「がん対策情報センター」を設置し、がん患者の立場に立ってがん医療に関する情報を提供してきました。

　このように、厚生労働省をはじめ国は、がん対策の推進に取り組んできましたが、がんが依然として国民の生命及び健康にとって重大な課題となっている現状にかんがみ、平成19年４月にがん対策基本法（議員立法）が施行され、さらに同年６月15日には、がん対策基本法に規定する基本理念や基本的施策を具体化した「がん対策推進基本計画」が策定されました。このがん対策推進基本計画は、平成19年度から平成23年度までの５年間を対象として、がん対策の基本的方向について定め、推進されてきました。令和５年３月には、令和５年度から令和10年度を対象とした第４期がん対策基本計画が策定され、推進されています。

　この計画では、「誰一人取り残さないがん対策を推進し、全ての国民とがんの克服を目指す。」を全体目標とした上で、第３期基本計画の「がん予防」、「がん医療」及び「がんとの共生」の３本の柱を維持しつつ、各分野における現状・課題、それらに対する取り組むべき施策を定めています。

　具体的には、がん検診受診率のさらなる向上を目標に、受診率の目標値を50％から60％へ引き上げたほか、新たな医療技術の速やかな医療実装や患者・市民参画の推進、デジタル化の推進等に取り組むとされています。

## ●年齢階級別死亡率

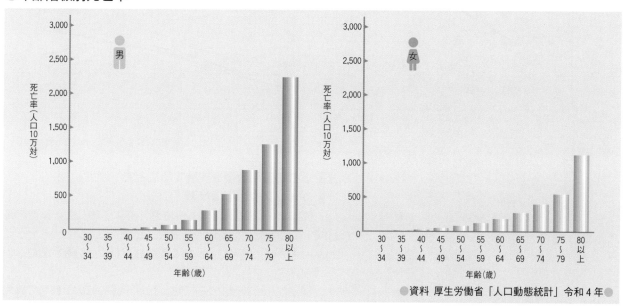

●資料 厚生労働省「人口動態統計」令和４年●

## ●臓器別がん死亡数の割合

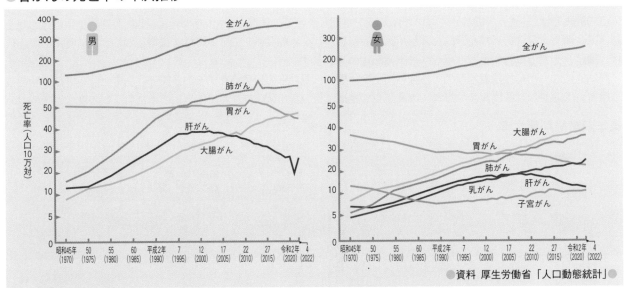

**男女**

| | 肺がん | 大腸がん | 胃がん | 膵がん | 肝がん | 胆道がん | 食道がん | 白血病 | その他 |
|---|---|---|---|---|---|---|---|---|---|
| 令和3年 | 20.0 | 13.7 | 9.6 | 10.1 | 6.3 | 4.8 | 2.9 | 2.4 | 30.2 |
| 4年 | 19.9 | 13.8 | 10.6 | 10.2 | 6.1 | 4.6 | 2.8 | 2.5 | 29.5 |

**男**

| | 肺がん | 胃がん | 大腸がん | 膵がん | 肝がん | 食道がん | 胆道がん | 白血病 | その他 |
|---|---|---|---|---|---|---|---|---|---|
| 令和3年 | 23.9 | 12.6 | 12.2 | 8.7 | 7.2 | 4.3 | 4.0 | 2.5 | 24.6 |
| 4年 | 24.1 | 12.6 | 11.8 | 8.8 | 7.0 | 4.2 | 3.9 | 2.7 | 24.9 |

**女**

| | 大腸がん | 肺がん | 膵がん | 乳がん | 胃がん | 肝がん | 胆道がん | 子宮がん | 白血病 | 食道がん | その他 |
|---|---|---|---|---|---|---|---|---|---|---|---|
| 令和3年 | 15.3 | 14.4 | 12.1 | 9.3 | 9.1 | 5.2 | 5.4 | 4.3 | 2.2 | 1.3 | 21.4 |
| 4年 | 15.4 | 14.1 | 12.2 | 9.8 | 8.8 | 4.9 | 5.1 | 4.4 | 2.3 | 1.3 | 21.7 |

●資料 厚生労働省「人口動態統計」

## ●各がんの死亡率の年次推移

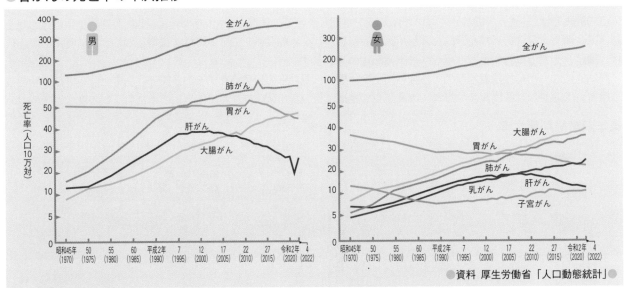

●資料 厚生労働省「人口動態統計」

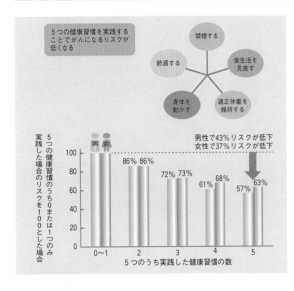

## 5つの健康習慣を実践することで
## がんリスクはほぼ半減

実際に、「禁煙」「節酒」「食生活」「身体活動」「適正体重の維持」の5つの生活習慣に気を付けて生活している人とそうでない人では、将来がんになる確率はどれくらい違うのでしょうか。

国立がん研究センターでは、日本全国の11の保健所の協力を得て、調査開始時点で年齢40歳から69歳の男女、総計140,420人を対象に、生活習慣とがんやほかの病気の罹患（りかん）についての追跡調査を実施してきました。その結果、この5つの健康習慣を実践する人は、0または1つ実践する人に比べ、男性で43%、女性で37%がんになるリスクが低くなるという推計が示されました（左図）。

---

**ミニ知識** ✎ **がん登録**

平成25年12月にがん登録等の推進に関する法律が成立した。
平成28年1月から始まった全国がん登録は、がんの罹患、診療、転帰等の状況の把握など、がん対策を有効に進めることに使われる。

## がんを防ぐための新12か条

### あなたのライフスタイルをチェック そして今日からチェンジ！

**1条** たばこは吸わない

**2条** 他人のたばこの煙を避ける

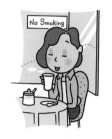

**3条** お酒はほどほどに

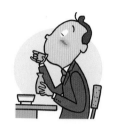

**4条** バランスのとれた食生活を

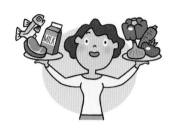

**5条** 塩辛い食品は控えめに

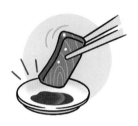

**6条** 野菜や果物は不足にならないように

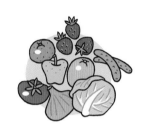

**7条** 適度に運動

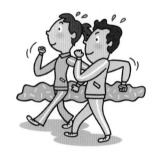

**8条** 適切な体重維持

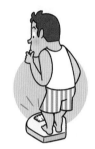

**9条** ウイルスや細菌の感染予防と治療

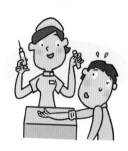

**10条** 定期的ながん検診を

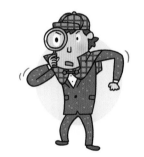

**11条** 身体の異常に気がついたら、すぐに受診を

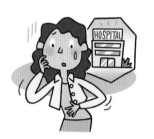

**12条** 正しいがん情報でがんを知ることから

●（公財）がん研究振興財団「がんを防ぐための新12か条」より●

---

### ミニ知識　「癌」の語源

　『癌』は、漢字の成り立ちを説明する六書（りくしょ）によると、会意・形声に相当する。つまり「疒」と「喦」の二字を組み合わせてそれぞれの意味をもたせた『癌』であると同時に、音を表す字と意味を表す字を組み合わせた『癌』ということになる。「疒」は人が寝台に臥せてねている様子を表し、「喦」は岩の本字で、これ自体が山に口（大石）の重なる様を表す。いわおの固さを意味する。したがって『癌』は、からだの中に固いしこりのできる病気を意味するし、岩のように強固な治りにくい病気と解釈される。

　『carcinoma』は、ギリシャ語のkarkinosに由来し、蟹（かに）の意味である。転じてがんをkarkinoma、carcinomaとギリシャ語、ラテン語でいい表したが、乳がんの外見が蟹の甲羅に似ることに由来するとの説もある。ギリシャ語に付されたkarは、固い貝殻の意味をもち、古い英・独・仏語ではいずれもhard・hart・hardir、つまり〈固い〉性質を表すコトバの語源とされている。karをkar・kroと繰り返すことを通してcarcinoma、cancer、chancreへと転化したものらしい。洋の東西を問わず、固い意味合いの文字で表された癌の共通性がおもしろい。

　学問が進むに及んで、発生学上〈癌〉と表現される固い悪性腫瘍は上皮由来のものを意味し、非上皮性の（間葉系）結合織・平滑筋・血液などに発生する肉腫・白血病などと区別された。両者を一括した分類用語に悪性新生物（malignant neoplasm）が用いられるが、癌というコトバになじんだわかりやすさから、悪性新生物を〈がん〉と平仮名で表す習慣が続いている。

# 肺がん

　わが国では、平成10年、肺がんの死亡が初めて胃がんを抜いて第1位になりました。罹患数については、大腸がんに次いで第2位で、胃がんを抜きました。肺がんの最も重要な危険因子は喫煙です。喫煙量が多いほど、また喫煙開始年齢が若いほど肺がんの発生の危険は増大するといわれています。

## ●年齢階級別死亡率

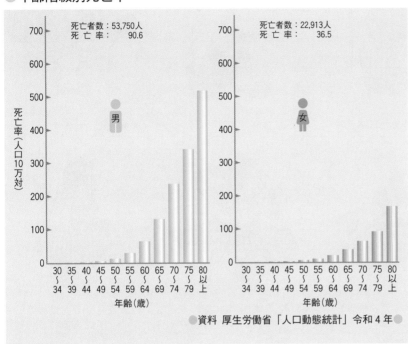

●資料 厚生労働省「人口動態統計」令和4年●

## ■非喫煙者と比べた喫煙者の肺がん死亡率

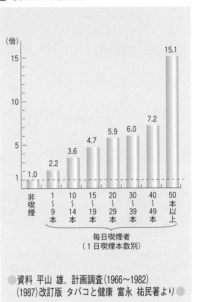

●資料 平山 雄、計画調査(1966〜1982)
(1987)改訂版 タバコと健康 富永 祐民著より●

## ●死亡者数・死亡率の年次推移

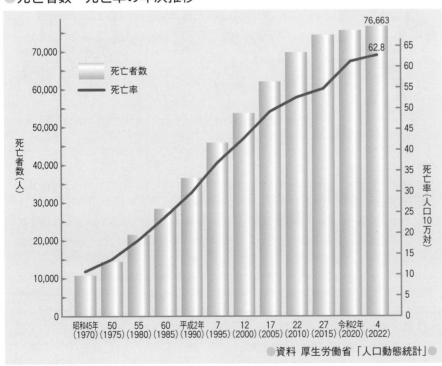

●資料 厚生労働省「人口動態統計」●

## ■肺がんの死亡動向

　高齢になるに従い死亡率の増加傾向が認められます。特に70歳以上の高齢者層においてその傾向が顕著であることと、人口の高齢化が進んでいることにより、死亡者数、死亡率はこの40年余りで急激に増加しています。

# 胃がん

　日本人のがんの特徴は、胃がんが多いことでしたが、罹患数は令和元年現在第3位、死亡数も令和4年現在第3位となっています。食事や生活習慣の変化により、若年者層では減少しています。

　疫学研究によると、胃がんの発生要因にはヘリコバクター・ピロリ（ピロリ菌）の感染と喫煙があり、危険因子としては高濃度食塩の過剰摂取、防御因子としては緑黄色野菜の摂取があげられています。

## ●年齢階級別死亡率

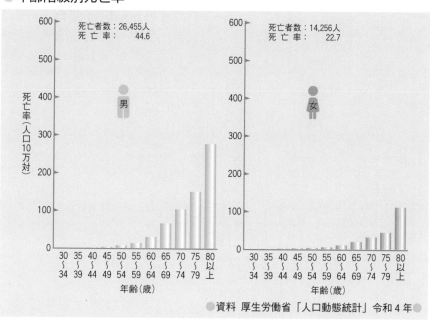

死亡者数：26,455人
死亡率：　44.6

死亡者数：14,256人
死亡率：　22.7

●資料 厚生労働省「人口動態統計」令和4年●

### ▌胃がんの死亡動向

　大部分の年齢層で、死亡率の減少傾向が認められます。

## ●死亡者数・死亡率の年次推移

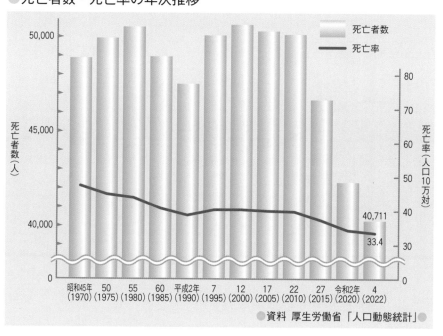

40,711

33.4

●資料 厚生労働省「人口動態統計」

# 肝がん

　肝がんは、日本人をはじめ東洋人に多いといわれています。わが国における肝がんによる死亡は、令和4年では全がん死の6.1%を占め、第5位となっています。

　肝炎ウイルス、特にC型肝炎ウイルスは20年以上の長い年月を経て、肝硬変さらに肝がんを発症することがあります。肝がんの原因の多くはこれらの肝炎ウイルスです。

## ●年齢階級別死亡率

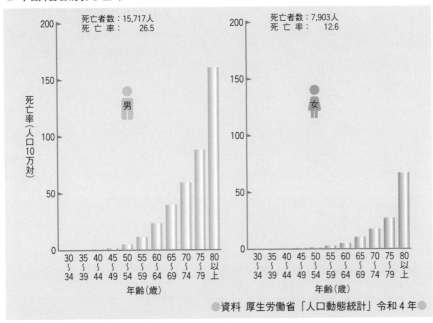

死亡者数：15,717人
死　亡　率：　26.5

死亡者数：7,903人
死　亡　率：　12.6

●資料 厚生労働省「人口動態統計」令和4年●

### ▌肝がんの死亡動向

　男性、女性ともに70代で急増しますが、特に男性はその傾向が強く、死亡者数は男性が女性の2倍近くにのぼります。

## ●死亡者数・死亡率の年次推移

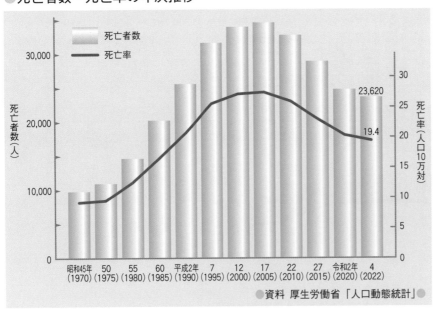

死亡者数
死亡率

23,620
19.4

●資料 厚生労働省「人口動態統計」●

# 大腸がん

　大腸がんは、その発生する部位によって直腸がんと結腸がんに分かれます。欧米に多いがんであるといわれていましたが、近年、わが国においても増加の一途をたどっています。令和4年では、大腸がんは全がん死の13.8%（結腸がん9.7%、直腸がん4.1%）を占め、第2位となっています。

　大腸がんの増加の原因としては、日本人の食生活の欧米化、つまり動物性脂肪の摂取量の増加と食物繊維の減少があげられています。

● 年齢階級別死亡率（大腸がん）

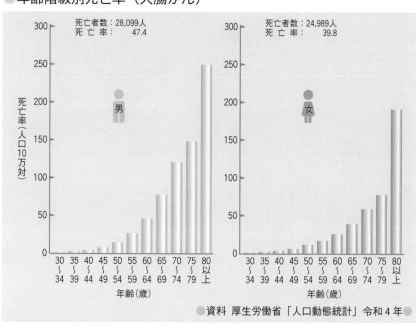

死亡者数：28,099人
死亡率：　　47.4

死亡者数：24,989人
死亡率：　　39.8

● 資料 厚生労働省「人口動態統計」令和4年 ●

## 大腸がんの死亡者数・死亡率（人口10万対）

[令和4年（2022年）]
　大腸がん（肛門を含まない）
　　総数：53,088人（43.5）
　　男性：28,099人（47.4）
　　女性：24,989人（39.8）
　結腸がん
　　男性：18,215人（30.7）
　　女性：19,021人（30.3）
　直腸がん
　　男性：　9,884人（16.7）
　　女性：　5,968人（　9.5）

● 死亡者数・死亡率の年次推移

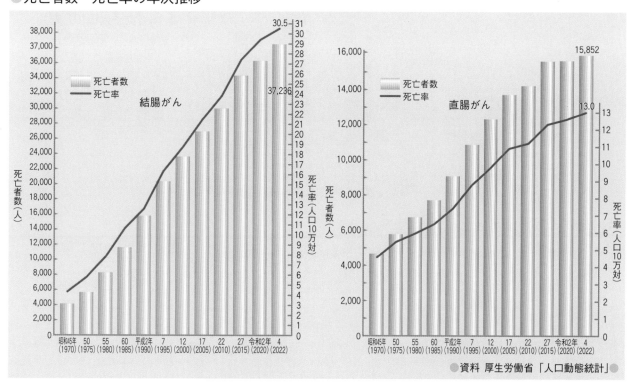

● 資料 厚生労働省「人口動態統計」●

がんの知識

55

# 乳がん・子宮がん

　乳がんは、わが国でも近年、増加傾向にあり、罹患数は子宮がんの約3倍、死亡者数は子宮がんの約2倍です。死亡者数のピークが60代後半にあり、壮年期に死亡の増加が目立つことが乳がんの特徴です。

　子宮がんは子宮頸部にできる子宮頸がんと子宮体部にできる子宮体がんに分類されます。

　子宮頸がんは、性生活や出産と関連があり、ヒトパピローマウイルスの感染が発がんに関与していることがわかり、ワクチンも接種できるようになりました。近年、罹患数、死亡者数ともに減少傾向にあります。

　子宮体がんは、閉経後の女性に多く、罹患数、死亡者数ともに子宮頸がんより低いとはいえ、近年、増加傾向にあります。

## ●年齢階級別死亡率（乳がん）

## ●死亡者数・死亡率の年次推移（乳がん）

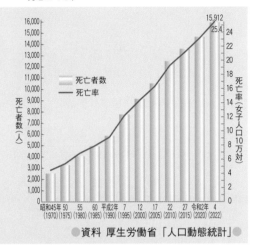

● 資料 厚生労働省「人口動態統計」令和4年 ●

● 資料 厚生労働省「人口動態統計」

### ▌乳がんの死亡動向

　ほとんどの年齢層において、死亡率は増加傾向にあります。令和4年における死亡者数は昭和45年の約6.4倍です。また、50代後半という比較的若い時期にひとつのピークがあることは、乳がんの大きな特徴で、壮年層の死亡の増加が目立っています。

## ●年齢階級別死亡率（子宮がん）

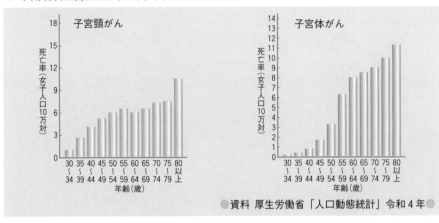

● 資料 厚生労働省「人口動態統計」令和4年 ●

### ▌子宮がんの死亡者数・死亡率（女子人口10万対）

[令和4年（2022年）]

子宮がん総数：7,157人（11.4）

子宮頸がん：2,999人（ 4.8）

子宮体がん：2,863人（ 4.6）

部 位 不 明：1,295人（ 2.1）

## ●死亡者数・死亡率の年次推移（子宮がん）

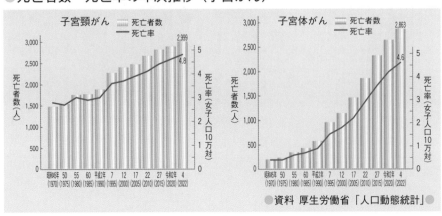

● 資料 厚生労働省「人口動態統計」●

### ▌子宮がんの死亡動向

　近年、子宮体がん・子宮頸がんともに死亡率は増加していましたが、ここ数年は横ばい傾向です。

　年齢階級別の死亡率では、子宮頸がんは働きざかりの年代にも多く、子宮体がんは更年期でもある50代から急激に増加し、加齢とともに増加します。

# 歯・口腔の健康

## 日頃の心がけで十分に予防できるう蝕と歯周病

　歯は50歳以降、急速に失われ、令和4年に行われた全国調査では80〜84歳の方の1人平均現在歯数（自分の歯の数）は15.6本という結果になっています。

　歯の喪失の原因の約9割がう蝕と歯周病（歯槽膿漏）で占められており、歯周病は40歳以降に歯を失っていく大きな原因となっているといわれています。

　う蝕と歯周病は日頃の心がけで十分に予防できる病気であり、生涯を通じて歯科疾患を予防し、歯の喪失を抑制することは、高齢期での口腔機能の維持につながるものであります。

●健康日本21（第三次）歯・口腔の健康の目標

| 目　標 | 指　標 | 目標値 |
|---|---|---|
| ①歯周病を有する者の減少 | 40歳以上における歯周炎を有する者の割合（年齢調整値） | 40%<br>（令和14年度） |
| ②よく噛んで食べることができる者の増加 | 50歳以上における咀嚼良好者の割合（年齢調整値） | 80%<br>（令和14年度） |
| ③歯科検診の受診者の増加 | 過去1年間に歯科検診を受診した者の割合 | 95%<br>（令和14年度） |

歯・口腔の健康

---

**ミニ知識**　　**骨粗鬆症**

　高齢期に慢性疾患が著しく増加することがあり、慢性疾患の多くは、日常生活動作（activities of daily living；ADL）や生活の質（quality of life；QOL）などのような「健全な生活能力」を低下させてしまうという問題がある。

　近年、大きな問題となっている「骨粗鬆症」もこうした慢性疾患のひとつであり、長年の生活習慣などによる多元的な要因によって発症し、特に閉経後の女性に多くみられる。

　骨粗鬆症は、初期には無症状のことが多く、進行すると身長低下や腰背部痛といった症状が徐々に現れる。わずかな外力によって骨折することもあり、結果としてADLやQOLを大きく損なうこととなる。

## ● 1人平均現在歯数の年次推移

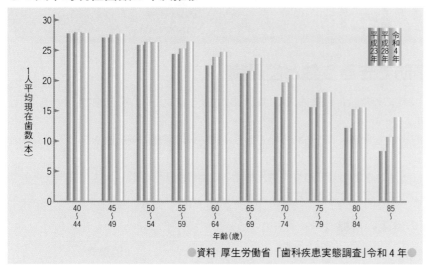

縦軸: 1人平均現在歯数（本）
横軸: 年齢（歳）40〜44, 45〜49, 50〜54, 55〜59, 60〜64, 65〜69, 70〜74, 75〜79, 80〜84, 85〜

凡例: 平成23年 平成28年 令和4年

●資料 厚生労働省「歯科疾患実態調査」令和4年●

永久歯（第3大臼歯を除く）は12〜14歳頃までに生えそろいますが、30代後半までに約半数の人が1本以上歯を失っています。その後、50歳前後から歯は急速に失われ、1人平均現在歯数は60代前半で約24本、70代後半になると約18本まで減っています。

## ● 何でもかんで食べることができると回答した人の割合の年次推移
（40歳以上、男女計、年齢階級別）

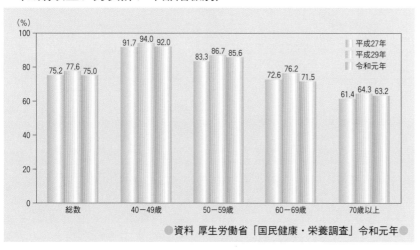

凡例: 平成27年 平成29年 令和元年

| | 総数 | 40−49歳 | 50−59歳 | 60−69歳 | 70歳以上 |
|---|---|---|---|---|---|
| 平成27年 | 75.2 | 91.7 | 83.3 | 72.6 | 61.4 |
| 平成29年 | 77.6 | 94.0 | 86.7 | 76.2 | 64.3 |
| 令和元年 | 75.0 | 92.0 | 85.6 | 71.5 | 63.2 |

●資料 厚生労働省「国民健康・栄養調査」令和元年●

### ■ 8020運動（ハチマル・ニイマル）

左図に示すように自分の歯が少なくとも20本以上保たれていれば、ほとんどの食品を食べるのに特に支障がないとの調査結果等を踏まえ、80歳になっても自分の歯を20本以上保とうという8020（ハチマル・ニイマル）運動が推進されています。

## ●歯周ポケットの保有者の割合、年齢階級別

(%)

| 年齢階級<br>（歳） | 4 mm未満 | 歯周ポケット（4 mm以上）のある人 | | | 対象歯の<br>ない人 |
|---|---|---|---|---|---|
| | | 総数 | 4 mm以上<br>6 mm未満 | 6 mm以上 | |
| 15〜19 | 85.7 | 14.3 | 14.3 | — | — |
| 20〜24 | 78.8 | 21.2 | 19.2 | 1.9 | — |
| 25〜29 | 68.4 | 31.6 | 28.9 | 2.6 | — |
| 30〜34 | 66.7 | 33.3 | 29.3 | 4.0 | — |
| 35〜39 | 66.3 | 33.7 | 31.3 | 2.4 | — |
| 40〜44 | 63.5 | 35.3 | 31.0 | 4.3 | — |
| 45〜49 | 56.6 | 43.4 | 36.6 | 6.9 | — |
| 50〜54 | 45.5 | 43.9 | 37.4 | 6.5 | 0.5 |
| 55〜59 | 50.6 | 49.6 | 38.7 | 10.9 | 1.6 |
| 60〜64 | 38.7 | 45.8 | 30.5 | 15.3 | 3.4 |
| 65〜69 | 34.9 | 55.9 | 42.3 | 13.6 | 4.6 |
| 70〜74 | 36.9 | 56.4 | 39.0 | 17.4 | 9.5 |
| 75〜79 | 30.2 | 60.5 | 38.0 | 22.5 | 14.5 |
| 80〜84 | 30.6 | 52.7 | 28.0 | 24.7 | 21.6 |
| 85〜 | 19.1 | 50.5 | 28.6 | 21.9 | 36.8 |

●資料 厚生労働省「歯科疾患実態調査」令和4年●

### ▌歯肉の状況

4 mm以上の歯周ポケットを持つ人の割合は、高齢になるにつれ増加しており、年次推移を見ると、75歳以上の年齢階級で平成28年の調査と比較して増加しました。

## ●う蝕を予防するには

う蝕を予防するためには、その原因となる歯垢を取り除くことが欠かせません。う蝕は歯垢中の細菌が糖類を分解して産生する酸が歯を溶かし、歯周病も歯垢中の細菌が大きく関与して、歯周組織が炎症を起こすことにより生じます。そのため、正しいブラッシングを身につけることが必要です。歯ブラシでは取りきれない歯と歯の間の歯垢を清掃するために、デンタルフロスや歯間ブラシを使うことも効果的です。また、個々の口腔の状態や特徴により、磨き残しや、ブラッシングでは除去できない歯石がつく部位も異なります。そのため、定期的に歯科医院で健診を受け、ブラッシング指導を受けたり、歯石を取り除いてもらったりすることが重要です。う蝕や歯周病を代表とする歯科疾患は、状態が悪くなってから症状が出ることも多いので、その点からも定期的な健診は大切です。

歯・口腔の健康

# 生活習慣病予防関係行事

**3月**

**女性の健康週間（3月1日～8日）**
主　　唱　厚生労働省、日本産婦人科医会、日本産科婦人科学会
趣　　旨　女性の健康に関する知識の向上と、女性を取り巻く健康課題に対する社会的関心の喚起を図る。

**5月**

**脳卒中週間（5月25日～31日）**
主　　催　公益社団法人日本脳卒中協会
共　　催　日本脳卒中学会、日本脳卒中の外科学会、日本神経学会、日本脳神経外科学会、日本循環器管理研究協議会、循環器病研究振興財団
後　　援　厚生労働省、日本医師会、日本看護協会、日本理学療法士協会、日本作業療法士協会、日本言語聴覚士協会、日本放送協会
趣　　旨　脳卒中に関する知識を広め、一般市民の脳卒中に関する理解を高めることを目的に、脳卒中に関する啓発活動を行う。

**禁煙週間（5月31日～6月6日／5月31日は世界禁煙デー）**
主　　催　厚生労働省
共　　催　日本医師会、日本歯科医師会、日本薬剤師会、日本看護協会、たばこと健康問題NGO協議会、「喫煙と健康」国立がん研究センター
趣　　旨　喫煙及び受動喫煙による健康影響等についての周知を目的とし、禁煙及び受動喫煙防止の普及啓発を積極的に行う。

**6月**

**食育月間（6月1日～30日）**
趣　　旨　国民が生涯にわたって健康で豊かな人間性を育むため、食に関する知識と食を選択する力を習得し、健全な食生活を実践することができる人間を育てる食育を国民運動として推進していくことが重要であるため、食育の重要性、食育基本法の位置付け、基本計画の内容等の普及啓発を図る。

**歯と口の健康週間（6月4日～10日）**
主　　催　厚生労働省、文部科学省、日本歯科医師会、日本学校歯科医会、都道府県、保健所設置市、特別区、都道府県教育委員会、市町村教育委員会（特別区の教育委員会を含む）、都道府県歯科医師会、郡市区歯科医師会（特別区の歯科医師会を含む）
趣　　旨　歯と口の健康に関する正しい知識を国民に普及啓発し、歯科疾患の予防に関する適切な習慣の定着を図ること等により、歯の寿命を延ばし、健康の保持増進に寄与する。

**9月**

**がん征圧月間（9月1日～30日）**
主　　催　日本対がん協会（本部および支部）
　　　　　日本医師会（都道府県医師会、郡市区医師会）
後　　援　厚生労働省、文部科学省、日本癌学会、都道府県、指定都市
趣　　旨　がんに関する正しい知識を国民に普及し、がんに対する理解を高めるとともに、集団検診等がん対策の周知徹底を図る。

**健康増進普及月間（9月1日～30日）**
主　　催　厚生労働省、趣旨に賛同する都道府県、政令市、市町村、特別区、市町村および関係団体
趣　　旨　生活習慣病の特性や運動・食事・禁煙など個人の生活習慣の改善の重要性についての国民一人一人の理解を深め、さらにその健康づくりの実践を促進する。

**食生活改善普及運動（9月1日～30日）**
主　　催　厚生労働省、趣旨に賛同する都道府県、政令市、特別区、市町村および関係団体
趣　　旨　個々人の生活環境、身体状況等に即した食生活のあり方について、具体的にわかりやすく示すことにより、国民意識の向上および日常的な実践の普及を図る。

**10月**

**がん検診受診率50％達成に向けた集中キャンペーン月間（10月1日～31日）**
主　　催　厚生労働省、都道府県、公益財団法人日本対がん協会、がん検診受診促進企業連携実施本部
趣　　旨　「がん検診受診率50％以上」の目標達成に向け、がん検診に関する関心を国民に深めるとともに、官民一体となったがん対策への取り組みの意識を高める。

**健康強調月間（10月1日～31日）**
主　　催　健康保険組合連合会、同都道府県連合会、健康保険組合
後　　援　厚生労働省、健康日本21推進全国連絡協議会、（公財）健康・体力づくり事業財団、中央労働災害防止協会
趣　　旨　健康保険組合加入者の健康の保持・増進を図り、さらに全国民の健康意識を高め、すこやかな生活習慣を定着させ、ひいては健康寿命をのばすことを目的とする。

**11月**

**全国糖尿病週間（11月14日を含む週）**
主　　催　日本糖尿病学会、日本糖尿病協会
後　　援　厚生労働省、日本医師会、日本放送協会
趣　　旨　糖尿病に関する知識を国民の間に普及する。

# 生活習慣病対策略年表

| | | |
|---|---|---|
| **昭和** | | |
| 26年 | | 脳卒中が国民死因順位の1位になる |
| 27年 | 7月 | 国民栄養調査の実施、栄養相談所及び栄養指導員の設定、集団給食施設における栄養士または栄養指導員の指導、特殊栄養食品の標示許可等について栄養改善法の規定がなされた |
| 33年 | 3月 | 厚生省公衆衛生局長から、栄養教育としての「6つの基礎食品」の普及について、通知される |
| 33年 | | 第1次悪性新生物実態調査実施 |
| 35年 | | 第2次悪性新生物実態調査実施 |
| 36年 | | 成人病基礎調査実施 |
| 37年 | 2月 | 国立がんセンター開設 |
| 37年 | | 第3次悪性新生物実態調査実施 |
| | | 成人病基礎調査実施（追跡調査） |
| 38年 | | 「がん研究助成金」による研究助成開始 |
| 40年 | 3月 | 体力づくり国民会議発足、栄養保健部会設置 |
| 41年 | 3月 | 成人病（脳卒中）予防技術者の研修を開始 |
| 41年 | | 国立がんセンターを中心機関とし、各ブロックに地方がんセンター、各都道府県に都道府県がん診療施設の整備を開始 |
| 44年 | 8月 | 厚生省において日本人の栄養所要量を策定 |
| 45年 | 10月 | 国立がんセンターにWHO国際胃がん情報センター設置 |
| 46年 | | 成人病基礎調査実施 |
| 47年 | | 成人病基礎調査実施（追跡調査） |
| 50年 | 3月 | 第1次改定日本人の栄養所要量を策定 |
| 52年 | 6月 | 国立循環器病研究センター開設 |
| 53年 | | 国立循環器病研究センターを中心機関とし、各ブロックに地方循環器病センターの整備を開始 |
| | | 「循環器病研究委託費」による研究委託開始 |
| 53年 | 4月 | 第1次国民健康づくり対策開始 |
| 54年 | | 第4次悪性新生物実態調査実施 |
| | 8月 | 第2次改定日本人の栄養所要量を策定 |
| 55年 | | 循環器疾患基礎調査実施 |
| 56年 | | がんが国民死亡順位の1位となる |
| 58年 | 6月 | 「対がん10カ年総合戦略」決定 |
| 59年 | 8月 | 第3次改定日本人の栄養所要量策定 |
| 60年 | 5月 | 健康づくりのための食生活指針策定 |
| 61年 | 9月 | 肥満とやせの判定表・図を発表 |
| 62年 | 8月 | 公衆衛生審議会「健康づくりのための運動指導者の要請について（意見具申）」 |
| | 10月 | 公衆衛生審議会「喫煙と健康問題に関する報告書（意見具申）」 |
| 63年 | 4月 | WHO総会により7日を世界禁煙デーとした（平成元年以降5月31日） |
| **平成** | | |
| 元年 | | 第5次悪性新生物実態調査実施 |
| | | 糖尿病調査研究開始 |
| | 7月 | 健康づくりのための運動所要量の報告 |
| | 9月 | 第4次改定日本人の栄養所要量策定 |
| 2年 | | 循環器疾患基礎調査実施 |
| | 9月 | 健康づくりのための食生活指針（対象特性別）策定・公表 |
| | 12月 | 外食料理栄養成分表ガイドライン策定・公表 |
| 3年 | | 心筋梗塞リハビリテーションマニュアル作成 |
| 4年 | | 成人病対策総合調査研究開始 |
| | 4月 | 健康づくりのための運動指針策定 |
| | 5月 | 公衆衛生審議会「喫煙と健康問題に関する報告書（中間報告）について」 |
| | 7月 | 国立がんセンター東病院開設 |
| | 11月 | 循環器疾患有病状況調査実施 |
| 6年 | 3月 | 第5次改定日本人の栄養所要量策定 |
| | 4月 | 公衆衛生審議会「今後のたばこ対策について（意見具申）」 |
| | | 「がん克服新10か年戦略」開始 |
| | | 健康づくりのための休養指針策定 |
| 7年 | 4月 | 長期慢性疾患総合研究開始 |
| | 5月 | 栄養表示基準制度の創設 |
| 8年 | 12月 | 公衆衛生審議会意見具申「生活習慣病」の概念を導入 |
| 9年 | 3月 | 「21世紀の栄養・食生活のあり方検討会報告書（意見具申）」 |

| 平成 | | |
|---|---|---|
| 9年 | 3月 | 「生涯を通じた健康づくりのための身体活動のあり方について（意見具申）」 |
| | 7月 | 公衆衛生審議会「今後の生活習慣病対策について（中間報告）」 |
| | 11月 | 平成9年度糖尿病実態調査実施 |
| 10年 | 4月 | 健康科学総合研究開始 |
| 11年 | 6月 | 第6次改定日本人の栄養所要量策定 |
| 12年 | 3月 | 「食生活指針の推進について」（閣議決定） |
| | | 食生活指針策定・公表 |
| | | 健康日本21策定・公表 |
| | 10月 | WHOたばこ対策枠組条約政府間交渉会合開始 |
| | 11月 | 循環器疾患基礎調査実施 |
| 13年 | 4月 | メディカル・フロンティア戦略開始 |
| | | 地域がん診療拠点病院指定開始 |
| 14年 | 8月 | 健康増進法公布 |
| | 10月 | 平成14年度糖尿病実態調査実施 |
| | 12月 | 「今後のたばこ対策の基本的考え方について（意見具申）」 |
| 15年 | 3月 | 健康づくりのための睡眠指針策定 |
| | 4月 | 「国民の健康の増進の総合的な推進を図るための基本的な方針について」策定・公表 |
| | 5月 | 健康増進法施行 |
| | 7月 | 「第3次対がん10か年総合戦略」策定 |
| | 11月 | 国民健康・栄養調査実施（毎年） |
| 16年 | 2月 | 国立がんセンターがん予防・検診研究センター開設 |
| | 6月 | たばこの規制に関する世界保健機関枠組条約批准 |
| | | 健康診査の実施等に関する指針策定・公表 |
| | 10月 | 日本人の食事摂取基準2005策定・公表 |
| 17年 | 2月 | たばこの規制に関する世界保健機関枠組条約発効 |
| | 6月 | 「食事バランスガイド」策定・公表 |
| | 7月 | 食育基本法施行 |
| 18年 | 6月 | がん対策基本法公布 |
| | 7月 | 健康づくりのための運動基準2006策定・公表 |
| | | 健康づくりのための運動指針2006（エクササイズガイド2006）策定・公表 |
| 19年 | 4月 | 健康日本21中間評価策定 |
| | | 『標準的な健診・保健指導プログラム（確定版）』策定 |
| | 6月 | がん対策推進基本計画 閣議決定 |
| 20年 | 4月 | 特定健診・特定保健指導 開始 |
| 21年 | 3月 | 「受動喫煙防止対策のあり方に関する検討会」報告書公表 |
| | 5月 | 「日本人の食事摂取基準」策定検討会報告書（2010年版）公表 |
| 22年 | 2月 | 「受動喫煙防止対策について」（健康局長通知） |
| | 5月 | 「職場における受動喫煙防止対策に関する検討会」報告書取りまとめ |
| | 12月 | 「慢性閉塞性肺疾患（COPD）の予防・早期発見に関する検討会」報告書公表 |
| 23年 | 8月 | 歯科口腔保健の推進に関する法律公布・施行 |
| 24年 | 6月 | 「がん対策推進基本計画（平成25年～28年）」閣議決定 |
| | 7月 | 「国民の健康の増進の総合的な推進を図るための基本的な方針」（大臣告示） |
| | | 「国民の健康の増進の総合的な推進を図るための基本的な方針の全部改正について」（健康局長通知） |
| | | 「歯科口腔保健の推進に関する基本的事項」（大臣告示） |
| | | 「歯科口腔保健の推進に関する基本的事項」の制定について（医政局長通知） |
| 25年 | 3月 | 健康づくりのための身体活動基準2013策定・公表 |
| | | 健康づくりのための身体活動指針（アクティブガイド）策定・公表 |
| | 4月 | 『標準的な健診・保健指導プログラム（改訂版）』策定 |
| | | 禁煙支援マニュアル（第2版）公表 |
| | | 第二期特定健診・保健指導開始 |
| | | 健康日本21（第二次）開始 |
| 26年 | 3月 | 「日本人の食事摂取基準」策定検討会報告書（2015年版）公表 |
| | | 「健康づくりのための睡眠指針2014」策定・公表 |
| | 10月 | 『日本人の長寿を支える「健康な食事」のあり方に関する検討会』報告書公表 |
| 28年 | 8月 | 「喫煙と健康 喫煙の健康影響に関する検討会」報告書公表 |
| 30年 | 4月 | 「標準的な健診・保健指導プログラム［平成30年度版］」策定 |
| | 7月 | 「健康増進法の一部を改正する法律（平成30年法律第78号）」公布 |
| | 12月 | 健康寿命の延伸等を図るための脳卒中、心臓病その他の循環器病に係る対策に関する基本法公布 |
| 令和 | | |
| 元年 | 12月 | 健康寿命の延伸等を図るための脳卒中、心臓病その他の循環器病に係る対策に関する基本法施行 |

# 資 料 目 次

※資料2中の省庁名等については、例外として原文のままにしてあります。

# 1. 国民の健康の増進の総合的な推進を図るための基本的な方針

（令和五年五月三十一日）

（厚生労働省告示第二百七号）

健康増進法（平成十四年法律第百三号）第七条第一項の規定に基づき、国民の健康の増進の総合的な推進を図るための基本的な方針（平成二十四年厚生労働省告示第四百三十号）の全部を次のように改正し、令和六年四月一日から適用することとしたので、同条第四項の規定に基づき公表する。

## 国民の健康の増進の総合的な推進を図るための基本的な方針

国民誰もが、より長く元気に暮らしていくための基盤として、健康の重要性はより高まってきており、平時から個人の心身の健康を保つため、健康づくりの取組を更に強化していくことが求められる。

我が国では、基本的な法制度の整備や仕組みの構築、地方公共団体、保険者、企業、教育機関、民間団体等の多様な主体による取組に加え、データヘルス・ICTの利活用、社会環境整備、ナッジやインセンティブ等の新しい要素を取り入れた取組等の諸活動の成果により、健康寿命（健康上の問題で日常生活が制限されることなく生活できる期間をいう。以下同じ。）は着実に延伸してきた。

一方で、平成25年度から令和5年度までの「二十一世紀における第二次国民健康づくり運動（健康日本21（第二次））」（以下「健康日本21（第二次）」という。）においては、主に一次予防（生活習慣を改善して健康を増進し、生活習慣病（NCDs（非感染性疾患をいう。以下同じ。））の発症を予防することをいう。）に関連する指標が悪化している、一部の性・年齢階級について悪化している指標が存在する等の課題が指摘され、また、健康増進に関連するデータの見える化・活用や国及び地方公共団体におけるPDCAサイクルの推進が不十分であること等の課題が指摘されている。

また、少子化・高齢化による総人口・生産年齢人口の減少、独居世帯の増加、女性の社会進出、労働移動の円滑化、仕事と育児・介護との両立、多様な働き方の広まり、高齢者の就労拡大等による社会の多様化、あらゆる分野におけるデジタルトランスフォーメーション（DX）の加速、次なる新興感染症も見据えた新しい生活様式への対応の進展等の社会変化が予想されている。

これらを踏まえ、この方針は、全ての国民が健やかで心豊かに生活できる持続可能な社会の実現に向け、誰一人取り残さない健康づくりの展開（Inclusion）とより実効性をもつ取組の推進（Implementation）を通じて、国民の健康の増進の総合的な推進を図るための基本的な事項を示し、令和6年度から令和17年度までの「二十一世紀における第三次国民健康づくり運動（健康日本21（第三次））」を推進するものである。

## 第一 国民の健康の増進の推進に関する基本的な方向

一 健康寿命の延伸と健康格差の縮小

全ての国民が健やかで心豊かに生活できる持続可能な社会の実現のため、個人の行動と健康状態の改善に加え、個人を取り巻く社会環境の整備やその質の向上を通じて、健康寿命の延伸及び健康格差（地域や社会経済状況の違いによる集団間の健康状態の差をいう。以下同じ。）の縮小を実現する。その際、個人の行動と健康状態の改善とそれらを促す社会環境の質の向上との関係性を念頭に取組を進める。なお、個人の行動と健康状態の改善のみが健康寿命の延伸・健康格差の縮小につながるわけではなく、社会環境の質の向上自体も健康寿命の延伸・健康格差の縮小のための重要な要素であることに留意が必要である。

二 個人の行動と健康状態の改善

国民の健康増進を推進するに当たっては、栄養・食生活、身体活動・運動、休養・睡眠、飲酒、喫煙及び歯・口腔の健康に関する生活習慣の改善（リスクファクターの低減）に加え、これらの生活習慣の定着等による生活習慣病（NCDs）の発症予防及び合併症の発症や症状の進展等の重症化予防に関し、引き続き取組を進める。

一方で、生活習慣病（NCDs）に罹患せずとも、日常生活に支障を来す状態となることもある。ロコモティブシンドローム（運動器症候群をいう。以下同じ。）、やせ、メンタル面の不調等は生活習慣病（NCDs）が原因となる場合もあるが、そうでない場合も含めてこれらを予防することが重要である。また、既にがん等の疾患を抱

えている人も含め、「誰一人取り残さない」健康づくりの観点から、生活習慣病（NCDs）の発症予防及び重症化予防だけではない健康づくりが重要である。これらを踏まえ、生活機能の維持・向上の観点も踏まえた取組を推進する。

三　社会環境の質の向上

健康日本21（第二次）の期間中の動向も踏まえ、関係省庁とも連携しつつ、取組を進める。

就労、ボランティア、通いの場等の居場所づくりや社会参加の取組に加え、各人がより緩やかな関係性も含んだつながりを持つことができる環境整備や、こころの健康を守るための環境整備を行うことで、社会とのつながり・こころの健康の維持及び向上を図る。

健康な食環境や身体活動・運動を促す環境をはじめとする自然に健康になれる環境づくりの取組を実施し、健康に関心の薄い者を含む幅広い対象に向けた健康づくりを推進する。

誰もがアクセスできる健康増進のための基盤の整備として、保健・医療・福祉等へのアクセスの確保に加え、PHR（パーソナル・ヘルス・レコード）をはじめとする自らの健康情報を入手できるインフラの整備、科学的根拠に基づく健康に関する情報を入手・活用できる基盤の構築や、周知啓発の取組を行うとともに、多様な主体が健康づくりに取り組むよう促す。

四　ライフコースアプローチを踏まえた健康づくり

社会がより多様化することや、人生100年時代が本格的に到来することを踏まえれば、一から三までに掲げる各要素を様々なライフステージ（乳幼児期、青壮年期、高齢期等の人の生涯における各段階をいう。以下同じ。）において享受できることがより重要であり、各ライフステージに特有の健康づくりについて、引き続き取組を進める。

加えて、現在の健康状態は、これまでの自らの生活習慣や社会環境等の影響を受ける可能性や、次世代の健康にも影響を及ぼす可能性があるものである。これらを踏まえ、ライフコースアプローチ（胎児期から高齢期に至るまでの人の生涯を経時的に捉えた健康づくりをいう。以下同じ。）について、健康づくりに関連する計画等とも連携しつつ、取組を進める。


**第二　国民の健康の増進の目標に関する事項**

一　目標の設定と評価

国は、全国的な目標を設定し、広く国民や関係者に対してその目標を周知するとともに、継続的に指標の推移等の調査及び分析を行い、その結果に関する情報を国民や関係者に還元することにより、関係者をはじめ広く国民一般の意識の向上を図り、及び自主的な取組を支援するものとする。

国が具体的な目標を設定するに当たっては、健康に関する科学的根拠に基づくこととし、実態の把握が継続的に可能なものとする。

また、具体的な目標は、計画期間における諸活動の達成状況の評価を目的として設定すべきであり、かつ、評価を行う時点で実際に到達したかどうか確認できるものが望ましいことから、具体的な目標については、計画開始後のおおむね9年間（令和14年度まで）を目途として設定することとする。

計画開始後6年（令和11年度）を目途に全ての目標について中間評価を行うとともに、計画開始後10年（令和15年度）を目途に最終評価を行うことにより、目標を達成するための諸活動の成果を適切に評価し、その後の健康増進の取組に反映する。中間評価及び最終評価の際に用いる比較値（以下「ベースライン値」という。）については、令和6年度までの最新値とする。

中間評価や最終評価等の事後的な実態把握のため、具体的な目標の設定に当たっては、公的統計等をデータソースとする。

二　目標設定の考え方

1　健康寿命の延伸と健康格差の縮小

健康寿命については、学術的に概念や算定方法が一定程度確立していること、令和22年までの健康寿命の延伸目標が定められていること、国民の認知度が高いこと等を踏まえ、健康日本21（第二次）から引き続き健康寿命の延伸を実現されるべき最終的な目標とする。また、社会環境の質の向上等を通じて、各生活習慣等についての格差を縮小することで、健康寿命の地域格差の縮小も目指す。具体的な目標は、別表第一のとおり設定する。

2　個人の行動と健康状態の改善
　㈠　生活習慣の改善
　　　栄養・食生活、身体活動・運動、休養・睡眠、飲酒、喫煙及び歯・口腔の健康に関する目標は、それぞれ
　　次の考え方に基づき、別表第二のとおり設定する。
　　　栄養・食生活は、生活習慣病（NCDs）の予防のほか、生活機能の維持・向上の観点からも重要である。
　　目標は、適正体重の維持に加え、適切な食事として、バランスの良い食事を摂っている者の増加、野菜摂取
　　量の増加、果物摂取量の改善及び食塩摂取量の減少について設定する。
　　　身体活動・運動は、生活習慣病（NCDs）の予防のほか、生活機能の維持・向上の観点からも重要である。
　　目標は、次世代を含む運動習慣の定着及び身体活動量の増加について設定する。
　　　休養・睡眠については、これらを日常生活に適切に取り入れることが、心身の健康の観点から重要である。
　　目標は、十分な睡眠による休養の確保、睡眠時間の確保及び労働時間の縮減について設定する。
　　　飲酒は、生活習慣病（NCDs）をはじめとする様々な健康障害のリスク要因となり得るのみならず、事故
　　等の社会的な問題の要因となり得る。目標は、生活習慣病（NCDs）のリスクを高める量を飲酒している者
　　の減少及び20歳未満の者の飲酒の防止について設定する。
　　　喫煙は、がん、循環器病、糖尿病、COPD（慢性閉塞性肺疾患をいう。以下同じ。）等の予防可能な危険
　　因子であり、喫煙による健康被害を回避することが重要である。目標は、20歳以上の者の喫煙の減少、20歳
　　未満の者の喫煙及び妊娠中の喫煙の防止について設定する。
　　　歯・口腔の健康については、これが社会生活の質の向上に寄与すること等の観点から、歯科疾患の予防や
　　口腔機能の獲得・維持・向上等の歯・口腔の健康づくりが重要である。目標は、歯周病予防、よく噛んで食
　　べることができる者の増加及び歯科検診の受診者の増加について設定する。
　㈡　生活習慣病（NCDs）の発症予防・重症化予防
　　　高齢化に伴い生活習慣病（NCDs）の有病者数の増加が見込まれており、その対策は国民の健康寿命の延
　　伸を図る上で引き続き重要な課題である。このため、生活習慣の改善等により多くが予防可能であるがん、
　　循環器病、糖尿病及びCOPDに関する目標を別表第二のとおり設定する。なお、国際的には、これら４つの
　　疾患は重要なNCDsとして捉えられ、予防及び管理のための包括的な対策を講ずることが重視されている。
　　　がんは、我が国の主要な死因であり、禁煙等の生活習慣の改善を通じた予防等に取り組むことで、罹患率・
　　死亡率の減少を目標とする。加えて、早期発見を促すために、がん検診の受診率の向上を目標とする。
　　　循環器病は、我が国の主要な死因であり、脳血管疾患及び心疾患の発症の危険因子となる高血圧の改善、
　　脂質高値の減少、これらの疾患による死亡率の減少等を目標とする。
　　　糖尿病は、患者数が多く、重大な合併症を引き起こすおそれがあり、発症予防や重症化予防が重要である。
　　このため、有病者の増加の抑制、血糖値の適正な管理、治療中断者の減少及び合併症の減少を目標とする。
　　　また、循環器病及び糖尿病の発症予防・重症化予防のため、メタボリックシンドローム、特定健康診査及
　　び特定保健指導に関する目標を設定する。
　　　COPDは、喫煙が最大の発症要因であるため、禁煙による予防が効果的であるとともに、早期発見が重要
　　である。予防・早期発見を通じ、死亡率の減少を目標とする。
　㈢　生活機能の維持・向上
　　　健康寿命の延伸を実現するには、生活習慣病（NCDs）の予防とともに、心身の健康を維持し、生活機能
　　を可能な限り向上させることが重要である。身体の健康に関連し、ロコモティブシンドロームの予防や骨粗
　　鬆症検診についての目標を、こころの健康に関連し、うつや不安の軽減に関する目標を設定する。
　　　これらの具体的な目標は、別表第二のとおり設定する。
3　社会環境の質の向上
　　　以下に示す各目標の達成を通じて、個人の行動と健康状態の改善を促し、健康寿命の延伸を図る。具体的な
　　目標は、別表第三のとおり設定する。
　㈠　社会とのつながり・こころの健康の維持及び向上
　　　社会とのつながりについては、ソーシャルキャピタルの醸成が健康に影響するとされている。このため、
　　地域の人々とのつながりや様々な社会参加を促すことを目標として設定する。
　　　また、関連する栄養・食生活分野の目標として、地域等で共食している者の増加を設定する。

加えて、こころの健康について、地域や職域等様々な場面で課題の解決につながる環境整備を行うことが重要である。このため、メンタルヘルス対策に取り組む事業場や心のサポーターに関する目標を設定する。

　㈢　自然に健康になれる環境づくり

　　自然に健康になれる環境づくりとして、栄養・食生活、身体活動・運動、喫煙をはじめとする分野で取組が進められており、これらの取組の推進に関する目標を設定する。具体的には、「健康的で持続可能な食環境づくりのための戦略的イニシアチブ」、「居心地が良く歩きたくなる」まちなかづくり等による身体活動・運動に取り組みやすい環境整備及び受動喫煙環境に関する目標について設定する。

　㈣　誰もがアクセスできる健康増進のための基盤の整備

　　誰もがアクセスできる健康増進のための基盤の整備には、地方公共団体だけでなく、企業、民間団体等様々な主体が自発的に健康づくりに取り組むことが重要である。このため、地方公共団体、企業、民間団体等が参画するプラットフォームや健康経営に関する目標を設定する。また、栄養・食生活分野での取組として、特定給食施設（特定かつ多数の者に対して継続的に食事を供給する施設をいう。以下同じ。）に関する目標を設定する。加えて、各事業場において必要な産業保健サービスを提供している事業場に関する目標を設定する。

４　ライフコースアプローチを踏まえた健康づくり

　　ライフステージに特有の健康づくりやライフコースアプローチの取組を進める必要がある。特にこども、高齢者及び女性に関する目標を設定する。

　　幼少期からの生活習慣や健康状態は、成長してからの健康状態にも大きく影響を与えるため、こどもの健康を支える取組を進める必要がある。こども自身に加え、妊婦の健康増進を図ることが重要である。こうした観点から、こどもの頃からの運動習慣の獲得、適正体重のこどもの増加並びに20歳未満の者の飲酒及び喫煙に関する目標を設定する。

　　高齢期に至るまで健康を保持するためには、高齢者の健康を支えるだけでなく、若年期からの取組が重要である。こうした観点から、適正体重の高齢者の増加、ロコモティブシンドロームの予防及び社会参加の促進に関する目標を設定する。

　　女性については、ライフステージごとに女性ホルモンが劇的に変化するという特性等を踏まえ、人生の各段階における健康課題の解決を図ることが重要である。このため、女性に多いやせ、骨粗鬆症等の健康課題、男性とは異なる傾向にある女性の飲酒及び妊婦に関する目標を設定する。

　　これらの具体的な目標は、別表第四のとおり設定する。


## 第三　都道府県健康増進計画及び市町村健康増進計画の策定に関する基本的な事項

一　健康増進計画の目標の設定と分析・評価等

　　都道府県健康増進計画及び市町村健康増進計画の策定に当たっては、地方公共団体は、人口動態、医療・介護をはじめとする各分野の統計やデータベース等の地域住民に関する各種指標を活用しつつ、地域の社会資源等の実情を踏まえ、独自に必要な課題を選択し、その到達すべき目標を設定し、定期的に分析・評価を行った上で、改定を実施することとする。

　　国は、地方公共団体における都道府県健康増進計画及び市町村健康増進計画の策定の支援を行う。

二　都道府県の役割と都道府県健康増進計画

　　都道府県は、庁内の関連する部局が連携して都道府県健康増進計画を策定することとし、当該計画において、国が設定した目標を勘案しつつ、具体的な目標を設定する。また、区域内の市町村ごとの健康状態や生活習慣の状況の差の把握を行い、地域間の健康格差の是正に向けた取組を位置付けるよう努めるものとする。

　　都道府県は、地域・職域連携推進協議会等も活用し、市町村や医療保険者、企業、教育機関、民間団体等の関係者の連携強化のための中心的役割を担い、データの活用や分析を積極的に行い、市町村における市町村健康増進計画の策定の支援を行う。

　　保健所は、地域保健の広域的、専門的かつ技術的な拠点として、健康づくりに関する情報を収集・分析し、地域の住民や関係者に提供するとともに、地域の実情に応じ、市町村における市町村健康増進計画の策定の支援を行う。

　　都道府県健康増進計画の策定に当たっては、都道府県が策定する医療法（昭和23年法律第205号）に規定する医療計画、高齢者の医療の確保に関する法律（昭和57年法律第80号）に規定する都道府県医療費適正化計画、介

護保険法（平成9年法律第123号）に規定する都道府県介護保険事業支援計画、がん対策基本法（平成18年法律第98号）に規定する都道府県がん対策推進計画、都道府県が定める歯科口腔保健の推進に関する法律（平成23年法律第95号）に規定する基本的事項、健康寿命の延伸等を図るための脳卒中、心臓病その他の循環器病に係る対策に関する基本法（平成30年法律第105号）に規定する都道府県循環器病対策推進計画に加え、データヘルス計画、成育過程にある者及びその保護者並びに妊産婦に対し必要な成育医療等を切れ目なく提供するための施策の総合的な推進に関する法律（平成30年法律第104号）に規定する成育医療等の提供に関する施策の総合的な推進に関する基本的な方針その他の都道府県健康増進計画と関連する計画等との調和に配慮する。

三　市町村の役割と市町村健康増進計画

市町村は、都道府県や保健所とも連携しつつ、また、庁内の関連する部局が連携して市町村健康増進計画の策定に努めるものとする。

市町村は、国や都道府県が設定した目標を勘案しつつ、具体的な目標を設定するよう努めるものとする。

市町村は、市町村健康増進計画を策定するに当たっては、医療保険者として策定する高齢者の医療の確保に関する法律に規定する特定健康診査等実施計画、市町村が策定する介護保険法に規定する市町村介護保険事業計画に加え、データヘルス計画その他の市町村健康増進計画と関連する計画との調和に配慮する。

また、市町村は、健康増進法（平成14年法律第103号）に基づき実施する健康増進事業について、市町村健康増進計画において位置付けることが望ましい。

## 第四　国民健康・栄養調査その他の健康の増進に関する調査及び研究に関する基本的な事項

一　調査及び研究の活用

国は、国民健康・栄養調査等の企画を行い、効率的に実施する。あわせて、個人の行動と健康状態の改善及び社会環境の質の向上に関する調査研究についても推進する。

国、地方公共団体、独立行政法人等においては、国民健康・栄養調査、都道府県等による健康・栄養調査、国民生活基礎調査、健康診査（いわゆる「健診」と「検診」の両方を含むものとする。）等に関する各種統計・データベース、その他の収集した情報等に基づき、現状分析を行うとともに、健康増進に関する施策の評価を行い、それらの結果等を踏まえ、必要に応じて施策の見直しを行う。

また、これらの調査等により得られた分析・評価の結果については、積極的な公表に努める。

さらに、国及び地方公共団体は、PHR（パーソナル・ヘルス・レコード）の利活用を更に進めるとともに、保健医療情報に関するビッグデータをはじめとする情報の収集・分析を行い、その結果等を踏まえ、国民や関係者が効果的な健康増進施策を実施することができる仕組みを構築するよう努める。

二　研究の推進

国、地方公共団体、独立行政法人等においては、社会実装も見据えつつ、国民の社会環境や生活習慣と生活習慣病（NCDs）との関連等に関する研究を推進し、研究結果に関して的確かつ十分な情報の提供を国民や関係者に対して行う。また、新たな研究成果については、効果的な健康増進の実践につながるよう支援を行っていくことが必要である。

## 第五　健康増進事業実施者間における連携及び協力に関する基本的な事項

健康増進事業をより効果的に進めるためには、健康増進事業実施者間で連携・協力を進めることが不可欠である。

例えば、健康増進事業のうちの健康診査の場合、健康診査に関するデータについて、健康増進事業実施者間で共有を図ることで、転居や転職、退職等があっても効果的な健康づくりを行うことが可能となる。また、受診率向上に向けて健康増進事業実施者間で連携し、複数の健康診査を同時に実施することも考えられる。

なお、健康診査の実施等に係る健康増進事業実施者間の連携については、これらのほか、健康増進法に基づく健康増進事業実施者に対する健康診査の実施等に関する指針の定めるところによる。

## 第六　食生活、運動、休養、飲酒、喫煙、歯の健康の保持その他の生活習慣に関する正しい知識の普及に関する事項

一　基本的な考え方

健康増進には、国民の意識と行動の変容が重要であることから、国民の主体的な取組を支援するため、国民に対する十分かつ的確な情報提供が必要である。このため、情報提供を行う際には、科学的知見に基づき、分かり

やすく、国民の健康増進の取組に結び付きやすい魅力的、効果的かつ効率的なものとなるよう工夫する。さらに、個人の生活習慣に関する情報に加え、社会環境の重要性についても認識を高めるよう工夫する。また、正しい知識の普及を通じて、健康増進に係るスティグマの解消に努める。

情報提供に当たっては、マスメディア、ホームページやSNS、学校教育、健康相談等多様な経路を活用するとともに、対象者の特性に応じた効果的な働きかけを、複数の方法を組み合わせて行うことが重要である。あわせて、国民に対して様々な媒体で流布されている情報には、誤った情報や著しく偏った不適切な情報が含まれ得ることについて注意喚起を行う。また、情報取得や意思疎通に配慮が必要な者を含めあらゆる国民が正しい情報にアクセスできるような環境整備に努める。

国は、地方公共団体、企業、民間団体等が参画するプラットフォームも活用し、正しい知識の普及に努める。地方公共団体は、地域の実情に応じた取組を行う。

二　健康増進普及月間等

9月を健康増進普及月間とし、国、地方公共団体、企業、民間団体等が行う様々なイベントや広報活動等の普及啓発活動等を通じ、国民の自覚を高めるほか、社会全体で健康づくりを支え合う環境を醸成するための健康増進の取組を一層促進することとする。

また、当該取組が一層効果的となるよう、併せて、食生活改善普及運動を9月に実施する。

加えて、女性の健康問題に対する意識を高めるため、3月1日から同月8日までを女性の健康週間とし、たばこ・受動喫煙対策を更に推進するため、5月31日から6月6日までを禁煙週間とする。

健康増進普及月間、食生活改善普及運動、女性の健康週間及び禁煙週間（以下「健康増進普及月間等」という。）の実施に当たっては、地域の実情に応じた課題を設定し、健康に関心の薄い者も含めてより多くの住民が参加できるように工夫するよう努めることが必要である。また、地域における活動のほか、国、地方公共団体、企業、民間団体等が相互に協力して、健康増進普及月間等の重点的かつ効果的な実施を図る。

## 第七　その他国民の健康の増進の推進に関する重要事項

一　多様な主体による連携及び協力

誰一人取り残さない健康づくりを効果的に展開するためには、行政だけでなく、地域の関係者や民間部門の協力が必要である。保健、医療、福祉の関係機関及び関係団体並びに大学等の研究機関、企業、教育機関、NPO、NGO、住民組織等の関係者が連携し、効果的な取組を行うことが望ましい。地方公共団体は、これらの関係者間の意思疎通を図りつつ、協力を促していくことが望ましい。

二　関係する行政分野との連携

健康増進の取組を推進するには、国と地方公共団体のいずれにおいても、様々な分野との連携が必要である。医療、食育、産業保健、母子保健、生活保護、生活困窮者自立支援、精神保健、介護保険、医療保険等の取組に加え、教育、スポーツ、農林水産、経済・産業、まちづくり、建築・住宅等の分野における取組と積極的に連携することが必要である。

三　具体的な方策の策定

国民の健康の増進に関する目標達成のために、国と地方公共団体のいずれにおいても、予算・人員の確保に努めることが必要である。国は、地方公共団体の取組に資するよう、具体的な方策（アクションプラン）等の策定に取り組む。

四　デジタル技術の活用

デジタル技術を積極的に活用することで、より効果的・効率的に健康増進の取組を進めることが望ましい。こうした中で、オンラインやアプリケーション、ウェアラブル端末等のICTを用いたサービスを活用した健康づくりを検討し、その際、民間事業者との連携も視野に入れて取組を推進する。あわせて、事務手続のデジタル化等も検討することが必要である。加えて、人工知能等、今後実用化が進むことが予想されるデジタル技術についても、科学的根拠を踏まえつつ、健康づくりにおける活用を検討する。

なお、デジタル格差により必要な健康増進の取組が受けられない等の格差につながらないよう留意する必要がある。

五　人材の育成

健康増進の取組には、医師、歯科医師、薬剤師、保健師、看護師、管理栄養士等の様々な専門職等が携わって

おり、国及び地方公共団体は、これらの人材の確保及び資質の向上に努めるものとする。また、これらの人材が自己研鑽（さん）に励むことができるような環境整備を行う。加えて、これらの人材の連携（多職種連携）が進むよう支援を行う。

六　その他考慮すべき事項

　　計画期間中には、様々な社会における変化が発生し得る。国、地方公共団体等は、地球温暖化をはじめとする気候変動、災害、新興・再興感染症の拡大、孤独・孤立の深刻化等による健康影響についても考慮しながら、健康増進に関する施策を進めることが必要である。

**別表第一**　健康寿命の延伸と健康格差の縮小に関する目標

| 目　　標 | 指　　標 | 目　標　値 |
|---|---|---|
| ①　健康寿命の延伸 | 日常生活に制限のない期間の平均 | 平均寿命の増加分を上回る健康寿命の増加<br>（令和14年度） |
| ②　健康格差の縮小 | 日常生活に制限のない期間の平均の下位4分の1の都道府県の平均 | 日常生活に制限のない期間の平均の上位4分の1の都道府県の平均の増加分を上回る下位4分の1の都道府県の平均の増加<br>（令和14年度） |

**別表第二**　個人の行動と健康状態の改善に関する目標

1　生活習慣の改善

（1）栄養・食生活

| 目　　標 | 指　　標 | 目　標　値 |
|---|---|---|
| ①　適正体重を維持している者の増加（肥満、若年女性のやせ、低栄養傾向の高齢者の減少） | BMI 18.5以上25未満（65歳以上はBMI 20を超え25未満）の者の割合（年齢調整値） | 66%<br>（令和14年度） |
| ②　児童・生徒における肥満傾向児の減少 | 児童・生徒における肥満傾向児の割合 | 令和5年度から開始する第2次成育医療等の提供に関する施策の総合的な推進に関する基本的な方針（以下「第2次成育医療等基本方針」という。）に合わせて設定 |
| ③　バランスの良い食事を摂っている者の増加 | 主食・主菜・副菜を組み合わせた食事が1日2回以上の日がほぼ毎日の者の割合 | 50%<br>（令和14年度） |
| ④　野菜摂取量の増加 | 野菜摂取量の平均値 | 350g<br>（令和14年度） |
| ⑤　果物摂取量の改善 | 果物摂取量の平均値 | 200g<br>（令和14年度） |
| ⑥　食塩摂取量の減少 | 食塩摂取量の平均値 | 7g<br>（令和14年度） |

(2) 身体活動・運動

| 目　標 | 指　標 | 目　標　値 |
|---|---|---|
| ① 日常生活における歩数の増加 | 1日の歩数の平均値（年齢調整値） | 7,100歩<br>（令和14年度） |
| ② 運動習慣者の増加 | 運動習慣者の割合（年齢調整値） | 40%<br>（令和14年度） |
| ③ 運動やスポーツを習慣的に行っていないこどもの減少 | 1週間の総運動時間（体育授業を除く。）が60分未満の児童の割合 | 第2次成育医療等基本方針に合わせて設定 |

(3) 休養・睡眠

| 目　標 | 指　標 | 目　標　値 |
|---|---|---|
| ① 睡眠で休養がとれている者の増加 | 睡眠で休養がとれている者の割合（年齢調整値） | 80%<br>（令和14年度） |
| ② 睡眠時間が十分に確保できている者の増加 | 睡眠時間が6～9時間（60歳以上については、6～8時間）の者の割合（年齢調整値） | 60%<br>（令和14年度） |
| ③ 週労働時間60時間以上の雇用者の減少 | 週労働時間40時間以上の雇用者のうち、週労働時間60時間以上の雇用者の割合 | 5%<br>（令和7年） |

(4) 飲酒

| 目　標 | 指　標 | 目　標　値 |
|---|---|---|
| ① 生活習慣病（NCDs）のリスクを高める量を飲酒している者の減少 | 1日当たりの純アルコール摂取量が男性40g以上、女性20g以上の者の割合 | 10%<br>（令和14年度） |
| ② 20歳未満の者の飲酒をなくす | 中学生・高校生の飲酒者の割合 | 0%<br>（令和14年度） |

(5) 喫煙

| 目　標 | 指　標 | 目　標　値 |
|---|---|---|
| ① 喫煙率の減少（喫煙をやめたい者がやめる） | 20歳以上の者の喫煙率 | 12%<br>（令和14年度） |
| ② 20歳未満の者の喫煙をなくす | 中学生・高校生の喫煙者の割合 | 0%<br>（令和14年度） |
| ③ 妊娠中の喫煙をなくす | 妊婦の喫煙率 | 第2次成育医療等基本方針に合わせて設定 |

(6) 歯・口腔の健康

| 目　標 | 指　標 | 目　標　値 |
|---|---|---|
| ① 歯周病を有する者の減少 | 40歳以上における歯周炎を有する者の割合（年齢調整値） | 40%<br>（令和14年度） |
| ② よく噛んで食べることができる者の増加 | 50歳以上における咀嚼良好者の割合（年齢調整値） | 80%<br>（令和14年度） |
| ③ 歯科検診の受診者の増加 | 過去1年間に歯科検診を受診した者の割合 | 95%<br>（令和14年度） |

2　生活習慣病（NCDs）の発症予防・重症化予防

(1)　がん

| 目　標 | 指　標 | 目　標　値 |
|---|---|---|
| ① がんの年齢調整罹患率の減少 | がんの年齢調整罹患率（人口10万人当たり） | 減少<br>（令和10年度） |
| ② がんの年齢調整死亡率の減少 | がんの年齢調整死亡率（人口10万人当たり） | 減少<br>（令和10年度） |
| ③ がん検診の受診率の向上 | がん検診の受診率 | 60%<br>（令和10年度） |

(2)　循環器病

| 目　標 | 指　標 | 目　標　値 |
|---|---|---|
| ① 脳血管疾患・心疾患の年齢調整死亡率の減少 | 脳血管疾患・心疾患の年齢調整死亡率（人口10万人当たり） | 減少<br>（令和10年度） |
| ② 高血圧の改善 | 収縮期血圧の平均値（40歳以上、内服加療中の者を含む。）（年齢調整値） | ベースライン値から5mmHgの低下<br>（令和14年度） |
| ③ 脂質（LDLコレステロール）高値の者の減少 | LDLコレステロール160mg／dl以上の者の割合（40歳以上、内服加療中の者を含む。）（年齢調整値） | ベースライン値から25%の減少<br>（令和14年度） |
| ④ メタボリックシンドロームの該当者及び予備群の減少 | メタボリックシンドロームの該当者及び予備群の人数（年齢調整値） | 令和6年度から開始する第4期医療費適正化計画（以下「第4期医療費適正化計画」という。）に合わせて設定 |
| ⑤ 特定健康診査の実施率の向上 | 特定健康診査の実施率 | 第4期医療費適正化計画に合わせて設定 |
| ⑥ 特定保健指導の実施率の向上 | 特定保健指導の実施率 | 第4期医療費適正化計画に合わせて設定 |

(3) 糖尿病

| 目　　標 | 指　　標 | 目　標　値 |
|---|---|---|
| ① 糖尿病の合併症（糖尿病腎症）の減少 | 糖尿病腎症の年間新規透析導入患者数 | 12,000人<br>（令和14年度） |
| ② 治療継続者の増加 | 治療継続者の割合 | 75%<br>（令和14年度） |
| ③ 血糖コントロール不良者の減少 | HbA1c8.0%以上の者の割合 | 1.0%<br>（令和14年度） |
| ④ 糖尿病有病者の増加の抑制 | 糖尿病有病者数（糖尿病が強く疑われる者）の推計値 | 1,350万人<br>（令和14年度） |
| ⑤ メタボリックシンドロームの該当者及び予備群の減少（再掲） | メタボリックシンドロームの該当者及び予備群の人数（年齢調整値） | 第4期医療費適正化計画に合わせて設定 |
| ⑥ 特定健康診査の実施率の向上（再掲） | 特定健康診査の実施率 | 第4期医療費適正化計画に合わせて設定 |
| ⑦ 特定保健指導の実施率の向上（再掲） | 特定保健指導の実施率 | 第4期医療費適正化計画に合わせて設定 |

(4) COPD

| 目　　標 | 指　　標 | 目　標　値 |
|---|---|---|
| COPDの死亡率の減少 | COPDの死亡率（人口10万人当たり） | 10.0<br>（令和14年度） |

3 生活機能の維持・向上

| 目　　標 | 指　　標 | 目　標　値 |
|---|---|---|
| ① ロコモティブシンドロームの減少 | 足腰に痛みのある高齢者の人数（人口千人当たり）（65歳以上） | 210人<br>（令和14年度） |
| ② 骨粗鬆症検診受診率の向上 | 骨粗鬆症検診受診率 | 15%<br>（令和14年度） |
| ③ 心理的苦痛を感じている者の減少 | K6（こころの状態を評価する指標）の合計得点が10点以上の者の割合 | 9.4%<br>（令和14年度） |

**別表第三** 社会環境の質の向上に関する目標

1 社会とのつながり・こころの健康の維持及び向上

| 目　　標 | 指　　標 | 目　標　値 |
|---|---|---|
| ①　地域の人々とのつながりが強いと思う者の増加 | 地域の人々とのつながりが強いと思う者の割合 | 45%<br>（令和14年度） |
| ②　社会活動を行っている者の増加 | いずれかの社会活動（就労・就学を含む。）を行っている者の割合 | ベースライン値から５％の増加<br>（令和14年度） |
| ③　地域等で共食している者の増加 | 地域等で共食している者の割合 | 30%<br>（令和14年度） |
| ④　メンタルヘルス対策に取り組む事業場の増加 | メンタルヘルス対策に取り組む事業場の割合 | 80%<br>（令和９年度） |
| ⑤　心のサポーター数の増加 | 心のサポーター数 | 100万人<br>（令和15年度） |

2 自然に健康になれる環境づくり

| 目　　標 | 指　　標 | 目　標　値 |
|---|---|---|
| ①　「健康的で持続可能な食環境づくりのための戦略的イニシアチブ」の推進 | 「健康的で持続可能な食環境づくりのための戦略的イニシアチブ」に登録されている都道府県数 | 47都道府県<br>（令和14年度） |
| ②　「居心地が良く歩きたくなる」まちなかづくりに取り組む市町村数の増加 | 滞在快適性等向上区域（まちなかウォーカブル区域）を設定している市町村数 | 100市町村<br>（令和７年度） |
| ③　望まない受動喫煙の機会を有する者の減少 | 望まない受動喫煙（家庭・職場・飲食店）の機会を有する者の割合 | 望まない受動喫煙のない社会の実現<br>（令和14年度） |

3 誰もがアクセスできる健康増進のための基盤の整備

| 目　　標 | 指　　標 | 目　標　値 |
|---|---|---|
| ①　スマート・ライフ・プロジェクト活動企業・団体の増加 | スマート・ライフ・プロジェクトへ参画し活動している企業・団体数 | 1,500団体<br>（令和14年度） |
| ②　健康経営の推進 | 保険者とともに健康経営に取り組む企業数 | 10万社<br>（令和７年度） |
| ③　利用者に応じた食事提供をしている特定給食施設の増加 | 管理栄養士・栄養士を配置している施設（病院、介護老人保健施設、介護医療院を除く。）の割合 | 75%<br>（令和14年度） |
| ④　必要な産業保健サービスを提供している事業場の増加 | 各事業場において必要な産業保健サービスを提供している事業場の割合 | 80%<br>（令和９年度） |

**別表第四** ライフコースアプローチを踏まえた健康づくりに関する目標

(1) こども

| 目　標 | 指　標 | 目　標　値 |
|---|---|---|
| ①　運動やスポーツを習慣的に行っていないこどもの減少（再掲） | 1週間の総運動時間（体育授業を除く。）が60分未満の児童の割合 | 第2次成育医療等基本方針に合わせて設定 |
| ②　児童・生徒における肥満傾向児の減少（再掲） | 児童・生徒における肥満傾向児の割合 | 第2次成育医療等基本方針に合わせて設定 |
| ③　20歳未満の者の飲酒をなくす（再掲） | 中学生・高校生の飲酒者の割合 | 0％<br>（令和14年度） |
| ④　20歳未満の者の喫煙をなくす（再掲） | 中学生・高校生の喫煙者の割合 | 0％<br>（令和14年度） |

(2) 高齢者

| 目　標 | 指　標 | 目　標　値 |
|---|---|---|
| ①　低栄養傾向の高齢者の減少（適正体重を維持している者の増加の一部を再掲） | BMI 20以下の高齢者（65歳以上）の割合 | 13％<br>（令和14年度） |
| ②　ロコモティブシンドロームの減少（再掲） | 足腰に痛みのある高齢者の人数（人口千人当たり）（65歳以上） | 210人<br>（令和14年度） |
| ③　社会活動を行っている高齢者の増加（社会活動を行っている者の増加の一部を再掲） | いずれかの社会活動（就労・就学を含む。）を行っている高齢者（65歳以上）の割合 | ベースライン値から10％の増加<br>（令和14年度） |

(3) 女性

| 目　標 | 指　標 | 目　標　値 |
|---|---|---|
| ①　若年女性のやせの減少（適正体重を維持している者の増加の一部を再掲） | BMI 18.5未満の20歳～30歳代女性の割合 | 15％<br>（令和14年度） |
| ②　骨粗鬆症検診受診率の向上（再掲） | 骨粗鬆症検診受診率 | 15％<br>（令和14年度） |
| ③　生活習慣病（NCDs）のリスクを高める量を飲酒している女性の減少（生活習慣病（NCDs）のリスクを高める量を飲酒している者の減少の一部を再掲） | 1日当たりの純アルコール摂取量が20g以上の女性の割合 | 6.4％<br>（令和14年度） |
| ④　妊娠中の喫煙をなくす（再掲） | 妊婦の喫煙率 | 第2次成育医療等基本方針に合わせて設定 |

# ２．生活習慣に着目した疾病対策の基本的方向性について（意見具申）

平成 8 年12月18日

公衆衛生審議会

## １．はじめに

　成人病対策は、昭和30年代以降、脳卒中、がん、心臓病のいわゆる３大成人病を中心として、各種の施策が講じられてきた。

　その後、国民の生活環境、生活習慣の変化や成人病対策の成果として、脳卒中、胃がん、子宮がんなどの死亡率が減少する一方、糖尿病のように、直接死因としての死亡率は必ずしも高くなくとも、他の疾患を惹起したり、合併症により著しく生活の質（以下、「QOL」という。）の低下を招く疾患の増加がみられる。

　これまでの成人病対策は、診断技術や治療技術の発展を背景として、疾病やその危険因子の早期発見を目的とする検診などを中心とした公的保健サービスの実施及び成人病患者の救命や延命を主眼とした医療技術の開発・普及が図られ、大きな役割を果たしてきた。

　成人病には疾病の発症や進行に個人の生活習慣が深く関与していることが明らかになってきているが、生活習慣の改善や患者のQOLに着目した疾病予防への取り組みは必ずしも十分であったとはいえないとの意見がある。

　今後は、疾病別に明らかになった生活習慣との関連を集約し、国民に対して、生活習慣改善のための実行可能な手法を提示し、その定着を促すとともに、患者のQOLの向上に重点を置いた対策をより一層推進する必要がある。

　このため、当審議会において、「加齢」という要素に着目して用いられてきた「成人病」を生活習慣という要素に着目してとらえ直して、今後の疾病対策の基本的方向性について検討を行った。

## ２．成人病及び対策の現状

(1)　成人病の現状

　ア．主要疾患の死亡者数（平成７年厚生省「人口動態統計」から）

　　　主要疾患別にみた死亡者数は、がんが第１位で26万３千人となっており、以下、脳卒中15万人（第２位）、心臓病14万人（第３位）、腎炎等１万６千人（第９位）、糖尿病１万４千人（第10位）となっており、これらの総死亡に占める割合は、約63％である。

　　　がんによる死亡を部位別にみると、胃及び子宮が減少傾向である一方、肺、大腸、乳房が年々増加している。

　　　循環器病による死亡については、脳出血の著しい減少がみられる一方、脳梗塞はここ数年横ばいであり、虚血性心疾患については若干の増加傾向がみられる。

　イ．主要疾患の患者数（平成５年厚生省「患者調査」から）

　　　主要疾患別にみた総患者数は、高血圧性疾患640万人、心臓病161万人、糖尿病157万人、脳卒中142万人、気管支喘息107万人、がん91万人などとなっている。ただし、患者調査では、医療機関で受療していない患者の把握ができないことに留意する必要がある。

　　　未受療の患者も含めると、高血圧（従来の境界域を含む）は約3,400万人（堀部博、1996）、糖尿病は約500万人（赤澤好温、1991）、気管支喘息は約500万人（牧野荘平、1996）とも推定されている。

　ウ．主要疾患の一般診療医療費（平成６年度厚生省「国民医療費」から）

　　　主要疾患別の一般診療医療費についてみると、脳卒中が約１兆９千億円で第１位となっており、以下、がんが１兆7,600億円（第２位）、高血圧症１兆6,200億円（第４位）、糖尿病8,700億円（第７位）、腎炎、ネフローゼ及び腎不全8,500億円（第８位）、虚血性心疾患6,600億円（第10位）などとなっており、これらを合計すると約７兆７千億円で国民医療費に占める割合は約35％にのぼっている。

(2)　成人病対策の現状

　ア．一次予防対策

　　　国においては、昭和63年からアクティブ80ヘルスプランを策定し、栄養、運動及び休養に関する指針を順次策定し、その普及を図ってきた。

　　　また、老人保健事業では、健康教育、健康相談を実施するとともに、基本健康診査で要指導とされた者を対象に生活習慣改善指導を行うなど、成人病の発症予防に努めている。

イ．二次予防対策

　成人病の早期発見を目的とした二次予防対策については、各省庁が対象者別にそれぞれ事業を実施している。

　厚生省においては、老人保健事業として、市町村が実施主体となり、40歳以上（但し、乳がん及び子宮がん検診については30歳以上）の者で他の検診事業の対象とならないものを対象に、基本健康診査及び各種のがん検診が実施されており、その他18歳から39歳までの女性を対象に、婦人健康診査等の事業が実施されている。

　社会保険庁においては、政府管掌健康保険の加入者等を対象に、検診事業が実施されている。

　また、労働省においては、労働者の健康管理を目的として、労働安全衛生法に基づく検診事業等が実施されている。

ウ．三次予防対策

　老人保健事業として、市町村が機能訓練、訪問指導などを実施する他、老人保健施設等においてデイ・ケアを実施するなど、リハビリテーションの推進を中心に三次予防を推進している。

エ．成人病等の調査

　成人病患者の実態を把握するため、人口動態統計、患者調査、国民栄養調査などの調査の他に特定の疾病に着目した調査が実施されてきた。

　がんに対しては、昭和33年に実施された「第1次悪性新生物実態調査」をはじめ、これまで5回の実態調査が行われてきている。また、循環器病に対しては、昭和36年に実施された「第1回成人病基礎調査」をはじめ、これまで4回の実態調査が行われている。

　これらの調査により、がんや循環器病の実態が把握され、各時代での有効な成人病対策を推進するための資料として大いに役立ってきた。


## 3．疾病の要因とわが国の生活習慣の現状及び課題

(1)　疾病の要因と生活習慣

　ア．疾病の要因と対策のあり方

　図（P2参照）に示すように、遺伝子の異常や加齢を含めた「遺伝要因」、病原体、有害物質、事故、ストレッサー等の「外部環境要因」、食習慣、運動習慣をはじめとする「生活習慣要因」等さまざまな要因が複雑に関連して疾病の発症及び予後に影響している。

　発症要因別の対策としては、「遺伝要因」に対しては、ヒトゲノムや加齢の機序の解明を踏まえた手法が必要であるし、「外部環境要因」に対しては、有害物質の規制や感染症対策などの手法が、「生活習慣要因」に対しては食習慣の改善や適度な運動、飲酒・喫煙対策などの手法が必要となってくる。

　また、対策を講ずる主体を考えた場合、「遺伝要因」や「外部環境要因」に対しては個人で対応することが困難である一方、「生活習慣要因」は個人での対応が可能である。

　イ．健康と生活習慣

　健康と生活習慣との関係については、ブレスローの7つの健康習慣が代表的なものとしてあげられる（Belloc N. B. and Breslow J., 1972）。ブレスローは、健康習慣から以下の7つを選び、実施している健康習慣の数の多い者ほど疾患の罹患が少なく、また寿命も長かったことを明らかにした。

　　1）適正な睡眠時間
　　2）喫煙をしない
　　3）適正体重を維持する
　　4）過度の飲酒をしない
　　5）定期的にかなり激しいスポーツをする
　　6）朝食を毎日食べる
　　7）間食をしない

　このことは、疾病予防を図っていく上で、休養、食生活、運動、喫煙、飲酒などの生活習慣に対する手法が重要であることを示唆している。

　したがって、成人病対策を検討するにあたっては、わが国における生活習慣の現状とその問題点を踏まえた検討が重要である。

(2)　国民の生活習慣の現状（平成6年「国民栄養調査」から）及び課題

ア．栄養摂取等について

　平成6年における国民1人1日当たりの栄養摂取量は、前年と比べてほぼ横ばいであるが、エネルギー、炭水化物が減少の傾向に対して、動物性たんぱく質、動物性脂質は依然わずかながら増加傾向にある。

　国民1人当たりの栄養摂取量を、平均栄養所要量に対する充足率でみると、エネルギーはほぼ適正摂取となっており、カルシウムを除く栄養素については所要量を上回っている。

　エネルギー摂取量は、平均的にほぼ適正量となっているが、摂取エネルギーに占める栄養素別構成比をみると、糖質エネルギー比率が減少傾向にあるのに対し、脂質エネルギー比率は、昭和63年に適正比率の上限とされる25％を超え、その後も漸増傾向を示している。

イ．食塩摂取について

　全国平均の1人1日当たりの食塩摂取量は、昭和62年まで減少傾向にあったが、昭和63年以降、逆にやや増加し、ここ数年13g弱と横ばいが続いている。食塩の目標摂取量である1日10g以下から比べると隔たりが大きい。

ウ．運動習慣について

　運動習慣のある人（運動を週2回以上、1回30分以上、1年以上継続している人）の割合は、各年代において増加傾向を示しているものの、全体での運動習慣のある者は30％以下である。

エ．飲酒習慣について

　平成6年国民栄養調査によれば、飲酒習慣のある人（週3回以上、1回に日本酒1合以上またはビール大ビン1本以上飲んでいる人）の割合は、男性43.6％、女性6.0％である。

　一方、平成6年度の成人1人当たり酒類販売（消費）量は101.6リットルと10年前の約1.2倍に増加している。

　また、内閣広報室の世論調査によれば、女性の飲酒者の割合は、昭和43年の19.2％から昭和62年の43.2％と2倍以上に増加している。

　さらに、未成年者の飲酒について、日本アルコール医学会の調査によれば、高校生の29.4％は月に1回以上飲酒する習慣があるという調査結果があり、後述する喫煙と合わせて、未成年者の飲酒、喫煙習慣は社会問題としてとらえる必要がある。

オ．喫煙習慣について

　喫煙習慣のある人の割合は、男性43.8％、女性9.1％であり、男性では年々低下しているが、女性では横ばいである。年齢階級別にみると他の全年齢階級で喫煙率が低下傾向あるいは横ばいであるのに対し、20歳代女性の喫煙率は増加している。また、平成7年総務庁の調査では、男子中学生の2.6％、女子中学生の1.0％、男子高校生の19.4％、女子高校生の6.5％の者が毎日喫煙しているという結果が得られている。

## 4．「生活習慣病」という概念の導入について

⑴　生活習慣に着目した疾病概念の導入の必要性

　「成人病」という概念は、医学用語ではなく、昭和30年代に、「主として、脳卒中、がん、心臓病などの40歳前後から死亡率が高くなり、しかも全死因の中でも上位を占め、40～60歳くらいの働き盛りに多い疾病」として行政的に提唱されたが、その後、加齢にともなって罹患率が高くなる疾患群という意味として国民の間に定着している。

　「成人病」という概念は、加齢という現象はやむを得ないものであり、一定の年齢になった段階で早期発見・早期治療を行うことが効果的であるという認識を醸成してきており、国民の検診に対する受診行動を推進する上で大きな役割を果たしてきたことは、評価されるべきである。

　一方、前述したように、成人病の発症には生活習慣が深く関与していることが明らかになっており、これを改善することにより疾病の発症・進行が予防できるという認識を国民に醸成し、行動に結びつけていくためには、新たに、生活習慣に着目した疾病概念を導入し、特に一次予防対策を強力に推進していくことが肝要である。

　また、生活習慣は、小児期にその基本が身につけられるといわれており、このような疾病概念の導入により、家庭教育や学校保健教育などを通じて、小児期からの生涯を通じた健康教育が推進されることが期待できる。

　さらに、疾病の罹患によるQOLの低下が予防されるとともに、ひいては、年々増大する国民医療費の効果的な使用にも資するものと考えられる。

　但し、疾病の発症には、「生活習慣要因」のみならず「遺伝要因」、「外部環境要因」など個人の責任に帰することのできない複数の要因が関与していることから、「病気になったのは個人の責任」といった疾患や患者に対する差別や偏見が生まれるおそれがあるという点に配慮する必要がある。

(2) 生活習慣に着目した用語の例

　近年、わが国において生活習慣に着目した疾病の呼称としては、「習慣病（日野原重明、1978）」、「生活習慣病（川久保清、1991）」などの用語が認められる。

　一方、諸外国においては、いわゆる「成人病」や生活習慣が関与する疾患群についていくつかの呼称が認められる。

　米国においては「chronic disease（慢性疾患）」が、英国においては「life-style related disease（生活様式関連病）」や「chronic degenerative disease（慢性退行性疾患）」が、フランスにおいては「maladie de comportement（生活習慣病）」が用いられている。

　また、ドイツにおいては、心臓病、循環器病、腎臓病、糖尿病等の「Zivilisationskrankheit（文明病）」という記載がある他、スウェーデンにおいては、生活が裕福になるほどかかりやすい病気という意味で「välfärdess-jukdomar（裕福病）」という用語がみられる。

(3) 「生活習慣病」の定義、範囲及び「成人病」との関係

　以上のことから、今後、生活習慣に着目した疾病概念の導入にあたっては、「生活習慣病（life-style related diseases）」という呼称を用い、「食習慣、運動習慣、休養、喫煙、飲酒等の生活習慣が、その発症・進行に関与する疾患群」と定義することが適切であると考えられる。

　「生活習慣病」の範囲については、以下に例示するような生活習慣と疾病との関連が明らかになっているものが含まれる。

　　　食 習 慣：インスリン非依存糖尿病、肥満、高脂血症（家族性のものを除く）、高尿酸血症、循環器病（先天性のものを除く）、大腸がん（家族性のものを除く）、歯周病　等
　　　運動習慣：インスリン非依存糖尿病、肥満、高脂血症（家族性のものを除く）、高血圧症　等
　　　喫　　　煙：肺扁平上皮がん、循環器病（先天性のものを除く）、慢性気管支炎、肺気腫、歯周病　等
　　　飲　　　酒：アルコール性肝疾患　等

「成人病」との関係については、「成人病」は加齢に着目した疾患群であり、生活習慣に着目した「生活習慣病」とは概念的には異なるものである。

　一方、それぞれの疾病概念に含まれる疾患については、いずれも年齢あるいは生活習慣の積み重ねにより発症・進行する慢性疾患であり、また、その発症には複数の要因が大なり小なり関与するものと考えられるので、「成人病」に含まれる疾患と「生活習慣病」に含まれる疾患は重複するものが多い。


## ５．今後の疾病対策に係る検討課題について

　生活習慣に重点を置いて今後の疾病対策を考えていくに当たっては、国民に正しい情報を提示し、社会的支援策を用意した上で、その取り組みについては個々の状況に応じて国民が選択するという基本的な姿勢が重要である。

(1) 一次予防の推進

　喫煙と肺がんの関連や、肥満と糖尿病の関連など、個々の疾患と生活習慣との関係についての知識はかなり普及してきているが、高齢者になるほど多疾患を有することが多いことから、今後「生活習慣病」という観点から疾病を横断的に整理し直し、疾病予防のための包括的な指針をとりまとめる必要がある。

　また、高血圧症、耐糖能異常、高脂血症等、成人病の危険因子を有する者に対しては、それぞれの病態に応じた日常生活指針を別途策定することも必要である。

　一方、知識の普及だけでは必ずしも生活習慣の改善に結びつくとは限らないので、教育法の改善のみでなく、社会的な分煙対策、適正飲酒の推進、食品の栄養成分表示、健康増進施設や健康保養地の整備など、個人での対応だけではなく、むしろ社会全体として、「生活習慣病」を予防するための環境を整備することについても検討する必要がある。

(2) 効果的な二次予防対策の実施

　二次予防については、前述したように、市町村、保険者、事業主等が関係各法などの規定に基づいて各種の検診事業を実施しており、検診項目などの内容は年々充実されてきている。

　今後は、検診の意義、費用対効果、個人の選択性などの観点から、より充実した検診サービスの提供体制や検診結果に基づく生活習慣改善指導の充実についても検討する必要がある。

(3) 患者のQOLの向上を目指した医療技術の開発

超音波診断装置、CT、MRIをはじめとする診断技術の発展は、多くの疾患のより正確・迅速な診断に貢献してきており、麻酔法、各種治療薬などの開発をはじめとする治療技術の発展とあいまって、これまで、患者の予後の改善や患者の救命、延命に大きな恩恵をもたらしてきた。

　しかし、治療法の改善により循環器病、糖尿病等の罹病期間は長期化しており、疾病の重症化や合併症の防止などの三次予防対策は重要な課題となっている。

　また、終末期医療をめぐる問題にみられるように、国民の生命に対する価値観や医療に対する要求は多様化している。

　今後は、疾病の重症化や合併症の防止対策を推進するとともに、終末期医療などの充実を図るためにも、患者のQOLの向上を目指した医療技術の開発・普及について検討する必要がある。

⑷　研究の推進

　前述した、一次予防、二次予防や診断・治療技術対策を推進するため、現在実施されている健康増進研究やがん、循環器病、糖尿病、腎不全などに対する研究などにおいて、今後、集団を対象とした生活習慣改善に係る介入研究、ハイリスク者に対する生活改善に関する指導の手法に関する研究、ハイリスク者に対する予防投薬の効果に関する研究、検診の評価に関する研究、低侵襲性診断・治療など患者のQOLを考慮した医療技術の開発研究などについて検討する必要がある。

　また、生活習慣は文化によっても異なっており、国際研究協力の推進によって新たな示唆が生まれる可能性があることにも留意する必要がある。

⑸　拠点機能等の整備・充実及び情報化への対応

　生活習慣病対策を進めるためには、研究機能、高度医療の提供、情報収集及び提供等の機能の整備・充実が必要であるが、厚生省の機関として、国立がんセンター、国立循環器病センター、国立健康栄養研究所等は、これまで成人病対策に大きく貢献してきていることから、今後も必要に応じて、厚生省を含め公的な機関を中心とした拠点機能の整備・充実を図るとともに、民間施設の活用についても合わせて検討する必要がある。

　さらに、拠点施設を中心とした医療施設間の情報交換による診療機能の水準の向上を図り、国際交流を進めるためにも、医療情報システムの整備について検討する必要がある。

⑹　地域における支援体制及び拠点機能の整備

　一般住民や特に疾病に罹患した者が自分の健康問題を認識し、健康回復への意欲を持ち続け、生活習慣を変えていく行動を支援する体制の充実や、国民が「生活習慣病」に対する偏見を持たず、患者を支援するような理解を広げるような取り組みが重要である。

　このため、今後市町村における健康づくりの拠点である市町村保健センターの整備や広域的・専門的・技術的拠点としての保健所の機能の充実をはじめ、都道府県における健康科学センター等の整備など、地域社会における支援体制や拠点機能の整備につき検討するとともに、家庭教育及び学校保健教育との連携についても検討する必要がある。

⑺　健康増進及び保健医療従事者の資質の向上

　これまで、治療は薬物療法や手術療法などが中心であったが、「生活習慣病」に対しては食事療法や運動療法が効果的である場合が少なくない。一方、健康増進活動はややもすると健康人のみを対象としたものになりがちであった。

　このため、健康増進活動従事者は、疾患に着目した食事療法・運動療法の向上に対しても健康増進のノウハウを生かしていくことが必要である一方、保健医療従事者は、健康増進という概念を重視した活動に積極的に関与していくことも必要であり、そのための教育・研修体系などについても検討する必要がある。


# ６．おわりに

　本審議会において、生活習慣に着目した疾病対策の基本的方向性について審議を行い、「生活習慣病」という概念の導入が適当であること及び今後の疾病対策における検討課題を示したところである。

　今回とりまとめた意見により、国民の間に「生活習慣病」という呼称が定着し、生涯を通じた生活習慣改善のための努力がなされることを期待する一方、このような個人の努力を社会全体で支援する体制を整備するとともに、個人の責任を強調するあまり疾患や患者への偏見が生じないような取り組みも合わせて期待するものである。

　今後は、疾病対策の諸課題について、さらに具体的に検討することとしているが、今回の意見によって国民の健康

増進への関心が高まり、実効性の高い疾病予防対策の構築の基礎となることを期待するものである。

[参考文献]

赤澤　好温. 糖尿病の疫学に関する研究，平成３年度厚生省糖尿病調査研究事業報告書，厚生省，p13，東京，1991.

Belloc N. B. and Breslow J. Relationship of physical health status and health practices. Internal Prev. Med 1:p409-421,1972.

日野原重明. 成人病に代わる「習慣病」という言葉の提唱と対策，教育医療，Vol5，No3，p1-3，（財）ライフプランニングセンター，東京，1978.

堀部　博. 本邦における高血圧の現状（頻度，予後），循環器疾患基礎調査成績に基づく医療のガイドライン作成事業報告書，（社）日本循環器管理研究協議会，p60，東京，1996.

川久保　清. 生活習慣病といわれる成人病，厚生，45巻１号，p17-20，1990.

牧野　荘平. 気管支喘息に関する研究，平成７年度厚生省長期慢性疾患総合研究事業研究抄録集，p29，東京，1996.

# 3. 健康増進法（抄）

平成14年8月2日

法　律　第　103　号

最終改正　令和4年6月22日

　　　健康増進法

目次

## 第1章　総則

（目的）

第1条　この法律は、我が国における急速な高齢化の進展及び疾病構造の変化に伴い、国民の健康の増進の重要性が著しく増大していることにかんがみ、国民の健康の増進の総合的な推進に関し基本的な事項を定めるとともに、国民の栄養の改善その他の国民の健康の増進を図るための措置を講じ、もって国民保健の向上を図ることを目的とする。

（国民の責務）

第2条　国民は、健康な生活習慣の重要性に対する関心と理解を深め、生涯にわたって、自らの健康状態を自覚するとともに、健康の増進に努めなければならない。

（国及び地方公共団体の責務）

第3条　国及び地方公共団体は、教育活動及び広報活動を通じた健康の増進に関する正しい知識の普及、健康の増進に関する情報の収集、整理、分析及び提供並びに研究の推進並びに健康の増進に係る人材の養成及び資質の向上を図るとともに、健康増進事業実施者その他の関係者に対し、必要な技術的援助を与えることに努めなければならない。

（健康増進事業実施者の責務）

第4条　健康増進事業実施者は、健康教育、健康相談その他国民の健康の増進のために必要な事業（以下「健康増進事業」という。）を積極的に推進するよう努めなければならない。

（関係者の協力）

第5条　国、都道府県、市町村（特別区を含む。以下同じ。）、健康増進事業実施者、医療機関その他の関係者は、国民の健康の増進の総合的な推進を図るため、相互に連携を図りながら協力するよう努めなければならない。

（定義）

第6条　この法律において「健康増進事業実施者」とは、次に掲げる者をいう。

　一　健康保険法（大正11年法律第70号）の規定により健康増進事業を行う全国健康保険協会、健康保険組合又は健康保険組合連合会

　二　船員保険法（昭和14年法律第73号）の規定により健康増進事業を行う全国健康保険協会

　三　国民健康保険法（昭和33年法律第192号）の規定により健康増進事業を行う市町村、国民健康保険組合又は国

民健康保険団体連合会

　四　国家公務員共済組合法（昭和33年法律第128号）の規定により健康増進事業を行う国家公務員共済組合又は国家公務員共済組合連合会

　五　地方公務員等共済組合法（昭和37年法律第152号）の規定により健康増進事業を行う地方公務員共済組合又は全国市町村職員共済組合連合会

　六　私立学校教職員共済法（昭和28年法律第245号）の規定により健康増進事業を行う日本私立学校振興・共済事業団

　七　学校保健安全法（昭和33年法律第56号）の規定により健康増進事業を行う者

　八　母子保健法（昭和40年法律第141号）の規定により健康増進事業を行う市町村

　九　労働安全衛生法（昭和47年法律第57号）の規定により健康増進事業を行う事業者

　十　高齢者の医療の確保に関する法律（昭和57年法律第80号）の規定により健康増進事業を行う全国健康保険協会、健康保険組合、市町村、国民健康保険組合、共済組合、日本私立学校振興・共済事業団又は後期高齢者医療広域連合

　十一　介護保険法（平成9年法律第123号）の規定により健康増進事業を行う市町村

　十二　この法律の規定により健康増進事業を行う市町村

　十三　その他健康増進事業を行う者であって、政令で定めるもの

### 第2章　基本方針等

（基本方針）

第7条　厚生労働大臣は、国民の健康の増進の総合的な推進を図るための基本的な方針（以下「基本方針」という。）を定めるものとする。

2　基本方針は、次に掲げる事項について定めるものとする。

　一　国民の健康の増進の推進に関する基本的な方向

　二　国民の健康の増進の目標に関する事項

　三　次条第1項の都道府県健康増進計画及び同条第2項の市町村健康増進計画の策定に関する基本的な事項

　四　第10条第1項の国民健康・栄養調査その他の健康の増進に関する調査及び研究に関する基本的な事項

　五　健康増進事業実施者間における連携及び協力に関する基本的な事項

　六　食生活、運動、休養、飲酒、喫煙、歯の健康の保持その他の生活習慣に関する正しい知識の普及に関する事項

　七　その他国民の健康の増進の推進に関する重要事項

3　厚生労働大臣は、基本方針を定め、又はこれを変更しようとするときは、あらかじめ、関係行政機関の長に協議するものとする。

4　厚生労働大臣は、基本方針を定め、又はこれを変更したときは、遅滞なく、これを公表するものとする。

（都道府県健康増進計画等）

第8条　都道府県は、基本方針を勘案して、当該都道府県の住民の健康の増進の推進に関する施策についての基本的な計画（以下「都道府県健康増進計画」という。）を定めるものとする。

2　市町村は、基本方針及び都道府県健康増進計画を勘案して、当該市町村の住民の健康の増進の推進に関する施策についての計画（以下「市町村健康増進計画」という。）を定めるよう努めるものとする。

3　国は、都道府県健康増進計画又は市町村健康増進計画に基づいて住民の健康増進のために必要な事業を行う都道府県又は市町村に対し、予算の範囲内において、当該事業に要する費用の一部を補助することができる。

（健康診査の実施等に関する指針）

第9条　厚生労働大臣は、生涯にわたる国民の健康の増進に向けた自主的な努力を促進するため、健康診査の実施及びその結果の通知、健康手帳（自らの健康管理のために必要な事項を記載する手帳をいう。）の交付その他の措置に関し、健康増進事業実施者に対する健康診査の実施等に関する指針（以下「健康診査等指針」という。）を定めるものとする。

2　厚生労働大臣は、健康診査等指針を定め、又はこれを変更しようとするときは、あらかじめ、内閣総理大臣、総務大臣、財務大臣及び文部科学大臣に協議するものとする。

3　厚生労働大臣は、健康診査等指針を定め、又はこれを変更したときは、遅滞なく、これを公表するものとする。

### 第3章　国民健康・栄養調査等

（国民健康・栄養調査の実施）

第10条　厚生労働大臣は、国民の健康の増進の総合的な推進を図るための基礎資料として、国民の身体の状況、栄養摂取量及び生活習慣の状況を明らかにするため、国民健康・栄養調査を行うものとする。

2　厚生労働大臣は、国立研究開発法人医薬基盤・健康・栄養研究所（以下「研究所」という。）に、国民健康・栄養調査の実施に関する事務のうち集計その他の政令で定める事務の全部又は一部を行わせることができる。

3　都道府県知事（保健所を設置する市又は特別区にあっては、市長又は区長。以下同じ。）は、その管轄区域内の国民健康・栄養調査の執行に関する事務を行う。

（調査世帯）

第11条　国民健康・栄養調査の対象の選定は、厚生労働省令で定めるところにより、毎年、厚生労働大臣が調査地区を定め、その地区内において都道府県知事が調査世帯を指定することによって行う。

2　前項の規定により指定された調査世帯に属する者は、国民健康・栄養調査の実施に協力しなければならない。

（国民健康・栄養調査員）

第12条　都道府県知事は、その行う国民健康・栄養調査の実施のために必要があるときは、国民健康・栄養調査員を置くことができる。

2　前項に定めるもののほか、国民健康・栄養調査員に関し必要な事項は、厚生労働省令でこれを定める。

（国の負担）

第13条　国は、国民健康・栄養調査に要する費用を負担する。

（調査票の使用制限）

第14条　国民健康・栄養調査のために集められた調査票は、第10条第1項に定める調査の目的以外の目的のために使用してはならない。

（省令への委任）

第15条　第10条から前条までに定めるもののほか、国民健康・栄養調査の方法及び調査項目その他国民健康・栄養調査の実施に関して必要な事項は、厚生労働省令で定める。

（生活習慣病の発生の状況の把握）

第16条　国及び地方公共団体は、国民の健康の増進の総合的な推進を図るための基礎資料として、国民の生活習慣とがん、循環器病その他の政令で定める生活習慣病（以下単に「生活習慣病」という。）との相関関係を明らかにするため、生活習慣病の発生の状況の把握に努めなければならない。

（食事摂取基準）

第16条の2　厚生労働大臣は、生涯にわたる国民の栄養摂取の改善に向けた自主的な努力を促進するため、国民健康・栄養調査その他の健康の保持増進に関する調査及び研究の成果を分析し、その分析の結果を踏まえ、食事による栄養摂取量の基準（以下この条において「食事摂取基準」という。）を定めるものとする。

2　食事摂取基準においては、次に掲げる事項を定めるものとする。

一　国民がその健康の保持増進を図る上で摂取することが望ましい熱量に関する事項

二　国民がその健康の保持増進を図る上で摂取することが望ましい次に掲げる栄養素の量に関する事項

　イ　国民の栄養摂取の状況からみてその欠乏が国民の健康の保持増進を妨げているものとして厚生労働省令で定める栄養素

　ロ　国民の栄養摂取の状況からみてその過剰な摂取が国民の健康の保持増進を妨げているものとして厚生労働省令で定める栄養素

3　厚生労働大臣は、食事摂取基準を定め、又は変更したときは、遅滞なく、これを公表するものとする。

### 第4章　保健指導等

（市町村による生活習慣相談等の実施）

第17条　市町村は、住民の健康の増進を図るため、医師、歯科医師、薬剤師、保健師、助産師、看護師、准看護師、管理栄養士、栄養士、歯科衛生士その他の職員に、栄養の改善その他の生活習慣の改善に関する事項につき住民からの相談に応じさせ、及び必要な栄養指導その他の保健指導を行わせ、並びにこれらに付随する業務を行わせるものとする。

2　市町村は、前項に規定する業務の一部について、健康保険法第63条第3項各号に掲げる病院又は診療所その他適当と認められるものに対し、その実施を委託することができる。

（都道府県による専門的な栄養指導その他の保健指導の実施）

第18条　都道府県、保健所を設置する市及び特別区は、次に掲げる業務を行うものとする。

一　住民の健康の増進を図るために必要な栄養指導その他の保健指導のうち、特に専門的な知識及び技術を必要とするものを行うこと。

二　特定かつ多数の者に対して継続的に食事を供給する施設に対し、栄養管理の実施について必要な指導及び助言を行うこと。

三　前2号の業務に付随する業務を行うこと。

2　都道府県は、前条第1項の規定により市町村が行う業務の実施に関し、市町村相互間の連絡調整を行い、及び市町村の求めに応じ、その設置する保健所による技術的事項についての協力その他当該市町村に対する必要な援助を行うものとする。

（栄養指導員）

第19条　都道府県知事は、前条第1項に規定する業務（同項第1号及び第3号に掲げる業務については、栄養指導に係るものに限る。）を行う者として、医師又は管理栄養士の資格を有する都道府県、保健所を設置する市又は特別区の職員のうちから、栄養指導員を命ずるものとする。

（市町村による健康増進事業の実施）

第19条の2　市町村は、第17条第1項に規定する業務に係る事業以外の健康増進事業であって厚生労働省令で定めるものの実施に努めるものとする。

（都道府県による健康増進事業に対する技術的援助等の実施）

第19条の3　都道府県は、前条の規定により市町村が行う事業の実施に関し、市町村相互間の連絡調整を行い、及び市町村の求めに応じ、その設置する保健所による技術的事項についての協力その他当該市町村に対する必要な援助を行うものとする。

（健康増進事業の実施に関する情報の提供の求め）

第19条の4　市町村は、当該市町村の住民であってかつて当該市町村（以下この項において「他の市町村」という。）に居住していたものに対し健康増進事業を行うために必要があると認めるときは、当該市町村に対し、厚生労働省令に定めるところにより、当該他の市町村が当該住民に対して行った健康増進事業に関する情報の提供を求めることができる。

2　市町村は、前項の規定による情報の提供の求めについては、電子情報処理組織を使用する方法その他の情報通信の技術を利用する方法であって厚生労働省令で定めるものにより行うよう努めなければならない。

（報告の徴収）

第19条の5　厚生労働大臣又は都道府県知事は、市町村に対し、必要があると認めるときは、第17条第1項に規定する業務及び第19条の2に規定する事業の実施の状況に関する報告を求めることができる。


### 第5章　特定給食施設

（特定給食施設の届出）

第20条　特定給食施設（特定かつ多数の者に対して継続的に食事を供給する施設のうち栄養管理が必要なものとして厚生労働省令で定めるものをいう。以下同じ。）を設置した者は、その事業の開始の日から1月以内に、その施設の所在地の都道府県知事に、厚生労働省令で定める事項を届け出なければならない。

2　前項の規定による届出をした者は、同項の厚生労働省令で定める事項に変更を生じたときは、変更の日から1月以内に、その旨を当該都道府県知事に届け出なければならない。その事業を休止し、又は廃止したときも、同様とする。

（特定給食施設における栄養管理）

第21条　特定給食施設であって特別の栄養管理が必要なものとして厚生労働省令で定めるところにより都道府県知事が指定するものの設置者は、当該特定給食施設に管理栄養士を置かなければならない。

2　前項に規定する特定給食施設以外の特定給食施設の設置者は、厚生労働省令で定めるところにより、当該特定給食施設に栄養士又は管理栄養士を置くように努めなければならない。

3　特定給食施設の設置者は、前2項に定めるもののほか、厚生労働省令で定める基準に従って、適切な栄養管理を行わなければならない。

（指導及び助言）

第22条　都道府県知事は、特定給食施設の設置者に対し、前条第1項又は第3項の規定による栄養管理の実施を確保するため必要があると認めるときは、当該栄養管理の実施に関し必要な指導及び助言をすることができる。

（勧告及び命令）

第23条　都道府県知事は、第21条第1項の規定に違反して管理栄養士を置かず、若しくは同条第3項の規定に違反して適切な栄養管理を行わず、又は正当な理由がなくて前条の栄養管理をしない特定給食施設の設置者があるときは、当該特定給食施設の設置者に対し、管理栄養士を置き、又は適切な栄養管理を行うよう勧告をすることができる。

2　都道府県知事は、前項に規定する勧告を受けた特定給食施設の設置者が、正当な理由がなくてその勧告に係る措置をとらなかったときは、当該特定給食施設の設置者に対し、その勧告に係る措置をとるべきことを命ずることができる。

（立入検査等）

第24条　都道府県知事は、第21条第1項又は第3項の規定による栄養管理の実施を確保するため必要があると認めるときは、特定給食施設の設置者若しくは管理者に対し、その業務に関し報告をさせ、又は栄養指導員に、当該施設に立ち入り、業務の状況若しくは帳簿、書類その他の物件を検査させ、若しくは関係者に質問させることができる。

2　前項の規定により立入検査又は質問をする栄養指導員は、その身分を示す証明書を携帯し、関係者に提示しなければならない。

3　第1項の規定による権限は、犯罪捜査のために認められたものと解釈してはならない。

## 第6章　受動喫煙防止

第1節　総則

（国及び地方公共団体の責務）

第25条　国及び地方公共団体は、望まない受動喫煙が生じないよう、受動喫煙に関する知識の普及、受動喫煙の防止に関する意識の啓発、受動喫煙の防止に必要な環境の整備その他の受動喫煙を防止するための措置を総合的かつ効果的に推進するよう努めなければならない。

（関係者の協力）

第26条　国、都道府県、市町村、多数の者が利用する施設（敷地を含む。以下この章において同じ。）及び旅客運送事業自動車等の管理権原者（施設又は旅客運送事業自動車等の管理について権原を有する者をいう。以下この章において同じ。）その他の関係者は、望まない受動喫煙が生じないよう、受動喫煙を防止するための措置の総合的かつ効果的な推進を図るため、相互に連携を図りながら協力するよう努めなければならない。

（喫煙をする際の配慮義務等）

第27条　何人も、特定施設及び旅客運送事業自動車等（以下この章において「特定施設等」という。）の第29条第1項に規定する喫煙禁止場所以外の場所において喫煙をする際、望まない受動喫煙を生じさせることがないよう周囲の状況に配慮しなければならない。

2　特定施設等の管理権原者は、喫煙をすることができる場所を定めようとするときは、望まない受動喫煙を生じさせることがない場所とするよう配慮しなければならない。

（定義）

第28条　この章において、次の各号に掲げる用語の意義は、当該各号に定めるところによる。

　一　たばこ　たばこ事業法（昭和59年法律第68号）第2条第3号に掲げる製造たばこであって、同号に規定する喫煙用に供されるもの及び同法第38条第2項に規定する製造たばこ代用品をいう。

　二　喫煙　人が吸入するため、たばこを燃焼させ、又は加熱することにより煙（蒸気を含む。次号及び次節において同じ。）を発生させることをいう。

　三　受動喫煙　人が他人の喫煙によりたばこから発生した煙にさらされることをいう。

　四　特定施設　第一種施設、第二種施設及び喫煙目的施設をいう。

　五　第一種施設　多数の者が利用する施設のうち、次に掲げるものをいう。

　　イ　学校、病院、児童福祉施設その他の受動喫煙により健康を損なうおそれが高い者が主として利用する施設と

して政令で定めるもの

　　ロ　国及び地方公共団体の行政機関の庁舎（行政機関がその事務を処理するために使用する施設に限る。）

　六　第二種施設　多数の者が利用する施設のうち、第一種施設及び喫煙目的施設以外の施設をいう。

　七　喫煙目的施設　多数の者が利用する施設のうち、その施設を利用する者に対して、喫煙をする場所を提供することを主たる目的とする施設として政令で定める要件を満たすものをいう。

　八　旅客運送事業自動車等　旅客運送事業自動車、旅客運送事業航空機、旅客運送事業鉄道等車両及び旅客運送事業船舶をいう。

　九　旅客運送事業自動車　道路運送法（昭和26年法律第183号）による旅客自動車運送事業者が旅客の運送を行うためその事業の用に供する自動車をいう。

　十　旅客運送事業航空機　航空法（昭和27年法律第231号）による本邦航空運送事業者（旅客の運送を行うものに限る。）が旅客の運送を行うためその事業の用に供する航空機をいう。

　十一　旅客運送事業鉄道等車両　鉄道事業法（昭和61年法律第92号）による鉄道事業者（旅客の運送を行うものに限る。）及び索道事業者（旅客の運送を行うものに限る。）並びに軌道法（大正10年法律第76号）による軌道経営者（旅客の運送を行うものに限る。）が旅客の運送を行うためその事業の用に供する車両又は搬器をいう。

　十二　旅客運送事業船舶　海上運送法（昭和24年法律第187号）による船舶運航事業者（旅客の運送を行うものに限る。）が旅客の運送を行うためその事業の用に供する船舶（船舶法（明治32年法律第46号）第1条に規定する日本船舶に限る。）をいう。

　十三　特定屋外喫煙場所　第一種施設の屋外の場所の一部の場所のうち、当該第一種施設の管理権原者によって区画され、厚生労働省令で定めるところにより、喫煙をすることができる場所である旨を記載した標識の掲示その他の厚生労働省令で定める受動喫煙を防止するために必要な措置がとられた場所をいう。

　十四　喫煙関連研究場所　たばこに関する研究開発（喫煙を伴うものに限る。）の用に供する場所をいう。

　　　　第2節　受動喫煙を防止するための措置

（特定施設等における喫煙の禁止等）

第29条　何人も、正当な理由がなくて、特定施設等においては、次の各号に掲げる特定施設等の区分に応じ、当該特定施設等の当該各号に定める場所（以下この節において「喫煙禁止場所」という。）で喫煙をしてはならない。

　一　第一種施設　次に掲げる場所以外の場所

　　イ　特定屋外喫煙場所

　　ロ　喫煙関連研究場所

　二　第二種施設　次に掲げる場所以外の屋内の場所

　　イ　第33条第3項第一号に規定する喫煙専用室の場所

　　ロ　喫煙関連研究場所

　三　喫煙目的施設　第35条第3項第一号に規定する喫煙目的室以外の屋内の場所

　四　旅客運送事業自動車及び旅客運送事業航空機　内部の場所

　五　旅客運送事業鉄道等車両及び旅客運送事業船舶　第33条第3項第一号に規定する喫煙専用室以外の内部の場所

2　都道府県知事は、前項の規定に違反して喫煙をしている者に対し、喫煙の中止又は同項第一号から第三号までに掲げる特定施設の喫煙禁止場所からの退出を命ずることができる。

（特定施設等の管理権原者等の責務）

第30条　特定施設等の管理権原者等（管理権原者及び施設又は旅客運送事業自動車等の管理者をいう。以下この節において同じ。）は、当該特定施設等の喫煙禁止場所に専ら喫煙の用に供させるための器具及び設備を喫煙の用に供することができる状態で設置してはならない。

2　特定施設の管理権原者等は、当該特定施設の喫煙禁止場所において、喫煙をし、又は喫煙をしようとする者に対し、喫煙の中止又は当該喫煙禁止場所からの退出を求めるよう努めなければならない。

3　旅客運送事業自動車等の管理権原者等は、当該旅客運送事業自動車等の喫煙禁止場所において、喫煙をし、又は喫煙をしようとする者に対し、喫煙の中止を求めるよう努めなければならない。

4　前二項に定めるもののほか、特定施設等の管理権原者等は、当該特定施設等における受動喫煙を防止するために必要な措置をとるよう努めなければならない。

（特定施設等の管理権原者等に対する指導及び助言）

第31条　都道府県知事は、特定施設等の管理権原者等に対し、当該特定施設等における受動喫煙を防止するために必要な指導及び助言をすることができる。

（特定施設等の管理権原者等に対する勧告、命令等）

第32条　都道府県知事は、特定施設等の管理権原者等が第30条第1項の規定に違反して器具又は設備を喫煙の用に供することができる状態で設置しているときは、当該管理権原者等に対し、期限を定めて、当該器具又は設備の撤去その他当該器具又は設備を喫煙の用に供することができないようにするための措置をとるべきことを勧告することができる。

2　都道府県知事は、前項の規定による勧告を受けた特定施設等の管理権原者等が、同項の期限内にこれに従わなかったときは、その旨を公表することができる。

3　都道府県知事は、第1項の規定による勧告を受けた特定施設等の管理権原者等が、その勧告に係る措置をとらなかったときは、当該管理権原者等に対し、期限を定めて、その勧告に係る措置をとるべきことを命ずることができる。

（喫煙専用室）

第33条　第二種施設等（第二種施設並びに旅客運送事業鉄道等車両及び旅客運送事業船舶をいう。以下この条及び第37条第1項第一号において同じ。）の管理権原者は、当該第二種施設等の屋内又は内部の場所の一部の場所であって、構造及び設備がその室外の場所（特定施設等の屋内又は内部の場所に限る。）へのたばこの煙の流出を防止するための基準として厚生労働省令で定める技術的基準に適合した室（次項及び第3項第一号において「基準適合室」という。）の場所を専ら喫煙をすることができる場所として定めることができる。

2　第二種施設等の管理権原者は、前項の規定により当該第二種施設等の基準適合室の場所を専ら喫煙をすることができる場所として定めようとするときは、厚生労働省令で定めるところにより、当該場所の出入口の見やすい箇所に、次に掲げる事項を記載した標識（以下この節において「喫煙専用室標識」という。）を掲示しなければならない。

一　当該場所が専ら喫煙をすることができる場所である旨

二　当該場所への20歳未満の者の立入りが禁止されている旨

三　その他厚生労働省令で定める事項

3　第二種施設等の管理権原者は、前項の規定により喫煙専用室標識を掲示したときは、厚生労働省令で定めるところにより、直ちに、当該第二種施設等の主たる出入口の見やすい箇所に、次に掲げる事項を記載した標識（以下この節において「喫煙専用室設置施設等標識」という。）を掲示しなければならない。ただし、当該第二種施設等の主たる出入口の見やすい箇所に、既に喫煙専用室設置施設等標識が掲示されている場合は、この限りでない。

一　喫煙専用室（前項の規定により喫煙専用室標識が掲示されている基準適合室をいう。以下この条及び次条第1項において同じ。）が設置されている旨

二　その他厚生労働省令で定める事項

4　喫煙専用室が設置されている第二種施設等（以下この節において「喫煙専用室設置施設等」という。）の管理権原者は、当該喫煙専用室設置施設等の喫煙専用室の構造及び設備を第1項の厚生労働省令で定める技術的基準に適合するように維持しなければならない。

5　喫煙専用室設置施設等の管理権原者等は、20歳未満の者を当該喫煙専用室設置施設等の喫煙専用室に立ち入らせてはならない。

6　喫煙専用室設置施設等の管理権原者は、喫煙専用室の場所を専ら喫煙をすることができる場所としないこととしようとするときは、当該喫煙専用室において掲示された喫煙専用室標識を除去しなければならない。

7　喫煙専用室設置施設等の管理権原者は、当該喫煙専用室設置施設等の全ての喫煙専用室の場所を専ら喫煙をすることができる場所としないこととしたときは、直ちに、当該喫煙専用室設置施設等において掲示された喫煙専用室設置施設等標識を除去しなければならない。

（喫煙専用室設置施設等の管理権原者に対する勧告、命令等）

第34条　都道府県知事は、喫煙専用室設置施設等の喫煙専用室の構造又は設備が前条第1項の厚生労働省令で定める技術的基準に適合しなくなったと認めるときは、当該喫煙専用室設置施設等の管理権原者に対し、当該喫煙専用室において掲示された喫煙専用室標識及び当該喫煙専用室設置施設等において掲示された喫煙専用室設置施設等標識（喫煙専用室設置施設等に複数の喫煙専用室が設置されている場合にあっては、当該喫煙専用室設置施設等の全て

の喫煙専用室の構造又は設備が同項の厚生労働省令で定める技術的基準に適合しなくなったと認めるときに限る。）を直ちに除去し、又は当該喫煙専用室の構造及び設備が同項の厚生労働省令で定める技術的基準に適合するまでの間、当該喫煙専用室の供用を停止することを勧告することができる。

2　都道府県知事は、前項の規定による勧告を受けた喫煙専用室設置施設等の管理権原者が、その勧告に従わなかったときは、その旨を公表することができる。

3　都道府県知事は、第1項の規定による勧告を受けた喫煙専用室設置施設等の管理権原者が、その勧告に係る措置をとらなかったときは、当該管理権原者に対し、その勧告に係る措置をとるべきことを命ずることができる。

（喫煙目的室）

第35条　喫煙目的施設の管理権原者は、当該喫煙目的施設の屋内の場所の全部又は一部の場所であって、構造及び設備がその室外の場所（特定施設等の屋内又は内部の場所に限る。）へのたばこの煙の流出を防止するための基準として厚生労働省令で定める技術的基準に適合した室（次項及び第3項第一号において「基準適合室」という。）の場所を喫煙をすることができる場所として定めることができる。

2　喫煙目的施設の管理権原者は、前項の規定により当該喫煙目的施設の基準適合室の場所を喫煙をすることができる場所として定めようとするときは、厚生労働省令で定めるところにより、当該場所の出入口の見やすい箇所に、次に掲げる事項を記載した標識（以下この節において「喫煙目的室標識」という。）を掲示しなければならない。

一　当該場所が喫煙を目的とする場所である旨

二　当該場所への20歳未満の者の立入りが禁止されている旨

三　その他厚生労働省令で定める事項

3　喫煙目的施設の管理権原者は、前項の規定により喫煙目的室標識を掲示したときは、厚生労働省令で定めるところにより、直ちに、当該喫煙目的施設の主たる出入口の見やすい箇所に、次に掲げる事項を記載した標識（以下この節において「喫煙目的室設置施設標識」という。）を掲示しなければならない。ただし、当該喫煙目的施設の主たる出入口の見やすい箇所に、既に喫煙目的室設置施設標識が掲示されている場合は、この限りでない。

一　喫煙目的室（前項の規定により喫煙目的室標識が掲示されている基準適合室をいう。以下この条及び次条において同じ。）が設置されている旨

二　その他厚生労働省令で定める事項

4　喫煙目的室が設置されている喫煙目的施設（以下この節において「喫煙目的室設置施設」という。）の管理権原者は、当該喫煙目的室設置施設が第28条第7号の政令で定める要件を満たすように維持しなければならない。

5　喫煙目的室設置施設の管理権原者は、当該喫煙目的室設置施設の喫煙目的室の構造及び設備を第1項の厚生労働省令で定める技術的基準に適合するように維持しなければならない。

6　喫煙目的室設置施設（喫煙目的室において客に飲食をさせる営業が行われる施設その他の政令で定める施設に限る。以下この項及び第8項において同じ。）の管理権原者は、帳簿を備え、当該喫煙目的室設置施設の第28条第7号の政令で定める要件に関し厚生労働省令で定める事項を記載し、これを保存しなければならない。

7　喫煙目的室設置施設の管理権原者等は、20歳未満の者を当該喫煙目的室設置施設の喫煙目的室に立ち入らせてはならない。

8　喫煙目的室設置施設の管理権原者等は、当該喫煙目的室設置施設の営業について広告又は宣伝をするときは、厚生労働省令で定めるところにより、当該喫煙目的室設置施設が喫煙目的室設置施設である旨を明らかにしなければならない。

9　喫煙目的室設置施設の管理権原者は、喫煙目的室の場所を喫煙をすることができる場所としないこととしようとするときは、当該喫煙目的室において掲示された喫煙目的室標識を除去しなければならない。

10　喫煙目的室設置施設の管理権原者は、当該喫煙目的室設置施設の全ての喫煙目的室の場所を喫煙をすることができる場所としないこととしたときは、直ちに、当該喫煙目的室設置施設において掲示された喫煙目的室設置施設標識を除去しなければならない。

（喫煙目的室設置施設の管理権原者に対する勧告、命令等）

第36条　都道府県知事は、喫煙目的室設置施設が第28条第7号の政令で定める要件を満たしていないと認めるときは、当該喫煙目的室設置施設の管理権原者に対し、当該喫煙目的室設置施設の喫煙目的室において掲示された喫煙目的室標識及び当該喫煙目的室設置施設において掲示された喫煙目的室設置施設標識を直ちに除去し、又は当該喫煙目的室設置施設が同号の政令で定める要件を満たすまでの間、当該喫煙目的室設置施設の供用を停止することを勧告

することができる。

2　都道府県知事は、喫煙目的室設置施設の喫煙目的室の構造又は設備が前条第1項の厚生労働省令で定める技術的基準に適合しなくなったと認めるときは、当該喫煙目的室設置施設の管理権原者に対し、当該喫煙目的室において掲示された喫煙目的室標識及び当該喫煙目的室設置施設において掲示された喫煙目的室設置施設標識（喫煙目的室設置施設に複数の喫煙目的室が設置されている場合にあっては、当該喫煙目的室設置施設の全ての喫煙目的室の構造又は設備が同項の厚生労働省令で定める技術的基準に適合しなくなったと認めるときに限る。）を直ちに除去し、又は当該喫煙目的室の構造及び設備が同項の厚生労働省令で定める技術的基準に適合するまでの間、当該喫煙目的室の供用を停止することを勧告することができる。

3　都道府県知事は、前二項の規定による勧告を受けた喫煙目的室設置施設の管理権原者が、その勧告に従わなかったときは、その旨を公表することができる。

4　都道府県知事は、第1項又は第2項の規定による勧告を受けた喫煙目的室設置施設の管理権原者が、その勧告に係る措置をとらなかったときは、当該管理権原者に対し、その勧告に係る措置をとるべきことを命ずることができる。

（標識の使用制限）

第37条　何人も、次に掲げる場合を除き、特定施設等において喫煙専用室標識、喫煙専用室設置施設等標識、喫煙目的室標識若しくは喫煙目的室設置施設標識（以下この条において「喫煙専用室標識等」と総称する。）又は喫煙専用室標識等に類似する標識を掲示してはならない。

一　第二種施設等の管理権原者が第33条第2項の規定により喫煙専用室標識を掲示する場合又は同条第3項の規定により喫煙専用室設置施設等標識を掲示する場合

二　喫煙目的施設の管理権原者が第35条第2項の規定により喫煙目的室標識を掲示する場合又は同条第3項の規定により喫煙目的室設置施設標識を掲示する場合

2　何人も、次に掲げる場合を除き、喫煙専用室標識等を除去し、又は汚損その他喫煙専用室標識等の識別を困難にする行為をしてはならない。

一　喫煙専用室設置施設等の管理権原者が第33条第6項の規定により喫煙専用室標識を除去する場合、同条第7項の規定により喫煙専用室設置施設等標識を除去する場合又は第34条第1項の規定による勧告若しくは同条第3項の規定に基づく命令に係る措置として喫煙専用室標識及び喫煙専用室設置施設等標識を除去する場合

二　喫煙目的室設置施設の管理権原者が第35条第9項の規定により喫煙目的室標識を除去する場合、同条第10項の規定により喫煙目的室設置施設標識を除去する場合又は前条第1項若しくは第2項の規定による勧告若しくは同条第4項の規定に基づく命令に係る措置として喫煙目的室標識及び喫煙目的室設置施設標識を除去する場合

（立入検査等）

第38条　都道府県知事は、この節の規定の施行に必要な限度において、特定施設等の管理権原者等に対し、当該特定施設等の喫煙禁止場所における専ら喫煙の用に供させるための器具及び設備の撤去その他の受動喫煙を防止するための措置の実施状況に関し報告をさせ、又はその職員に、特定施設等に立ち入り、当該措置の実施状況若しくは帳簿、書類その他の物件を検査させ、若しくは関係者に質問させることができる。

2　前項の規定により立入検査又は質問をする職員は、その身分を示す証明書を携帯し、関係者に提示しなければならない。

3　第1項の規定による権限は、犯罪捜査のために認められたものと解釈してはならない。

（適用関係）

第39条　第一種施設の場所に第一種施設以外の特定施設に該当する場所がある場合においては、当該場所については、第一種施設の場所としてこの章の規定を適用する。

2　旅客運送事業鉄道等車両の場所又は旅客運送事業船舶の場所において現に運行している旅客運送事業自動車の内部の場所については、旅客運送事業自動車に関するこの章の規定を適用する。

3　旅客運送事業自動車の場所又は旅客運送事業航空機の場所に特定施設に該当する場所がある場合においては、当該場所については、旅客運送事業自動車の場所又は旅客運送事業航空機の場所としてこの章の規定を適用する。

4　旅客運送事業鉄道等車両の場所又は旅客運送事業船舶の場所に特定施設に該当する場所がある場合においては、当該場所については、特定施設の場所としてこの章の規定を適用する。

5　特定施設の場所において現に運行している旅客運送事業自動車等の内部の場所については、旅客運送事業自動車

等に関するこの章の規定を適用する。

（適用除外）

第40条　次に掲げる場所については、この節の規定（第30条第4項及びこの条の規定を除く。以下この条において同じ。）は、適用しない。

一　人の居住の用に供する場所（次号に掲げる場所を除く。）

二　旅館業法（昭和23年法律第138号）第2条第1項に規定する旅館業の施設の客室の場所（同条第3項に規定する簡易宿所営業の施設及び同条第4項に規定する下宿営業の施設の客室（個室を除く。）の場所を除く。）

三　その他前二号に掲げる場所に準ずる場所として政令で定めるもの

2　特定施設等の場所に前項各号に掲げる場所に該当する場所がある場合においては、当該特定施設等の場所（当該同項各号に掲げる場所に該当する場所に限る。）については、この節の規定は、適用しない。

3　特定施設等の場所において一般自動車等（旅客運送事業自動車等以外の自動車、航空機、鉄道車両又は船舶をいう。）が現に運行している場合における当該一般自動車等の内部の場所については、この節の規定は、適用しない。

（受動喫煙に関する調査研究）

第41条　国は、受動喫煙に関する調査研究その他の受動喫煙の防止に関する施策の策定に必要な調査研究を推進するよう努めなければならない。

（経過措置）

第42条　この章の規定に基づき政令又は厚生労働省令を制定し、又は改廃する場合においては、それぞれ、政令又は厚生労働省令で、その制定又は改廃に伴い合理的に必要と判断される範囲内において、所要の経過措置（罰則に関する経過措置を含む。）を定めることができる。

### 第7章　特別用途表示等（略）

### 第8章　雑　則（略）

### 第9章　罰　則（略）

### 附　則（抄）

（施行期日）

第1条　この法律は、公布の日から起算して9月を超えない範囲内において政令＊で定める日〔平成15年5月1日〕から施行する。ただし、第9条及び附則第8条から第19条までの規定は、公布の日から起算して2年を超えない範囲内において政令で定める日から施行する。

　　＊政令　平成14年12月政令第360号「健康増進法の施行期日を定める政令」

第2条〜第6条（略）

（検討）

第7条　政府は、この法律の施行後5年を経過した場合において、この法律の施行の状況を勘案し、必要があると認めるときは、この法律の規定について検討を加え、その結果に基づいて必要な措置を講ずるものとする。

　　以下（略）

### 附　則（平成25年6月28日法律第70号）抄

（施行期日）

第1条　この法律は、公布の日から起算して2年を超えない範囲内において政令で定める日から施行する。（以下略）

### 附　則（平成26年5月21日法律第38号）抄

（施行期日）

第1条　この法律は、公布の日から起算して1年を超えない範囲内において政令で定める日から施行する。

### 附　則（平成26年6月4日法律第51号）抄

（施行期日）

第1条　この法律は、平成27年4月1日から施行する。（以下略）

　　　　附　則（平成26年6月13日法律第67号）抄

（施行期日）

第1条　この法律は、独立行政法人通則法の一部を改正する法律（平成26年法律第66号。以下「通則法改正法」という。）の施行の日から施行する。（以下略）

　　　　附　則（平成26年6月13日法律第69号）抄

（施行期日）

第1条　この法律は、行政不服審査法（平成26年法律第68号）の施行の日から施行する。

　　　　附　則（平成29年5月31日法律第41号）抄

（施行期日）

第1条　この法律は、平成31年4月1日から施行する。（以下略）

　　　　附　則（平成30年7月25日法律第78号）抄

（施行期日）

第1条　この法律は、平成32年4月1日から施行する。（以下略）

　　　　附　則（令和元年6月7日法律第26号）抄

（施行期日）

第1条　この法律は、公布の日から施行する。（以下略）

　　　　附　則（令和3年5月19日法律第37号）抄

（施行期日）

第1条　この法律は、令和3年9月1日から施行する。（以下略）

　　　　附　則（令和4年6月17日法律第68号）抄

（施行期日）

1　この法律は、刑法等一部改正法施行日から施行する。（以下略）

　　　　附　則（令和4年6月22日法律第76号）抄

（施行期日）

第1条　この法律は、こども家庭庁設置法（令和4年法律第75号）の施行の日（令和6年4月1日）から施行する。（以下略）

　　　　附　則（令和4年6月22日法律第77号）抄

（施行期日）

第1条　この法律は、令和5年4月1日から施行する。（以下略）

# 4. がん対策基本法

平成18年6月23日

法 律 第 98 号

最終改正 平成28年12月16日

がん対策基本法をここに公布する。

　　　がん対策基本法

目次

### 第1章　総則

（目的）

第1条　この法律は、我が国のがん対策がこれまでの取組により進展し、成果を収めてきたものの、なお、がんが国民の疾病による死亡の最大の原因となっている等がんが国民の生命及び健康にとって重大な問題となっている現状並びにがん対策においてがん患者（がん患者であった者を含む。以下同じ。）がその状況に応じて必要な支援を総合的に受けられるようにすることが課題となっていることに鑑み、がん対策の一層の充実を図るため、がん対策に関し、基本理念を定め、国、地方公共団体、医療保険者、国民、医師等及び事業主の責務を明らかにし、並びにがん対策の推進に関する計画の策定について定めるとともに、がん対策の基本となる事項を定めることにより、がん対策を総合的かつ計画的に推進することを目的とする。

（基本理念）

第2条　がん対策は、次に掲げる事項を基本理念として行われなければならない。

　一　がんの克服を目指し、がんに関する専門的、学際的又は総合的な研究を推進するとともに、がんの予防、診断、治療等に係る技術の向上その他の研究等の成果を普及し、活用し、及び発展させること。

　二　がん患者がその居住する地域にかかわらず等しく科学的知見に基づく適切ながんに係る医療（以下「がん医療」という。）を受けることができるようにすること。

　三　がん患者の置かれている状況に応じ、本人の意向を十分尊重してがんの治療方法等が選択されるようがん医療を提供する体制の整備がなされること。

　四　がん患者が尊厳を保持しつつ安心して暮らすことのできる社会の構築を目指し、がん患者が、その置かれている状況に応じ、適切ながん医療のみならず、福祉的支援、教育的支援その他の必要な支援を受けることができるようにするとともに、がん患者に関する国民の理解が深められ、がん患者が円滑な社会生活を営むことができる社会環境の整備が図られること。

　五　それぞれのがんの特性に配慮したものとなるようにすること。

　六　保健、福祉、雇用、教育その他の関連施策との有機的な連携に配慮しつつ、総合的に実施されること。

　七　国、地方公共団体、第5条に規定する医療保険者、医師、事業主、学校、がん対策に係る活動を行う民間の団体その他の関係者の相互の密接な連携の下に実施されること。

　八　がん患者の個人情報（個人に関する情報であって、当該情報に含まれる氏名、生年月日その他の記述等により

特定の個人を識別することができるもの（他の情報と照合することにより、特定の個人を識別することができることとなるものを含む。）をいう。）の保護について適正な配慮がなされるようにすること。

（国の責務）

第3条　国は、前条の基本理念（次条において「基本理念」という。）にのっとり、がん対策を総合的に策定し、及び実施する責務を有する。

（地方公共団体の責務）

第4条　地方公共団体は、基本理念にのっとり、がん対策に関し、国との連携を図りつつ、自主的かつ主体的に、その地域の特性に応じた施策を策定し、及び実施する責務を有する。

（医療保険者の責務）

第5条　医療保険者（高齢者の医療の確保に関する法律（昭和57年法律第80号）第7条第2項に規定する保険者及び同法第48条に規定する後期高齢者医療広域連合をいう。）は、国及び地方公共団体が講ずるがんの予防に関する啓発及び知識の普及、がん検診（その結果に基づく必要な対応を含む。）に関する普及啓発等の施策に協力するよう努めなければならない。

（国民の責務）

第6条　国民は、喫煙、食生活、運動その他の生活習慣が健康に及ぼす影響、がんの原因となるおそれのある感染症等がんに関する正しい知識を持ち、がんの予防に必要な注意を払い、必要に応じ、がん検診を受けるよう努めるほか、がん患者に関する理解を深めるよう努めなければならない。

（医師等の責務）

第7条　医師その他の医療関係者は、国及び地方公共団体が講ずるがん対策に協力し、がんの予防に寄与するよう努めるとともに、がん患者の置かれている状況を深く認識し、良質かつ適切ながん医療を行うよう努めなければならない。

（事業主の責務）

第8条　事業主は、がん患者の雇用の継続等に配慮するよう努めるとともに、国及び地方公共団体が講ずるがん対策に協力するよう努めるものとする。

（法制上の措置等）

第9条　政府は、がん対策を実施するため必要な法制上又は財政上の措置その他の措置を講じなければならない。

### 第2章　がん対策推進基本計画等

（がん対策推進基本計画）

第10条　政府は、がん対策の総合的かつ計画的な推進を図るため、がん対策の推進に関する基本的な計画（以下「がん対策推進基本計画」という。）を策定しなければならない。

2　がん対策推進基本計画に定める施策については、原則として、当該施策の具体的な目標及びその達成の時期を定めるものとする。

3　厚生労働大臣は、がん対策推進基本計画の案を作成し、閣議の決定を求めなければならない。

4　厚生労働大臣は、がん対策推進基本計画の案を作成しようとするときは、関係行政機関の長と協議するとともに、がん対策推進協議会の意見を聴くものとする。

5　政府は、がん対策推進基本計画を策定したときは、遅滞なく、これを国会に報告するとともに、インターネットの利用その他適切な方法により公表しなければならない。

6　政府は、適時に、第2項の規定により定める目標の達成状況を調査し、その結果をインターネットの利用その他適切な方法により公表しなければならない。

7　政府は、がん医療に関する状況の変化を勘案し、及びがん対策の効果に関する評価を踏まえ、少なくとも6年ごとに、がん対策推進基本計画に検討を加え、必要があると認めるときには、これを変更しなければならない。

8　第3項から第5項までの規定は、がん対策推進基本計画の変更について準用する。

（関係行政機関への要請）

第11条　厚生労働大臣は、必要があると認めるときは、関係行政機関の長に対して、がん対策推進基本計画の策定のための資料の提出又はがん対策推進基本計画において定められた施策であって当該行政機関の所管に係るものの実施について、必要な要請をすることができる。

（都道府県がん対策推進計画）

第12条　都道府県は、がん対策推進基本計画を基本とするとともに、当該都道府県におけるがん患者に対するがん医療の提供の状況等を踏まえ、当該都道府県におけるがん対策の推進に関する計画（以下「都道府県がん対策推進計画」という。）を策定しなければならない。

2　都道府県がん対策推進計画は、医療法（昭和23年法律第205号）第30条の４第１項に規定する医療計画、健康増進法（平成14年法律第103号）第８条第１項に規定する都道府県健康増進計画、介護保険法（平成９年法律第123号）第118条第１項に規定する都道府県介護保険事業支援計画その他の法令の規定による計画であってがん対策に関連する事項を定めるものと調和が保たれたものでなければならない。

3　都道府県は、当該都道府県におけるがん医療に関する状況の変化を勘案し、及び当該都道府県におけるがん対策の効果に関する評価を踏まえ、少なくとも６年ごとに、都道府県がん対策推進計画に検討を加え、必要があると認めるときには、これを変更するよう努めなければならない。

### 第3章　基本的施策

第1節　がんの予防及び早期発見の推進

（がんの予防の推進）

第13条　国及び地方公共団体は、喫煙、食生活、運動その他の生活習慣及び生活環境が健康に及ぼす影響、がんの原因となるおそれのある感染症並びに性別、年齢等に係る特定のがん及びその予防等に関する啓発及び知識の普及その他のがんの予防の推進のために必要な施策を講ずるものとする。

（がん検診の質の向上等）

第14条　国及び地方公共団体は、がんの早期発見に資するよう、がん検診の方法等の検討、がん検診の事業評価の実施、がん検診に携わる医療従事者に対する研修の機会の確保その他のがん検診の質の向上等を図るために必要な施策を講ずるとともに、がん検診の受診率の向上に資するよう、がん検診に関する普及啓発その他の必要な施策を講ずるものとする。

2　国及び地方公共団体は、がん検診によってがんに罹患している疑いがあり、又は罹患していると判定された者が必要かつ適切な診療を受けることを促進するため、必要な環境の整備その他の必要な施策を講ずるものとする。

3　国及び地方公共団体は、前二項に規定する施策を効果的に実施するため、がん検診の実態の把握のために必要な措置を講ずるよう努めるものとする。

第2節　がん医療の均てん化の促進等

（専門的な知識及び技能を有する医師その他の医療従事者の育成）

第15条　国及び地方公共団体は、手術、放射線療法、化学療法、緩和ケア（がんその他の特定の疾病に罹患した者に係る身体的若しくは精神的な苦痛又は社会生活上の不安を緩和することによりその療養生活の質の維持向上を図ることを主たる目的とする治療、看護その他の行為をいう。第17条において同じ。）のうち医療として提供されるものその他のがん医療に携わる専門的な知識及び技能を有する医師その他の医療従事者の育成を図るために必要な施策を講ずるものとする。

（医療機関の整備等）

第16条　国及び地方公共団体は、がん患者がその居住する地域にかかわらず等しくそのがんの状態に応じた適切ながん医療を受けることができるよう、専門的ながん医療の提供等を行う医療機関の整備を図るために必要な施策を講ずるものとする。

2　国及び地方公共団体は、がん患者に対し適切ながん医療が提供されるよう、国立研究開発法人国立がん研究センター、前項の医療機関その他の医療機関等の間における連携協力体制の整備を図るために必要な施策を講ずるものとする。

（がん患者の療養生活の質の維持向上）

第17条　国及び地方公共団体は、がん患者の状況に応じて緩和ケアが診断の時から適切に提供されるようにすること、がん患者の状況に応じた良質なリハビリテーションの提供が確保されるようにすること、居宅においてがん患者に対しがん医療を提供するための連携協力体制を確保すること、医療従事者に対するがん患者の療養生活（これに係るその家族の生活を含む。以下この条において同じ。）の質の維持向上に関する研修の機会を確保することその他のがん患者の療養生活の質の維持向上のために必要な施策を講ずるものとする。

（がん医療に関する情報の収集提供体制の整備等）

第18条　国及び地方公共団体は、がん医療に関する情報の収集及び提供を行う体制を整備するために必要な施策を講ずるとともに、がん患者（その家族を含む。第20条及び22条において同じ。）に対する相談支援等を推進するために必要な施策を講ずるものとする。

2　国及び地方公共団体は、がんに係る調査研究の促進のため、がん登録等の推進に関する法律（平成25年法律第111号）第2条第2項に規定するがん登録（その他のがんの罹患、診療、転帰等の状況の把握、分析等のための取組を含む。以下この項において同じ。）、当該がん登録により得られた情報の活用等を推進するものとする。

第3節　研究の推進等

第19条　国及び地方公共団体は、がんの本態解明、革新的ながんの予防、診断及び治療に関する方法の開発その他のがんの罹患率及びがんによる死亡率の低下に資する事項並びにがんの治療に伴う副作用、合併症及び後遺症の予防及び軽減に関する方法の開発その他のがん患者の療養生活の質の維持向上に資する事項についての研究が促進され、並びにその成果が活用されるよう必要な施策を講ずるものとする。

2　前項の施策を講ずるに当たっては、罹患している者の少ないがん及び治癒が特に困難であるがんに係る研究の促進について必要な配慮がなされるものとする。

3　国及び地方公共団体は、がん医療を行う上で特に必要性が高い医薬品、医療機器及び再生医療等製品の早期の医薬品、医療機器等の品質、有効性及び安全性の確保等に関する法律（昭和35年法律第145号）の規定による製造販売の承認に資するようその治験が迅速かつ確実に行われ、並びにがん医療に係る有効な治療方法の開発に係る臨床研究等が円滑に行われる環境の整備のために必要な施策を講ずるものとする。

第4節　がん患者の就労等

（がん患者の雇用の継続等）

第20条　国及び地方公共団体は、がん患者の雇用の継続又は円滑な就職に資するよう、事業主に対するがん患者の就労に関する啓発及び知識の普及その他の必要な施策を講ずるものとする。

（がん患者における学習と治療との両立）

第21条　国及び地方公共団体は、小児がんの患者その他のがん患者が必要な教育と適切な治療とのいずれをも継続的かつ円滑に受けることができるよう、必要な環境の整備その他の必要な施策を講ずるものとする。

（民間団体の活動に対する支援）

第22条　国及び地方公共団体は、民間の団体が行うがん患者の支援に関する活動、がん患者の団体が行う情報交換等の活動等を支援するため、情報提供その他の必要な施策を講ずるものとする。

第5節　がんに関する教育の推進

第23条　国及び地方公共団体は、国民が、がんに関する知識及びがん患者に関する理解を深めることができるよう、学校教育及び社会教育におけるがんに関する教育の推進のために必要な施策を講ずるものとする。

## 第4章　がん対策推進協議会

第24条　厚生労働省に、がん対策推進基本計画に関し、第10条第4項（同条第8項において準用する場合を含む。）に規定する事項を処理するため、がん対策推進協議会（以下「協議会」という。）を置く。

第25条　協議会は、委員20人以内で組織する。

2　協議会の委員は、がん患者及びその家族又は遺族を代表する者、がん医療に従事する者並びに学識経験のある者のうちから、厚生労働大臣が任命する。

3　協議会の委員は、非常勤とする。

4　前3項に定めるもののほか、協議会の組織及び運営に関し必要な事項は、政令で定める。


　　　附　則（抄）

（施行期日）

第1条　この法律は、平成19年4月1日から施行する。


　　　附　則（平成20年12月19日法律第93号）（抄）

（施行期日）

第1条　この法律は、平成22年4月1日から施行する。ただし、次の各号に掲げる規定は、当該各号に定める日から施行する。

一　第27条並びに附則第3条、第8条、第19条、第20条及び第25条の規定　公布の日

（政令への委任）

第25条　附則第3条から第10条まで、第13条及び第15条に定めるもののほか、国立高度専門医療研究センターの設立に伴い必要な経過措置その他この法律の施行に関し必要な経過措置は、政令で定める。

　　　　附　則（平成23年8月30日法律第105号）抄

（施行期日）

第1条　この法律は、公布の日から施行する。

（政令への委任）

第82条　この附則に規定するもののほか、この法律の施行に関し必要な経過措置（罰則に関する経過措置を含む。）は、政令で定める。

　　　　附　則（平成26年6月13日法律第67号）抄

（施行期日）

第1条　この法律は、独立行政法人通則法の一部を改正する法律（平成26年法律第66号。以下「通則法改正法」という。）の施行の日から施行する。（以下略）

　　　　附　則（平成28年12月16日法律第107号）抄

（施行期日）

1　この法律は、公布の日から施行する。

# 5. 歯科口腔保健の推進に関する法律

平成23年8月10日

法　律　第　95　号

歯科口腔保健の推進に関する法律をここに公布する。

### 歯科口腔保健の推進に関する法律

（目的）

第1条　この法律は、口腔（くう）の健康が国民が健康で質の高い生活を営む上で基礎的かつ重要な役割を果たしているとともに、国民の日常生活における歯科疾患の予防に向けた取組が口腔の健康の保持に極めて有効であることに鑑み、歯科疾患の予防等による口腔の健康の保持（以下「歯科口腔保健」という。）の推進に関し、基本理念を定め、並びに国及び地方公共団体の責務等を明らかにするとともに、歯科口腔保健の推進に関する施策の基本となる事項を定めること等により、歯科口腔保健の推進に関する施策を総合的に推進し、もって国民保健の向上に寄与することを目的とする。

（基本理念）

第2条　歯科口腔保健の推進に関する施策は、次に掲げる事項を基本として行われなければならない。

一　国民が、生涯にわたって日常生活において歯科疾患の予防に向けた取組を行うとともに、歯科疾患を早期に発見し、早期に治療を受けることを促進すること。

二　乳幼児期から高齢期までのそれぞれの時期における口腔とその機能の状態及び歯科疾患の特性に応じて、適切かつ効果的に歯科口腔保健を推進すること。

三　保健、医療、社会福祉、労働衛生、教育その他の関連施策の有機的な連携を図りつつ、その関係者の協力を得て、総合的に歯科口腔保健を推進すること。

（国及び地方公共団体の責務）

第3条　国は、前条の基本理念（次項において「基本理念」という。）にのっとり、歯科口腔保健の推進に関する施策を策定し、及び実施する責務を有する。

2　地方公共団体は、基本理念にのっとり、歯科口腔保健の推進に関する施策に関し、国との連携を図りつつ、その地域の状況に応じた施策を策定し、及び実施する責務を有する。

（歯科医師等の責務）

第4条　歯科医師、歯科衛生士、歯科技工士その他の歯科医療又は保健指導に係る業務（以下この条及び第15条第2項において「歯科医療等業務」という。）に従事する者は、歯科口腔保健（歯の機能の回復によるものを含む。）に資するよう、医師その他歯科医療等業務に関連する業務に従事する者との緊密な連携を図りつつ、適切にその業務を行うとともに、国及び地方公共団体が歯科口腔保健の推進に関して講ずる施策に協力するよう努めるものとする。

（国民の健康の保持増進のために必要な事業を行う者の責務）

第5条　法令に基づき国民の健康の保持増進のために必要な事業を行う者は、国及び地方公共団体が歯科口腔保健の推進に関して講ずる施策に協力するよう努めるものとする。

（国民の責務）

第6条　国民は、歯科口腔保健に関する正しい知識を持ち、生涯にわたって日常生活において自ら歯科疾患の予防に向けた取組を行うとともに、定期的に歯科に係る検診（健康診査及び健康診断を含む。第8条において同じ。）を受け、及び必要に応じて歯科保健指導を受けることにより、歯科口腔保健に努めるものとする。

（歯科口腔保健に関する知識等の普及啓発等）

第7条　国及び地方公共団体は、国民が、歯科口腔保健に関する正しい知識を持つとともに、生涯にわたって日常生活において歯科疾患の予防に向けた取組を行うことを促進するため、歯科口腔保健に関する知識及び歯科疾患の予防に向けた取組に関する普及啓発、歯科口腔保健に関する国民の意欲を高めるための運動の促進その他の必要な施策を講ずるものとする。

（定期的に歯科検診を受けること等の勧奨等）

第8条　国及び地方公共団体は、国民が定期的に歯科に係る検診を受けること及び必要に応じて歯科保健指導を受けること（以下この条及び次条において「定期的に歯科検診を受けること等」という。）を促進するため、定期的に歯科検診を受けること等の勧奨その他の必要な施策を講ずるものとする。

（障害者等が定期的に歯科検診を受けること等のための施策等）

第9条　国及び地方公共団体は、障害者、介護を必要とする高齢者その他の者であって定期的に歯科検診を受けること等又は歯科医療を受けることが困難なものが、定期的に歯科検診を受けること等又は歯科医療を受けることができるようにするため、必要な施策を講ずるものとする。

（歯科疾患の予防のための措置等）

第10条　前3条に規定するもののほか、国及び地方公共団体は、個別的に又は公衆衛生の見地から行う歯科疾患の効果的な予防のための措置その他の歯科口腔保健のための措置に関する施策を講ずるものとする。

（口腔の健康に関する調査及び研究の推進等）

第11条　国及び地方公共団体は、口腔の健康に関する実態の定期的な調査、口腔の状態が全身の健康に及ぼす影響に関する研究、歯科疾患に係るより効果的な予防及び医療に関する研究その他の口腔の健康に関する調査及び研究の推進並びにその成果の活用の促進のために必要な施策を講ずるものとする。

（歯科口腔保健の推進に関する基本的事項の策定等）

第12条　厚生労働大臣は、第七条から前条までの規定により講ぜられる施策につき、それらの総合的な実施のための方針、目標、計画その他の基本的事項を定めるものとする。

2　前項の基本的事項は、健康増進法（平成14年法律第103号）第7条第1項に規定する基本方針、地域保健法（昭和22年法律第101号）第4条第1項に規定する基本指針その他の法律の規定による方針又は指針であって保健、医療又は福祉に関する事項を定めるものと調和が保たれたものでなければならない。

3　厚生労働大臣は、第1項の基本的事項を定め、又はこれを変更しようとするときは、あらかじめ、関係行政機関の長に協議するものとする。

4　厚生労働大臣は、第1項の基本的事項を定め、又はこれを変更したときは、遅滞なく、これを公表するものとする。

第13条　都道府県は、前条第1項の基本的事項を勘案して、かつ、地域の状況に応じて、当該都道府県において第7条から第11条までの規定により講ぜられる施策につき、それらの総合的な実施のための方針、目標、計画その他の基本的事項を定めるよう努めなければならない。

2　前項の基本的事項は、健康増進法第8条第1項に規定する都道府県健康増進計画その他の法律の規定による計画であって保健、医療又は福祉に関する事項を定めるものと調和が保たれたものでなければならない。

（財政上の措置等）

第14条　国及び地方公共団体は、歯科口腔保健の推進に関する施策を実施するために必要な財政上の措置その他の措置を講ずるよう努めるものとする。

（口腔保健支援センター）

第15条　都道府県、保健所を設置する市及び特別区は、口腔保健支援センターを設けることができる。

2　口腔保健支援センターは、第7条から第11条までに規定する施策の実施のため、歯科医療等業務に従事する者等に対する情報の提供、研修の実施その他の支援を行う機関とする。


　　附　則

この法律は、公布の日から施行する。

# 6. 今後のたばこ対策の基本的考え方について（意見具申）

平成14年12月25日
厚生科学審議会

## 1. はじめに

喫煙が健康に及ぼす悪影響については、受動喫煙を含め多くの疫学研究等により、指摘がなされている。また、喫煙による医療費及び労働力などへの影響についても試算が行われている。

しかしながら、我が国の喫煙率は、特に男性について先進国の中でも極めて高く、また、未成年者の喫煙率も過去と比べてなお高いことから、今後、一層のたばこ対策の推進が必要となっている。

一方、WHOにおける来年5月の採択に向けて、現在「WHOたばこ対策枠組条約」の検討が進められており、このような状況の下、当審議会として、今後のたばこ対策の基本的考え方について、以下のとおりとりまとめた。

国民の健康を増進する観点から厚生労働大臣は、以下の基本的考え方に立って、今後のたばこ対策の一層の推進にあたられたい。

## 2. たばこに関する基本的認識

(1) 喫煙者に、がん、心臓病などの疾病の罹患率等が高いこと、及びこれら疾病の原因と関連があることは多くの疫学研究等により指摘されている。このため、たばこ対策を推進することにより、国民の健康に与える悪影響を低減させていくことが必要である。

○喫煙が健康に及ぼす悪影響については、長い研究の歴史があり、今日においては多くの研究成果が蓄積している。その結果、喫煙者に、がん、心臓病、脳卒中、肺気腫、喘息、歯周病等、特定の重要な疾病の罹患率等が高いこと、及びこれらの疾病の原因と関連があることは多くの疫学研究等により指摘されている。

○また、妊婦の喫煙による流産、早産、低出生体重児などの発生率の上昇も報告されており、妊娠中の喫煙が胎児の発育に悪影響を及ぼすことが指摘されている。

○なお、いわゆる低タール・低ニコチンたばこであっても、体内のニコチン量を一定に保つよう無意識のうちに調整する作用が働くことから、吸う本数や吸う強さが増え、逆に健康への悪影響が増大するという指摘もある。

(2) 喫煙には依存性があることは確立した科学的知見となっている。いったん喫煙を開始すると禁煙することは一般的には難しい。このため、成人で判断能力のある者に対しても、たばこ対策を推進することが必要である。

○国際疾病分類（ICD－10）や精神医学の分野で世界的に使用されている「精神障害者の診断及び統計マニュアル第4版）（DSM－Ⅳ）において、ニコチン依存は独立した疾患として扱われている。このようにたばこに依存性があることも確立した科学的知見となっている。

(3) 受動喫煙についても、最近の知見によると、本人による喫煙の場合と同様の事実が指摘されている。これは、喫煙していない他者の健康への悪影響を及ぼす者（他者危害）であり、たばこ対策を推進することは、この視点からも正当化される。

○受動喫煙により、肺がんや心臓病など様々な疾患の罹患率等が上昇したり、非喫煙妊婦でも低出生体重児の出産の発生率が上昇する、といった研究成果が近年数多く報告されており、他人のたばこの煙を吸わされることによって健康への悪影響が生じることについても指摘されている。

(4) 我が国の喫煙率は、特に男性について先進国の中でも極めて高い。さらに、未成年者の喫煙率も過去と比べて依然として高いものとなっている。未成年者の喫煙はすでに法律で禁止されており、法律の趣旨を徹底すること、未成年者にたばこ購入の機会を与えないことは、青少年保護の観点からも重要である。

○我が国の喫煙率は、先進国の中でも極めて高いものとなっている。男性の喫煙率は低下傾向にあるとはいえ、なお、50％近くに及び、国民の健康増進の観点から、さらに大幅な喫煙率の低下が必要である。また、女性の喫煙率は比較的低率で推移してきたが、それでも20―30代の女性の喫煙率は、40代以上の女性の喫煙率と比べて高く、男性と異なり今後喫煙率の上昇が懸念される。さらに妊婦の喫煙率が上昇傾向にあるとの調査もあり、胎児の発育に対する悪影響が懸念される。

○我が国では未成年者喫煙禁止法により未成年者の喫煙は禁止されている。しかしながら、未成年者の喫煙率は高校3年生の男子が36.9％、女子が15.8％との調査があり、これまでなされてきた取組にもかかわらず、高率

のまま推移しており、これらの世代が成人後も喫煙を継続し、喫煙率の上昇を支えることが懸念される。さらに、たばこには依存性があり、喫煙開始年齢が低ければ低いほど健康への悪影響が大きく現れるという問題もある。

(5) 喫煙による医療費、労働力などへの悪影響について、研究報告がある。このため、たばこ対策を推進することにより、これらの負担を低減させていくことが必要である。

○喫煙がなければ回避できた死亡者の数（超過死亡数）について、我が国では9万5千人にのぼるとのWHOの研究報告がある。また、喫煙が健康に与える悪影響の中でも特に、がん、循環器疾患といった疾患は、我が国の死因の6割を占めており、がんに関して言えば、特に喫煙による罹患・死亡リスクの上昇が高い肺がんは、がんの中でも死因の第1位を占めている。

○喫煙は、健康に悪影響を及ぼし、それが我が国の医療費に影響を与えており、喫煙がなければその分の負担が不要であった医療費（超過医療費）は1兆3千億円にのぼるとの試算もある。また、労働力への影響などを含めるとその額はさらに大きくなるとの試算もある。

## 3．今後のたばこ対策

(1) 基本的方向

① 「WHOたばこ対策枠組条約」については、現在、各国政府間で交渉中であるが、この条約は、たばこの需要・供給両面にわたる施策を推し進めることにより、喫煙の健康に及ぼす悪影響を減じ、健康増進を図ろうとするものである。その目的及び基本的方向はいずれも妥当なものであり、我が国としても、これらを十分認識した上で、国内対策の充実強化を図っていくべきである。

② 国民の健康増進の観点から、今後、たばこ対策に一層取り組むことにより、喫煙率を引き下げ、たばこの消費を抑制し、国民の健康に与える悪影響を低減させていくことが必要である。

(2) 具体的たばこ対策

今後の具体的たばこ対策としては、喫煙が健康に及ぼす悪影響についての十分な知識の普及、未成年者の喫煙率ゼロに向けた喫煙防止の推進、受動喫煙防止対策及び禁煙支援プログラムの普及の強力な推進が必要である。

○これまで、厚生労働省においては「健康日本21」の中で

・喫煙が及ぼす健康影響についての十分な知識の普及

・未成年者の喫煙をなくす

・公共の場及び職場における分煙の徹底及び効果の高い分煙に関する知識の普及

・禁煙支援プログラムの普及

に取り組むこととし、また、本年8月に公布された健康増進法の中でも受動喫煙防止措置を規定するなど、たばこ対策に取り組んできており、今後ともこの4本柱を強力に推進する必要がある。

① 喫煙が及ぼす健康への悪影響についての十分な知識の普及

喫煙が及ぼす健康への悪影響に関する科学的知見については、これまでも国や地方公共団体、保健医療関係者によって普及啓発が行われてきたが、今後、別添の資料を用いるなどにより国民にわかりやすい形で、あらゆる機会を通じて一層普及啓発を推進すべきである。また、たばこ包装の警告表示についても、最新の科学的知見や海外の事例も参考として、明確な形で示されることが必要である。

② 未成年者の喫煙防止

未成年者については、年齢が低い小学生のうちから「喫煙により肺がん等のリスクが高くなり、また、喫煙開始年齢が低ければ低いほど健康への悪影響が大きく現れること」や「いったん喫煙を始めると禁煙することは難しいこと」「受動喫煙による健康への悪影響」等の喫煙の健康への悪影響に関する正しい知識の普及を徹底する必要がある。未成年者の喫煙率ゼロに向けて、例えば学校医等学校保健関係者や地域保健関係者が小中学生に対して喫煙の健康への悪影響について健康教育を実施するなど、学校、家庭、医療機関、薬局等地域社会が一体となって、未成年者の喫煙の防止に一層積極的に取り組む必要がある。また、中高生のたばこの主な入手経路が自動販売機であることや、広告が児童や若年者に影響を与えることなどを踏まえ、適切な措置を講ずる必要がある。

③ 受動喫煙防止対策

受動喫煙防止対策については、「屋内に設置された喫煙場所の空気は屋外に排気する方法が、受動喫煙防止にとって最も有効である。」等とする、平成14年6月の「分煙効果判定基準策定検討会報告書」に沿った

対策を実施するなどの工夫を行い、対策を強化する必要がある。
④　禁煙支援プログラムの普及
　　いったん喫煙を開始すると自らの意思で禁煙することが難しいというたばこの性格に鑑み、医療機関、薬局等における個別保健指導、禁煙教室など禁煙支援プログラムを普及・充実していくことが必要である。
○なお、たばこの価格が上昇すると、成人及び未成年者の喫煙率が下がり、超過医療費なども減少するとの報告もあり、たばこの価格の引き上げはたばこ対策の有効な方法の一つと考えられる。
○また、これらの施策を実施する際には、関係省庁とも十分連携していくことが必要である。さらに、関係団体にも喫煙の健康への悪影響に関する健康教育の実施などたばこ対策についての働きかけを行う必要がある。


（別添）

# 喫煙の健康影響等について

## 1．喫煙の健康影響（非喫煙者を1とした場合の喫煙者の相対危険度）

①がんによる死亡

|  | 男 | 女 |
| --- | --- | --- |
| 平山らによる調査（1966～82） | 1.7 | 1.3 |
| 厚生省研究班による調査（1990～97） | 1.5 | 1.6 |

### 喫煙とがん死亡についての相対危険度（日本）

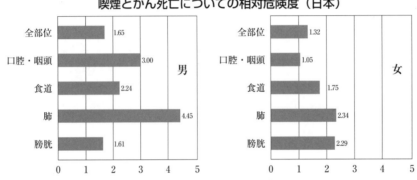

### 喫煙本数と肺がん死亡についての相対危険度（日本）

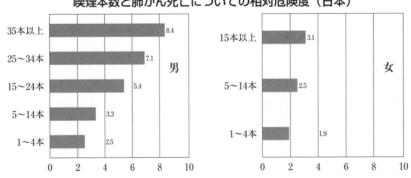

### 喫煙開始年齢別にみたがんの死亡比率（非喫煙者を1とした場合）

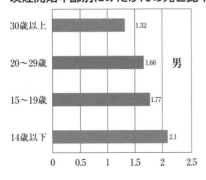

資料：いずれも平山らによる調査（1966～82）

②循環器病による死亡

|  | 男 | 女 |
| --- | --- | --- |
| 総死亡数 | 1.2 | 1.2 |
| 循環器病総死亡数 | 1.4 | 1.5 |
| 虚血性心疾患（心筋梗塞、狭心症等） | 1.7 | — |
| 脳卒中 | 1.7 | 1.7 |

（資料）1980〜90年の循環器疾患基礎調査（NIPPON DATA）

③妊娠中の喫煙が胎児に及ぼす影響

| 低出生体重児の相対危険度 | |
| --- | --- |
| 厚生省研究班による調査（1979） | 2.4 |
| 黒倉らによる調査（1984） | 1.7 |
| 中村らによる調査（1988） | 2.5 |

（資料）平成9年厚生白書より

④受動喫煙（他人のたばこの煙を吸わされること）と個別疾病との関係

| 個別疾病の相対危険度 | |
| --- | --- |
| 肺がん死亡数（US−EPA報告　1998） | 1.19 |
| 虚血性心疾患死亡数（Heらによる調査　1999） | 1.25 |

---

## ２．喫煙に伴い負担が増加する医療費（超過医療費）等

○超過医療費　1兆3,086億円〔国庫負担ベース　3,258億円〕

○超過死亡数9万5千人

（注）1．超過医療費は「平成13年度厚生労働科学研究費補助金　たばこ税増税の効果・影響等に関する調査研究報告書」による。

　　　　医療費の国庫負担割合24.9％として推計（平成11年度ベース）。

　　　2．超過死亡数「Peto, R., Lopez, AD., Boreham, J. et Imperial Cancer Research Fund and World Health Organization. Mortality from Smoking in Developed Countries: 1950-2000. Oxford University Press, Oxford 1994.

（参考1）喫煙率

諸外国の喫煙率 (%)

| 国名 | 男性 | 女性 |
| --- | --- | --- |
| 日本 | 45.9 | 9.9 |
| ドイツ | 39.0 | 31.0 |
| フランス | 38.6 | 30.3 |
| オランダ | 37.0 | 29.0 |
| イタリア | 32.4 | 17.3 |
| イギリス | 27.0 | 26.0 |
| カナダ | 27.0 | 23.0 |
| 米国 | 25.7 | 21.5 |
| オーストラリア | 21.1 | 18.0 |
| スウェーデン | 19.0 | 19.0 |

出典：世界保健機構(WHO)Tobacco ATLAS(2002)
（日本は国民栄養調査）

我が国の喫煙率

出典：国民栄養調査

（参考2）たばこ煙の成分分析

○たばこ煙は4,000種類以上の化学物質を含有。

○そのうち生理的に影響を及ぼす主な有害物質は、ニコチンと一酸化炭素。

○ニコチンは中枢神経系の興奮と抑制、心拍数の増加、血圧上昇、末梢血管の収縮などの影響。

○一酸化炭素は赤血球のヘモグロビンと結びつき、酸素運搬機能を阻害。

○この他ベンゾピレン等40種類以上の発がん物質、発がん促進物質を含有。

（参考3）未成年者の喫煙について

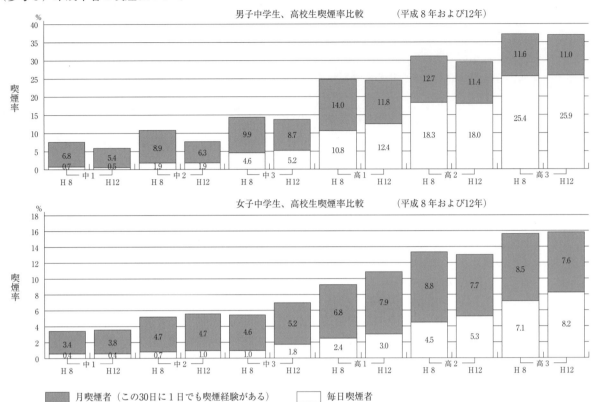

月喫煙者（この30日に1日でも喫煙経験がある）　　毎日喫煙者

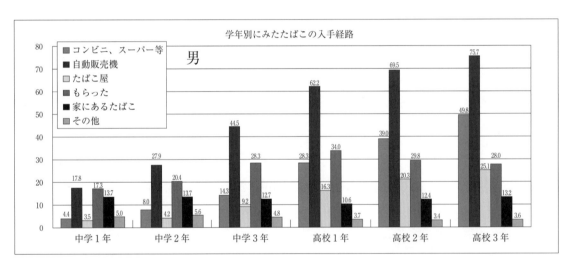

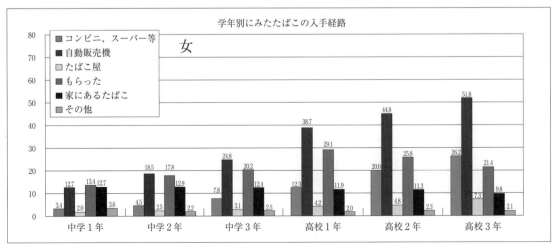

出典：平成9年度厚生科学研究費補助金健康増進研究事業「防煙の実態に関する研究」
　　：平成12年度厚生労働科学研究費補助金厚生科学特別研究事業「未成年者の喫煙および飲酒行動に関する全国調査」

（参考４）たばこ包装における警告表示の例

米国
SURGEON GENERAL'S WARNING;
    Smoking By Pregnant Women May Result in Fetal Injury, Premature Birth, And Low Birth Weight.
    Quitting Smking Now Greatly Reduces Serious Risks to Your Health.
    Smoking Causes Lung Cancer, Heart Disease, Emphysema, And May Complicate Pregnancy.

オーストラリア
    SMOKING CAUSES LUNG CANCER
    SMOKING IS ADDICTIVE
    SMOKING KILLS
    SMOKING CAUSES HEART DISEASE
    SMOKING WHEN PREGNANT HARMS YOUR BABY
    YOUR SMOKING CAN HARM OTHERS

カナダ
    CIGARETTES ARE HIGHLY ADDICTIVE
    CHILDREN SEE CHILDREN DO
    CIGARETTES HURT BABIES
    TOBACCO USE CAN MAKE YOU IMPOTENT
    DON'T POISON US
    TOBACCO SMOKE HURTS BABIES
    CIGARETTES CAUSE STROKES
    CIGARETTES CAUSE MOUTH DISEASES
    EACH YEAR THE EQUIVALENT OF A SMALL CITY DIES FROM TOBACCO USE
    CIGARETTES CAUSE LUNG CANCER（２種類あり）
    CIGARETTES LEAVE YOU BREATHLESS
    IDLE BUT DEADLY
    CIGARETTES ARE A HEATBREAKER
    WHERE THERE'S SMOKE THERE'S HYDROGEN CYANIDE
    YOU,RE NOT ONLY ONE SMOKING THIS CIGARETTE

（参考５）　１箱当たりの価格と税額

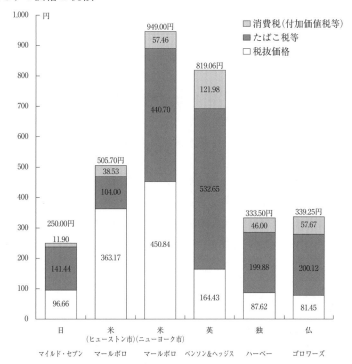

凡例：
■ 消費税（付加価値税等）
■ たばこ税等
□ 税抜価格

| | 日 | 米（ヒューストン市） | 米（ニューヨーク市） | 英 | 独 | 仏 |
|---|---|---|---|---|---|---|
| 合計 | 250.00円 | 505.70円 | 949.00円 | 819.06円 | 333.50円 | 339.25円 |
| 消費税（付加価値税等） | 11.90 | 38.53 | 57.46 | 121.98 | 46.00 | 57.67 |
| たばこ税等 | 141.44 | 104.00 | 440.70 | 532.65 | 199.88 | 200.12 |
| 税抜価格 | 96.66 | 363.17 | 450.84 | 164.43 | 87.62 | 81.45 |
| 銘柄 | マイルド・セブン | マールボロ | マールボロ | ベンソン＆ヘッジス | ハーベー | ゴロワーズ |

（注）・平成14年９月現在の価値に基づく１箱（20本、ドイツは19本）当たりの数値である。
　　　・各国の付加価値税等の税率は次のとおり。日本（消費税等）５％、アメリカ（小売売上税）8.25％、
　　　　イギリス17.5％、ドイツ16％、フランス19.6％
　　　・邦貨換算には、次のレートを用いた。１ドル＝130円、１ポンド＝187円、１ユーロ＝115円
　　出典：税制調査会第34回総会（10月29日）資料説明資料（酒税・たばこ税・エネルギー関係諸税等）より

# 7. 受動喫煙防止対策について

（平成22年2月25日）

（健発0225第2号）

（各都道府県知事・各保健所設置市・各特別区長あて厚生労働省健康局長通知）

　健康増進法（平成14年法律第103号。以下「法」という。）第25条に規定された受動喫煙の防止については、「受動喫煙防止対策について」（平成15年4月30日付け健発第0430003号厚生労働省健康局長通知。以下「旧通知」という。）において、その必要な措置の具体的な内容及び留意点を示しているところである。

　その後、平成17年2月に「たばこの規制に関する世界保健機関枠組条約」が発効し、平成19年6月から7月にかけて開催された第2回締約国会議において、「たばこの煙にさらされることからの保護に関するガイドライン」が採択されるなど、受動喫煙を取り巻く環境は変化してきている。

　このような状況を受け、平成21年3月に「受動喫煙防止対策のあり方に関する検討会報告書」（別添）が取りまとめられたことを踏まえ、今後の受動喫煙防止対策の基本的な方向性等について下記のとおりとするので、御了知の上、関係方面への周知及び円滑な運用に御配慮をお願いしたい。

　また、職場における受動喫煙防止対策は、厚生労働省労働基準局安全衛生部において、「職場における受動喫煙防止対策に関する検討会」において、今後の方向性についての議論をしているところであり、併せてご了知いただきたい。

　なお、旧通知は、本日をもって廃止する。

記

## 1　法第25条の規定の制定の趣旨

　法第25条の規定において「学校、体育館、病院、劇場、観覧場、集会場、展示場、百貨店、事務所、官公庁施設、飲食店その他の多数の者が利用する施設を管理する者は、これらを利用する者について、受動喫煙を防止するために必要な措置を講ずるように努めなければならない」こととした。また、本条において受動喫煙とは「室内又はこれに準ずる環境において、他人のたばこの煙を吸わされること」と定義した。

　受動喫煙による健康への悪影響については、科学的に明らかとなっている。[注]

　本条は、受動喫煙による健康への悪影響を排除するために、多数の者が利用する施設を管理する者に対し、受動喫煙を防止する措置をとる努力義務を課すこととし、これにより、国民の健康増進の観点からの受動喫煙防止の取組を積極的に推進することとしたものである。

注）受動喫煙による健康への悪影響については、流涙、鼻閉、頭痛等の諸症状や呼吸抑制、心拍増加、血管収縮等生理学的反応等に関する知見が示されるとともに、慢性影響として、肺がんや循環器疾患等のリスクの上昇を示す疫学調査があり、IARC（国際がん研究機関）は、証拠の強さによる発がん性分類において、たばこをグループ1と分類している。

　　また、受動喫煙により非喫煙妊婦であっても低出生体重児の出産の発生率が上昇するという研究報告がある。

　　また、国際機関や米英をはじめとする諸外国における公的な総括報告においては、受動喫煙の煙中には、ニコチンや一酸化炭素など様々な有害化学物質が含まれており、乳幼児突然死症候群、子どもの呼吸器感染症や喘息発作の誘発など呼吸器疾患の原因となり、特に親の喫煙によって、子どもの咳・たんなどの呼吸器症状や呼吸機能の発達に悪影響が及ぶなど、様々な報告がなされている。

## 2　法第25条の規定の対象となる施設

　法第25条の規定においてその対象となる施設として、学校、体育館、病院、劇場、観覧場、集会場、展示場、百貨店、事務所、官公庁施設、飲食店が明示されているが、本条における「その他の施設」は、鉄軌道駅、バスターミナル、航空旅客ターミナル、旅客船ターミナル、金融機関、美術館、博物館、社会福祉施設、商店、ホテル、旅館等の宿泊施設、屋外競技場、遊技場、娯楽施設等多数の者が利用する施設を含むものであり、本条の趣旨にかんがみ、鉄軌道車両、バス、タクシー、航空機及び旅客船などについても「その他の施設」に含むものである。

### 3 今後の受動喫煙防止対策の基本的な方向性

今後の受動喫煙防止対策の基本的な方向性として、多数の者が利用する公共的な空間については、原則として全面禁煙であるべきである。一方で、全面禁煙が極めて困難な場合等においては、当面、施設の態様や利用者のニーズに応じた適切な受動喫煙防止対策を進めることとする。

また、特に、屋外であっても子どもの利用が想定される公共的な空間では、受動喫煙防止のための配慮が必要である。

### 4 受動喫煙防止措置の具体的方法

(1) 施設・区域における受動喫煙防止対策

全面禁煙は、受動喫煙対策として極めて有効であると考えられているため、受動喫煙防止対策の基本的な方向性として、多数の者が利用する公共的な空間については、原則として全面禁煙であるべきである。全面禁煙を行っている場所では、その旨を表示し周知を図るとともに、来客者等にも理解と協力を求める等の対応をとる必要がある。

また、少なくとも官公庁や医療施設においては、全面禁煙とすることが望ましい。

(2) 全面禁煙が極めて困難である施設・区域における受動喫煙防止対策

全面禁煙が極めて困難である場合には、施設管理者に対して、当面の間、喫煙可能区域を設定する等の受動喫煙防止対策を求めることとし、将来的には全面禁煙を目指すことを求める。

全面禁煙が極めて困難である場合においても、「分煙効果判定基準策定検討会報告書」（平成14年6月）等を参考に、喫煙場所から非喫煙場所にたばこの煙が流れ出ないことはもちろんのこと、適切な受動喫煙防止措置を講ずるよう努める必要がある。喫煙可能区域を設定した場合においては、禁煙区域と喫煙可能区域を明確に表示し、周知を図り、理解と協力を求めるとともに、喫煙可能区域に未成年者や妊婦が立ち入ることがないように、措置を講ずる必要がある。例えば、当該区域が喫煙可能区域であり、たばこの煙への曝露があり得ることを注意喚起するポスター等を掲示する等の措置が考えられる。

### 5 職場における受動喫煙防止対策との連携と調和

(1) 労働者のための受動喫煙防止措置は、「職場における喫煙対策のためのガイドライン」（平成15年5月9日付け基発第0509001号厚生労働省労働基準局長通達）に即した対策が講じられることが望ましい。

(2) 都道府県労働局においても、職場における受動喫煙防止対策を推進していることから、法第25条に基づく施策の実施に当たっては、管内労働局との連携を図る。

(3) 法第25条の対象となる施設の管理者は多岐にわたるが、これらの管理者を集めて受動喫煙の健康への悪影響や各地の好事例の紹介等を内容とした講習会を開催するなど、本条の趣旨等の周知徹底を図る。この際、職場における受動喫煙対策推進のための教育については、「職場における喫煙対策推進のための教育の実施について」（平成16年5月13日付け基発第0513001号厚生労働省労働基準局長通達）により都道府県労働局が推進していることに留意する。

### 6 その他

(1) 平成15年度より、株式会社日本政策金融公庫（旧国民生活金融公庫）の生活衛生資金貸付の対象として、受動喫煙防止施設が追加されていることから、飲食店、旅館等の生活衛生関係営業者に対して、これを周知する。また、都道府県や市町村において、禁煙支援の保健指導、分煙方法の情報提供等を実施している場合、事業者や個人の参加をより一層促すよう努力する。

(2) 受動喫煙防止対策を実効性をもって継続的に推進するためには、社会全体として受動喫煙防止対策に取り組むという気運を醸成することが重要である。このためにも、本通知を幅広く周知し、理解と協力を求めるとともに、健康日本21の枠組み等のもと、たばこの健康への悪影響や、禁煙を促す方法等について、さまざまな機会をとらえて普及啓発を行うなどの受動喫煙防止対策を進めていく必要がある。

(3) エビデンスに基づいた情報の発信及び普及啓発

ア 受動喫煙による健康影響に関する客観的な研究成果を活用し、受動喫煙の実態や健康への悪影響、諸外国の取組状況等について情報提供を進める。

イ 受動喫煙防止対策の推進に当たり、ニコチン代替製剤や内服薬等の禁煙補助薬による禁煙方法等の禁煙を促す情報等を提供する。

ウ たばこの健康への悪影響について普及啓発し、禁煙を促す方法等について、健康教育の一環として、地域、職域、家庭等において、関係者の対話と連携のもとで一層推進する。

特に健康被害を受けやすい乳幼児の家庭内受動喫煙防止のために、妊婦健診や両親教室など様々な機会を捉えて、禁煙とその継続を図るよう啓発する。


［別添］

## 受動喫煙防止対策のあり方に関する検討会　報告書

## Ⅰ　はじめに

我が国の受動喫煙防止対策は、平成12年に策定された「21世紀における国民健康づくり運動（健康日本21）」において「たばこ」に関する目標の一つとして「公共の場及び職場における分煙の徹底及び効果の高い分煙に関する知識の普及」を掲げ取り組んでいるほか、平成15年から施行されている健康増進法第25条に基づき、取組を推進してきたところである。

平成17年2月には、「たばこの規制に関する世界保健機関枠組条約」（以下「条約」という。）が発効し、平成19年6月から7月にかけて開催された第2回締約国会議において、「たばこの煙にさらされることからの保護に関するガイドライン」がコンセンサスをもって採択された。我が国も条約の締約国として、たばこ対策の一層の推進が求められている。

また、これらを受けて、公共の場や職場においても禁煙区域を設ける動きがみられてきた。

こうした背景のもと、我が国の受動喫煙防止対策について、改めて現状を把握し、基本的考え方を整理するとともに、今後の対策の方向性を示すため、受動喫煙防止対策のあり方に関する検討会を開催し、平成20年3月26日より6回にわたり議論し、意見聴取を踏まえた検討を経て、報告書をまとめるに至った。


## Ⅱ　現況認識と基本的考え方

1．現況認識

(1) 受動喫煙が死亡、疾病及び障害を引き起こすことは科学的に明らかであり、国際機関や米英をはじめとする諸外国における公的な総括報告において、以下が報告されている。

① 受動喫煙は、ヒトに対して発がん性がある化学物質や有害大気汚染物質への曝露である。[1]

② 受動喫煙の煙中には、ニコチンや一酸化炭素など様々な有害化学物質が含まれており、特にヒトへの発がん性がある化学物質であるベンゾピレン、ニトロソアミン等も含まれている。[1]

③ 受動喫煙は、乳幼児突然死症候群、子どもの呼吸器感染症や喘息発作の誘発など呼吸器疾患の原因となる。特に親の喫煙によって、子どもの咳・たんなどの呼吸器症状や呼吸機能の発達に悪影響が及ぶ。[1]

④ 受動喫煙によって、血管内皮細胞の障害や血栓形成促進の作用が認められ、冠状動脈疾患の原因となる。[1]

⑤ 受動喫煙によって、急性の循環器への悪影響がある。[1]

また、受動喫煙を防止するため公共的な空間での喫煙を規制した国や地域から、規制後、急性心筋梗塞等の重篤な心疾患の発生が減少したとの報告が相次いでなされている。[2][3]

(2) 我が国の現在の成人喫煙率は男女合わせて24.1％[4]であり、非喫煙者は未成年者を含む全人口の4分の3を超えているが、受動喫煙の被害は喫煙者が少なくなれば軽減されるというものではない。たとえ喫煙者が一人であっても、その一人のたばこの煙に多くの非喫煙者が曝露されることがある。

また、家庭に子どもや妊産婦のいる割合が高い20代・30代の喫煙率は、その他の年代と比べて高く、20代では男性47.5％、女性16.7％、30代では男性55.6％、女性17.2％となっている[4]。少量のたばこの煙への曝露であっても影響が大きい子どもや妊婦などが、たばこの煙に曝露されることを防止することが重要で喫緊の課題となっている。

(3) こうした中、我が国では、日本学術会議からの脱たばこ社会の実現に向けた提言[5]、神奈川県公共的施設における受動喫煙防止条例の制定に向けた取組、成人識別機能付自動販売機の導入（平成20年7月より全国稼働）、JRやタクシーなど公共交通機関における受動喫煙防止対策の取組の前進など、たばこをめぐる環境が変化しつつあり、たばこ対策について国民の関心も高まってきている。

(4) 国際的には、平成17年2月に、たばこの消費及び受動喫煙が健康、社会、環境及び経済に及ぼす破壊的な影響から現在及び将来の世代を保護することを目的として、条約が発効され、第8条において、「たばこの煙にさらされることからの保護」として、受動喫煙防止に関する下記条項が明記されている。

・1　締約国は、たばこの煙にさらされることが死亡、疾病及び障害を引き起こすことが科学的証拠により明白に証明されていることを認識する。

・2　締約国は、屋内の職場、公共の輸送機関、屋内の公共の場所及び適当な場合には他の公共の場所におけるたばこの煙にさらされることからの保護を定める効果的な立法上、執行上、行政上又は他の措置を国内法によって決定された既存の国の権限の範囲内で採択し及び実施し、並びに権限のある他の当局による当該措置の採択及び実施を積極的に促進する。

また、平成19年6月から7月にかけて開催された第2回締約国会議において「たばこの煙にさらされることからの保護に関するガイドライン」が策定されたことや各国の状況等の国際的な潮流も踏まえ、条約締約国である我が国においても受動喫煙防止対策を一層推進し、実効性の向上を図る必要がある。

2．基本的考え方

(1) 受動喫煙防止対策の推進に当たって、受動喫煙を含むたばこの健康への悪影響についてエビデンスに基づく正しい情報を発信し、一人ひとりがたばこの健康への悪影響について理解を深めるとともに、ニーズに合わせた効果的な普及啓発を一層推進することにより、受動喫煙防止対策があまねく国民から求められる気運を高めていくことが重要である。

また、喫煙者の喫煙の自由や権利が主張されることがあるが、喫煙者は自分の呼出煙、副流煙が周囲の者を曝露していることを認識する必要があるとともに、喫煙者の周囲の者が意図せずしてたばこの煙に曝露されることから保護されるべきであること、受動喫煙というたばこの害やリスク（他者危害）から守られるべきであることを認識する必要がある。

(2) 今後の受動喫煙防止対策は、基本的な方向性として、多数の者が利用する公共的な空間については、原則として全面禁煙であるべきである。特に、子どもが利用する学校や医療機関などの施設をはじめ、屋外であっても、公園、遊園地や通学路などの空間においては、子どもたちへの受動喫煙の被害を防止する措置を講ずることが求められる。そのためには、国や地方公共団体はもちろんのこと、様々な分野の者や団体が取組に参画し、努力する必要がある。

(3) 一方で、我が国の飲食店や旅館等は、中小規模の事業所が多数を占めている中で、昨今の世界的な社会経済状態の影響等も相まって、飲食店経営者や事業者等にとって、自発的な受動喫煙防止措置と営業とを両立させることが困難な場合があるとの意見がある。このような意見も考慮した上で、受動喫煙防止対策の基本的な方向性を踏まえつつ、対策を推進するためには、社会情勢の変化に応じて暫定的に喫煙可能区域を確保することもとり得る方策の一つである。

## Ⅲ　今後推進すべき受動喫煙防止対策について

（施設・区域において推進すべき受動喫煙防止対策）

(1) 国及び地方公共団体は、多数の者が利用する施設・区域のうち、全面禁煙とするべき施設・区域を示すことが必要である。例えば、その施設を利用することが不可避である、医療機関、保健センター等の住民の健康維持・増進を目的に利用される施設、官公庁、公共交通機関等が考えられる。

(2) 国は、多数の者が利用する施設における受動喫煙防止対策の取組について、進捗状況や実態を把握する必要がある。

(3) 施設管理者及び事業者は、多数の者が利用する施設の規模・構造、利用状況等により、全面禁煙が困難である場合においても、「分煙効果判定基準策定検討会報告書」[6]等を参考に、適切な受動喫煙防止措置を講ずるよう努める必要がある。また、将来的には全面禁煙を目指すよう努める必要がある。

(4) 中小規模の事業所が多数を占める飲食店や旅館等では、自発的な受動喫煙防止措置と営業を両立させることが困難な場合があることに加え、利用者に公共的な空間という意識が薄いため、受動喫煙防止対策の実効性が確保し難い状況にある。しかしながら、このような状況にあっても、受動喫煙をできる限り避けたいという利用者が増えてきていることを十分考慮し、喫煙席と禁煙席の割合の表示や、喫煙場所をわかりやすく表示する等の適切な受動喫煙防止措置を講ずることにより、意図せずしてたばこの煙に曝露されることから人々を保護

する必要がある。

　また、国民は、受動喫煙の健康への悪影響等について十分理解し、施設内での受動喫煙防止対策や表示等を十分意識する必要がある。国及び地方公共団体等は、わかりやすい情報提供がなされるよう環境整備に努める必要がある。

(5)　喫煙可能区域を確保した場合においては、喫煙可能区域に未成年者や妊婦が立ち入ることがないようにする措置を講ずる必要がある。例えば、その場が喫煙可能区域であり、たばこの煙への曝露があり得ることを注意喚起するポスター等を掲示する等の措置が考えられる。

　また、このような場合においては、従業員についてみれば、長時間かつ長期間にわたりたばこの煙に曝露されることもあるため、従業員を健康被害から守るための対応について検討を深める必要がある。

（エビデンスに基づく正しい情報の発信）

(6)　国内での受動喫煙防止対策に有用な、下記のような調査・研究を進める必要がある。

　① 我が国の特殊性を考慮しながら、室内空間の変化に対応した受動喫煙による曝露状況の調査やバイオマーカー（注1）を用いた受動喫煙によるたばこの煙への曝露を評価・把握するための研究

　② 受動喫煙曝露による生体への影響の詳細について諸外国との比較研究調査や規制によるサービス産業への経済影響に関する調査研究、これまでの研究結果を利用したメタアナリシス（注2）等

　③ 調査・研究によって得られたエビデンスや結果を有効に発信するための仕組みに関する研究

　（注1）バイオマーカー：血液や尿に含まれる生体由来の物質で、体内の生物学的変化をとらえるための指標となるもの

　（注2）メタアナリシス：過去に行われた複数の研究成果を集積・統合し解析する研究手法。これにより、研究成果の信頼性の向上を図ることができる

(7)　国・地方公共団体は、これらの研究成果を活用し、受動喫煙の実態や健康への悪影響、諸外国の取組状況等について情報提供を進めることが必要である。

(8)　このほか、受動喫煙防止対策の推進に当たり、ニコチン代替製剤や内服薬等の禁煙補助薬等、禁煙希望者が安くかつ楽に禁煙する方法等の禁煙を促す情報等についても発信する必要がある。特に薬局にて禁煙補助薬が入手可能になったことを広く周知する必要がある。また、「残留たばこ成分」等の新しい概念や煙の出ないいわゆる「無煙たばこ」等の新しいたばこ関連製品に関する健康影響についての情報提供も重要である。

（普及啓発の促進）

(9)　たばこの健康への悪影響について普及啓発し、禁煙を促す方法等について、健康教育の一環として、地域、職域、学校、家庭等において、関係者の対話と連携のもとで一層推進する必要がある。特に健康被害を受けやすい乳幼児の家庭内受動喫煙防止のために、妊婦健診や両親教室など様々な機会を捉えて、禁煙とその継続を図るよう啓発することが重要である。

(10)　また、保健医療従事者は、専門領域や本人の喫煙状況等にかかわらず、たばこの健康への悪影響について正確な知識を得て、健康教育、特に禁煙教育や喫煙防止教育にこれまで以上に積極的に携わっていく責務があることを自覚する必要がある。

## Ⅳ　今後の課題

今後検討を行っていく必要のある課題として、以下の事項が考えられる。

(1)　受動喫煙については、子どもや妊産婦など特に保護されるべき立場の者への悪影響が問題となっている。屋外であっても、子どもや多数の者の利用が想定される公共的な空間（例えば、公園、通学路等）での受動喫煙防止対策は重要である。しかしながら、路上喫煙禁止等の措置によって喫煙者が公園において喫煙するという状況がみられる。受動喫煙防止対策の基本的な方向性を踏まえつつ、対策を推進するために、暫定的に喫煙可能区域を確保する場合には、子どもに被害が及ばないところとする等の措置も検討する必要がある。

(2)　職場によっては従業員本人の自由意思が表明しにくい可能性もあることも踏まえ、職場において可能な受動喫煙防止対策について検討していく必要がある。

(3)　たばこ価格・たばこ税の引上げによって喫煙率の低下を図ることは重要であり、その実現に向けて引き続き努力する必要がある。

(4)　国、地方公共団体等の行政機関の協働・連携を図るなど、受動喫煙防止対策を実効性を持って持続的に推進

するための努力を更に継続していく必要がある。

　　また、諸外国におけるクイットライン（電話による禁煙相談）のように手軽に活用できる禁煙支援のための方策・連携体制の構築等について検討する必要がある。

(5)　受動喫煙の健康への悪影響について、国民や関係者が十分理解し、自ら問題意識をもって、共同体の一員として問題解決に臨む必要がある。受動喫煙防止対策を実効性をもって持続的に推進するためには、社会全体として受動喫煙防止対策に取り組むという気運を従来にも増して醸成することが重要であり、そのための効果的な方策を探るとともに速やかに行動に移す必要がある。

## Ⅴ　おわりに

　健康日本21や健康増進法、条約に基づき、今後とも受動喫煙防止対策を含めたたばこ対策を推進し、国民の健康増進を図る必要がある。受動喫煙防止対策は、その進捗状況及び実態を踏まえるとともに、諸外国の状況や経験を参考にしながら、更なる対策の進展に向け、関係者の参画のもとで系統的な取組を行い、評価する必要がある。

1 ）The Health Consequences of Involuntary Exposure to Tobacco Smoke "A Report of Surgeon General 2006
2 ）Glantz SA. Meta-analysis of the effects of smokefree laws on acute myocardial infarction：An update. Preventive Medicine.2008;47;452-53
3 ）Pell JP et al.Smoke-free legislation and hospitalizations for acute coronary syndrome.N Engl J Med 2008;359：482-91
4 ）平成20年12月25日「平成19年国民健康・栄養調査概要」：厚生労働省
5 ）平成20年３月４日「脱タバコ社会の実現に向けて」：日本学術会議
6 ）平成14年６月分煙効果判定基準策定検討会報告書：厚生労働省

---

### 受動喫煙防止対策のあり方に関する検討会報告書（概要）

●基本的な方向性として、多数の者が利用する公共的な空間については、原則として全面禁煙であるべき。

●社会情勢の変化に応じて暫定的に喫煙可能区域を確保することもとり得る方策の一つ。

●受動喫煙を含むたばこの健康への悪影響についてエビデンスに基づく正しい情報を発信し、受動喫煙防止対策が国民から求められる気運を高めていくことが重要。

●喫煙者は自分のたばこの煙が周囲の者を曝露していることを認識することが必要。

施設・区域において推進すべき受動喫煙防止対策

・国及び地方公共団体は、全面禁煙とするべき施設・区域を示すことが必要。

・国は、受動喫煙防止対策の取組について、進捗状況や実態を把握することが必要。

・施設管理者及び事業者は、全面禁煙が困難である場合においても、適切な受動喫煙防止措置を講ずるよう努めることが必要。

・喫煙可能区域を確保した場合には、その区域に未成年者や妊婦が立ち入ることがないようにする措置を講ずることが必要。

・従業員を健康被害から守るための対応について検討を深めることが必要。

その他の対策

・受動喫煙防止対策に有用な調査・研究を進め、エビデンスに基づく正しい情報を発信することが必要。

・禁煙を促す情報等を発信することが必要。また、「残留たばこ成分」等の新しい概念や新しいたばこ関連製品に関する健康影響についての情報提供も重要。

・たばこの健康への悪影響について普及啓発し、禁煙を促す方法等について、健康教育の一環として一層推進することが必要。

・保健医療従事者は、健康教育（特に禁煙教育や喫煙防止教育）に積極的に携わっていく責務があることを自覚することが必要。

今後の課題

・暫定的に喫煙可能区域を確保する場合には、子どもに被害が及ばないところとする等の措置も検討することが必要。

・職場における受動喫煙防止対策について検討していくことが必要。

・たばこ価格・たばこ税の引上げによる喫煙率低下の実現に向けて引き続き努力することが必要。

・受動喫煙防止対策を実効性を持って持続的に推進するための努力を更に継続していくことが必要。

・社会全体として受動喫煙防止対策に取り組むという気運を従来にも増して醸成することが重要であり、そのための効果的な方策を探るとともに、速やかに行動に移すことが必要。

# 8．健康づくりのための食環境整備に関する検討会報告書（抄）

平成16年3月

## 1　はじめに

　わが国では、生活習慣病の増加が健康課題となっており、すべての国民が健やかで心豊かに生活できる活力ある社会とするため、壮年期死亡の減少、健康寿命の延伸及び生活の質の向上を実現することを目的として、平成12年3月から「21世紀における国民健康づくり運動（健康日本21）」（以下「健康日本21」という。）を推進しているところである。

　栄養・食生活は、生命を維持し、健やかに成長し、また人々が健康で幸福な生活を送るために欠くことのできない営みである。「健康日本21」における栄養・食生活分野においては、健康・栄養状態の是正を図るとともに、国民すべてが良好な食生活を実践できる力を十分に育み、発揮できるような平等な機会と資源を確保することを目的として、1）栄養状態をより良くするための「適正な栄養素（食物）の摂取」、2）適正な栄養素（食物）摂取のための「行動変容」、3）個人の行動変容を支援するための「環境づくり」が必要であることから、大きく3段階に分けて目標設定し推進してきている。また、国民一人一人が食生活の改善に取り組めるよう、食生活指針を策定し、普及啓発してきたところである。

　しかしながら、栄養・食生活と健康に関する適切な情報が必ずしも国民及び関係者に十分伝わっていない状況にある。そこで、一人一人の行動の変容に結びつけるためには、適切な情報の提供や食物選択の幅を広げることなど個々人の健康づくりを支援する環境づくりが重要であることから、健康づくりを支援するための栄養・食生活に関する環境づくり（食環境整備）の推進方策を検討することを目的として、厚生労働省において「健康づくりのための食環境整備に関する検討会」を開催した。

　健康づくりのための食環境整備に関する基本的な考え方及び具体的な取組について、平成15年11月12日分ら平成16年3月17日まで計5回の検討を行い、今般、本報告書を取りまとめたところである。

## 2　栄養・食生活の現状

○男性の肥満の増加と女性の低体重の増加

　成人における肥満の状況をみると、男性の肥満者の割合は、20年前に比べいずれの年齢層においても増加しており、30〜60歳代では、約30％が肥満となっている（図1　略）。また、女性においては、若年者において低体重の者の割合が増加しており、20歳代では、約25％が低体重の状況である（図2　略）。

　肥満は、高血圧症、糖尿病、高脂血症等の疾病の危険因子であり、肥満予防が疾病発症の予防にもつながる。また、若年女性の低体重については、食事量全体が少ないことで微量栄養素の欠乏、骨量の減少や不妊といった将来的な健康に影響をもたらすことが懸念される。

図1　肥満者（BMI≧25）の割合（略）

図2　低体重（やせ）の者（BMI＜18.5）の割合（略）

○食事の状況

　昼食の外食の状況をみると、20〜59歳の男性では50％以上が、20〜49歳の女性では約40％が外食や調理済み食を利用しており、食事の外部化が進んでいる（図3　略）。

　また、「1日最低1食、きちんとした食事を2人以上で楽しく、30分以上かけて食べる」者の割合は、男性では約6割、女性では約7割である（図4　略）。

図3　外食等の利用状況（昼食）（略）

図4　1日最低1食、きちんとした食事を2人以上で楽しく、30分以上かけて食べる人の割合（略）

　また、外食の利用頻度が特に高い20歳代男女を例として、野菜の摂取量をみると、外食の利用頻度が高いほど、緑黄色野菜及びその他の野菜の摂取量が少ない状況にある。（図5　略）。

図5　外食の利用頻度別にみた野菜摂取量（20歳代）（略）

## ○栄養や食事に対する関心、知識・技術

　　自分の健康づくりのために、栄養や食事について「まったく考えない」または「あまり考えない」者の割合は、15～19歳の男性では約60％、女性では約40％であり、若年層では栄養や食事に対して無関心な者が多い状況にある（図6　略）。

　　また、適切な食品選択や食事の準備のために必要な知識や技術についてたずねたところ、「まったくない」、「あまりない」と回答する者が、男性ではいずれの年齢層でも半数以上、女性では15～29歳で半数以上みられ、知識や技術がないと自覚している者が多い状況にある（図7　略）。

　　図6　栄養や食事に対する関心（略）
　　図7　適切な食品選択や食事の準備のために必要な知識・技術（略）

## ○飲食店等での栄養成分表示やバランスのとれたメニューの提供

　　外食料理や加工食品の栄養成分表示が必要だと思う者の割合は、男性で約60％、女性で約70％であるのに対し、栄養成分表示を見たことがある者の割合は、男性約30％、女性約40％であった（図8、図9　略）。栄養成分表示を見たことがあると回答した者に対して、栄養成分表示を参考にしてメニューを選ぶかをたずねたところ、「いつも」もしくは「時々参考にして選ぶ」と答えた者の割合は、男性約60％、女性約80％であった（図10　略）。

　　図8　料理等の栄養成分表示は必要だと思うか（略）
　　図9　飲食店等で栄養成分表示を見たことがあるか（略）
　　図10　栄養成分表示を参考にメニューを選ぶか（略）

　　また、身近な飲食店や食品売場、職場の給食施設・食堂などにおいて、栄養素等のバランスのとれたメニューを提供していると思うかをたずねたところ、「わからない」が最も多く33.8％、次いで「提供しているところは、少ないと思う」30.8％、「半分くらいが提供していると思う」26.9％であった（図11　略）。

　　図11　飲食店等で栄養バランスのとれたメニューを提供していると思うか（略）

## ○栄養や健康について学ぶ環境、栄養や食事の情報源

　　地域、職場や学校等に、健康や栄養に関する学習や活動を行う自主的な集まり（サークル）があるかをたずねた結果、「ある」と答えた者の割合は、男性4.2～10.3％（平均6.1％）、女性3.6～18.0％（平均14.0％）であった（図12　略）。

　　健康づくりのための栄養や食事に関する情報源として多くあげられたものは、男女ともに、テレビ・ラジオがもっとも多く、これらの情報源としてマスメディアの役割が大きいことがわかる（図13　略）。

　　図12　地域、職場や学校等で、健康あるいは栄養に関する学習や活動を行う自主的な集まり（サークル）があるか（略）
　　図13　健康づくりに必要な栄養や食事に関する知識や情報をどこから得ているか（略）

## 3　健康づくりのための食環境整備の必要性

### （1）健康づくり（ヘルスプロモーション）の観点からの環境づくりの必要性

　WHOのオタワ憲章（1986年）においては、「人々がみずからの健康をコントロールし、改善することができるようにするプロセス」として、ヘルスプロモーションが定義されている。私たちは毎日の生活をより良く生きるための資源として健康をとらえ、いわば"自己の責任"において毎日の生活行動を選択していく。他方、私たちの毎日の生活行動は、私たちを取り巻く様々なことがら、すなわち環境に大きく影響されることが良く知られている。オタワ憲章の中でも、人々が健康に到達する過程として、「個人や集団が望みを確認、実現し、ニーズを満たし、環境を改善し、環境に対処すること」といったように環境との関わりがとりあげられている。したがって、仮にある行動が個人の健康にとって非常に好ましくないものであるような場合、それは個人の問題としてのみ片づけられるものではなく、そのような環境を形作る"社会全体"の問題としても捉えるべきであると考えられる。

　例えば、肥満につながるような生活習慣について考えてみると、肥満は基本的には、エネルギーの摂取と消費とのバランスの乱れによって生じるものであるため、個人の問題に帰することも可能である。しかし、私たちを取り巻く生活環境においては、交通機関の発達や労働形態の変化が必然的に身体活動を低下させ、エネルギーを過剰に摂取しやすいような食品（エネルギー密度が高い、1食当たり若しくは1回当たりの提供量が大きい等）があふれている。さらに企業がそのような食品を消費者に選択させるような戦略を強力に展開するようなことも考えられる。

　基本的に、あるいは最終的には、個人にとって、そして社会全体にとってのより良い選択のために、適切な情報と

より健康的な食物が私たちの身近に利用可能であるような環境づくり（このような環境を担保するための法的・制度的基盤の整備を含む）を目指すことは、ヘルスプロモーションという観点からは極めて重要なことである。

### （2）わが国における食環境整備の必要性

「健康日本21」の栄養・食生活分野では、現状の課題を検討した上で、2010年までに達成すべき目標が３段階、すなわち、１）個人や集団の栄養状態・栄養素・食物摂取の目標、２）知識・態度・行動の目標、及び３）個人の行動を支援するための環境づくりのそれぞれについて整理された。その結果、栄養状態や食物摂取状況を改善するためには、個人や集団が適切な知識とスキルを得て、望ましい態度を形成し、具体的な食行動として実践することが必要なこと、そうした個人や集団の行動変容には、環境づくり、とりわけ食環境の改善が重要であるという、３段階の関係性も整理された。健康増進法に基づく基本方針を受けて策定された各都道府県の地方計画（健康増進計画）でも、栄養・食生活分野では同様に３段階の目標設定をしている計画が多く、また、ほとんどの計画で食環境に関する目標項目がとりあげられている。

また、「健康日本21」の報告書の中では、栄養・食生活分野の環境要因としては、大きく、周囲の人々の支援、食物へのアクセス、情報へのアクセス、社会環境として整理されている。このうち、食環境とは、図14に示すように、食物へのアクセスと情報へのアクセス、並びに両者の統合を意味する。

## 図14　健康づくりと食環境との関係

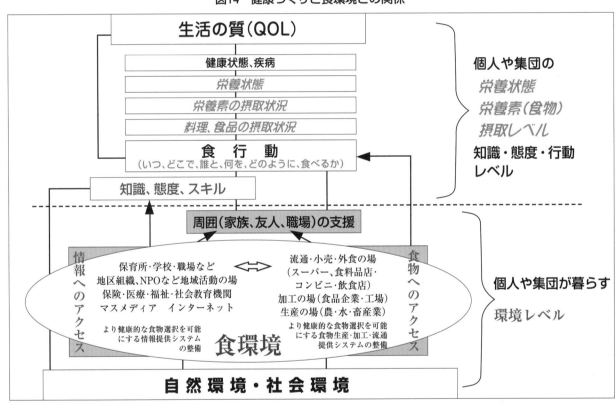

（「健康日本21」栄養・食生活分野　付録1　「栄養・食生活と健康、生活の質などの関係について」を基に作成）

食物へのアクセスとは、人間が食物を選択し、準備して、食べるという営みの対象物である食物が、どこで生産され、どのように加工され、流通され、食卓に至るかという食物生産・提供のシステム全体を意味する。これは、フードシステム学におけるフードシステムの概念とほぼ同じである。すなわち、農業・漁業から、食品製造業・食品卸売業、食品小売業・外食産業等、そして消費者の食料消費までをつなげ、その全体を１つのシステムとしてとらえる考え方である。従って、食物へのアクセス面の整備とは、より健康的な食物の入手可能性が高まる方向で、生産から消費までの各段階での社会経済活動、及びそれらの相互関係の整備を行い、人々がより健康的な食物入手がしやすい環境を整えることを意味する。

情報へのアクセスとは、地域における栄養や食生活関連の情報、並びに健康に関する情報の流れ、そのシステム全体を意味する。情報の受発信の場は、家庭（家族）、保育所、学校や職場などの帰属集団、保健・医療・福祉・社会教育機関、地区組織や非営利民間組織（NPO）等の地域活動の場、マスメディア、インターネットなど多様であり、

国内のみならず国外からの情報も少なくない。

　従って、食環境整備における情報へのアクセス面の整備とは、ある１つの限定された場所、例えば、学校で子どもたちにどのような情報をどのように発信するかを個別に検討することではなく、地域社会全体、国全体として、すべての人々が健康や栄養・食生活に関する正しい情報を的確に得られる状況をつくり出すことである。従って、さまざまな場から発信される情報の矛盾や、内容の不一致等の調整を行い、住民が混乱しないような情報発信の仕組みづくりや、情報入手の場にアクセスできない人がどうすればアクセス可能になるかを、地域内の社会資源の相互連携により実現すること等を意味する。

　さらには、給食が良い例であるように、提供される食物や食事そのものが情報になる、或いは食物や食事に情報が付随して人々の手元に届けられる点に、栄養・食生活分野における健康づくりの特徴がある。人間は生きている限り食事をし続けることを考えるとき、自ら進んで健康や食生活に関する情報を求めない人であっても、食物を入手して食べない人はいない。従って、食物のアクセス面の整備と情報へのアクセス面の整備は、別立てに検討されるべきものではなく、両面を統合した整備をすすめることが、より多くの国民にとって、適切な情報と共に健康的な食物を入手する可能性を高め、また、得られた情報の適切かつ効果的な活用につながり、ひいては国民の健康づくり、QOLの向上に寄与するものと考えられる。

## 4　健康づくりのための食環境整備の現状と課題
### （１）わが国における食環境整備の現状と課題
#### ○国の取組と課題

　わが国においては、生活習慣を改善して健康を増進し、生活習慣病予防等の発病を予防する「一次予防」に重点をおいた対策として、平成12年３月から「健康日本21」を推進しているところである。

　「健康日本21」の中でも、個人や集団の健康づくりのためには支援的環境整備を行うことが不可欠であり、行政機関をはじめ、医療保険者、保健医療機関、教育関係機関、マスメディア、企業、ボランティア団体等、健康に関わる様々な関係者がそれぞれの特性を生かしつつ連携することにより、個人が健康づくりに取り組む環境を整備し、個人の健康づくりを総合的に支援することを方針として掲げている。

　こうした方針を受け、「健康日本21」の栄養・食生活分野においては、適正な栄養素・食物の摂取、そのための個人の行動、及び個人の行動を支援するための環境づくりの３段階分けて具体的な目標を設定したことは、前述のとおりである。

　一方、図15に示すように、栄養・食生活に関する情報提供、普及啓発に資するツール（学習教材、媒体）として、食事摂取基準（栄養所要量）、六つの基礎食品、食生活指針及び具体的にバランスのよい食べ方を示したビジュアルデザイン（主食・主菜・副菜等についてわかりやすく図示したもの）等を作成し普及啓発してきている。しかし、専門家向けではなく、一般国民向けに策定された食生活指針でさえも、国民に十分周知された状況になく、健康に関心の低い人々も含めた一般国民にとって、わかりやすく身近な情報提供が十分に行われていない状況がある。

　また、健康増進法の施行に伴い、健康づくりのための法的な基盤整備の中で、特定給食施設における栄養管理基準など、罰則規定を伴う実効性のある規定として策定してきた。しかし、例えば、こうした規定も、特定給食施設においても、利用者等においてもまだ十分に徹底された状況には至っていない。

　さらには、平成２年に、外食料理栄養成分表示ガイドラインを策定し、地方公共団体や関係団体での取組を推奨して10年以上を経過しているが、外食産業関係者等並びに利用者である住民に十分に浸透し、活用されているとはいえない状況にある。また、栄養成分表示以外に料理等を選ぶ際の情報（例えば、料理の中に含まれる野菜の量、血圧が高い場合には食塩の控えめにした献立が良いことなど）が、利用者に対して十分に提供されていない状況にある。

　事業評価という観点からは、食環境整備の効果を科学的に検証するための方法論等の検討はこれまでほとんど行われてこなかったので、国において十分な検討を行う必要がある。

**図15　食環境整備に関する施策、資源、ツール、取組の現状**

| | | | | |
|---|---|---|---|---|
| **取り組み** | **情報へのアクセス** | より健康的な食物選択を可能にする情報提供システムの整備　←（両者の統合が必要）→　より健康的な食物選択を可能にする食物生産・加工・流通・提供システムの整備 | | **食物へのアクセス** |

より健康的な食物選択を可能にする情報提供システムの整備　←（両者の統合が必要）→　より健康的な食物選択を可能にする食物生産・加工・流通・提供システムの整備

**情報へのアクセス**

◆学習・相談の場の提供（地域、学校、職場、遊園地、など）
◆マスメディアによる情報提供
◆ホームページによる栄養成分表示等の情報提供

◆外食・給食メニュー等への栄養成分表示

◆（健康に配慮した食物と情報が得られる施設の設営・開設）

**食物へのアクセス**

◆栄養管理された給食の提供
◆健康に配慮したメニュー（ヘルシーメニュー）の提供
◆乳幼児期～高齢期までライフステージに応じた食事・食物の提供
◆食品への栄養素の強化等
◆食品ロスの少ない食事・食物の提供

| | |
|---|---|
| **ツール**（学習教材・媒体）**Tool** | 食事摂取基準　　6つの基礎食品群（Food Guide）　　食品成分表　　食生活指針（ビジュアルデザイン） |
| **資源****Resources** | 管理栄養士、栄養士、調理師、食生活改善推進員、ヘルスサポーター…関連団体・機関：健保組合、国保中央会、日本栄養士会、日本食生活協会…全国飲食業生活衛生同業組合連合会、日本フードサービス協会、マスメディア、民間企業、NPO、NGO…（独）国立健康・栄養研究所などの研究機関、学術団体、大学…… |
| **施策****Policy** | 外食栄養成分表示ガイドライン　食品の栄養標示基準　特定給食施設の栄養管理基準　等21世紀の栄養・食生活あり方検討会報告　健康日本21　健康増進法 |

## ○地域での取組と課題

　より健康に配慮した食物提供とそれに伴う情報提供という面では、「健康日本21」地方計画を受けて、外食におけるヘルシーメニュー（適切な食生活改善のためのバランスのとれたメニュー）の提供、飲食店等と連携した外食料理の栄養成分表示の推進等の事業が各地で推進されている（事例2、3、4、6　略）が、関係者がその必要性を十分に理解していない、或いは住民にそうした必要性の認識が弱いなどの理由から、順調に協力店舗数の増加や、利用者の増加といった状況には至っていない。また、都市部か農山漁村部かといった地域特性や、地域の主要産業との関連で、こうした事業を展開する試みもみられており、今後の成果が期待される（事例1、7　略）が、事業の評価は、プロセス評価に留まる場合が少なくない。今後は、食環境整備が住民の健康水準やQOLの向上にどのような効果を有するのか、科学的に検証するための方法論が必要とされている。

　また、住民への学習の機会の提供という面では、地域の食材を利用した健康づくり教室や糖尿病予防教室など地域のボランティアとの連携や保険者との連携による学習の機会の提供が行われてきている（事例7　略）。また、地域と学校の連携、地域と職域の連携による学習の機会の提供が重要とされ、積極的に取り組む自治体もみられるようになった。また、地域の商店街、学校等と協働し、保健所がコーディネーターとなって、健康的なまちづくりの中に、情報へのアクセスと食物へのアクセスの両者を統合した食環境整備の取組と評価も、現在、研究として試みられている（事例5　略）。各地域で行われている取組の手法や評価結果について、十分に情報交換できる機会が必要である。

## ○関係団体、民間企業での取組と課題

　健康づくりの観点から、飲食店、給食サービス企業、関係団体等による健康に配慮した食事の提供、食品製造業者による健康に配慮した食品の開発等が行われてきている。食品産業関係団体等においても、提供する料理の栄養成分等の情報を提供する必要性についての認識が高まっており、大手企業を中心に、ホームページやリーフレット等での栄養情報の提供が行われてきている（事例9、12　略）。

　また、管理栄養士等による地域活動、食生活改善推進員など地域のボランティアによる住民に身近な場での学習の機会の提供、保険者による学習の機会の提供なども積極的に行われている（事例7、8　略）。

　さらには、専門家同士の横のつながりや、自治体、企業、マスコミ等の多様な関係者間での栄養・食生活に関

する情報の共有、わかりやすい情報提供などのムードづくりや働きかけ（ムーブメント）も行われてきている（事例10、11　略）。

　　しかしながら、中高年層や食事管理が必要な病態にある人など、健康に関心の高い集団での認知や情報の活用は増えているが、健康に関心が薄い層への浸透は未だ十分とはいえない。また、団体や企業、その従事者によって、健康への関心に大きな差がみられることも事実である。

## （2）国際的な動向について

　　生活習慣病は、先進国のみならず、多くの発展途上国においても人々の健康を損なう大きな問題であり、栄養・食生活及び身体活動等の対策を、ヘルスプロモーションの考え方に基づいて推進することが全世界的な課題となっている。すでに、先進諸国を中心として多くの国でこれらの対策が行われているが、WHOは地球規模で、栄養・食生活や身体活動を通じて生活習慣病の予防を強力に推進することを目的として、「食生活、身体活動と健康に関する全世界戦略」（Global strategy on diet, physical activity and health）を提案している。その案の中で、食環境面からの働きかけとして、次のような取組を紹介している。

　　食物へのアクセスという観点からは、健康的な食品の開発・生産・販売を推進するために、市場への優遇措置を含めた政策をとっている国もあるという。公共政策は、税制、補助金及び直接的な価格設定によって、商品の価格に影響を与えることから、それによって人々の健康的な食物選択を奨励することが可能であるとしている。さらに、農業政策の重要性についても述べている。

　　一方、情報へのアクセスに関しては、一般消費者が健康的な食物を選択する拠り所となる情報提供という意味合いから、「インフォームド・チョイス」の重要性が唱われている。そして、一貫して矛盾のない、単純明瞭なメッセージをつくり出す場が構成され、それらのメッセージが、政府の専門家及び非政府組織やボランティア団体並びに産業界によって広く伝達される必要性が述べられている。また、食品の広告は、食物の選択やさらには食習慣に影響を及ぼすことから、政府は消費者団体や産業界と共同して、特に子どもに対する産業界のマーケティング戦略に関して適切な対応や働きかけを検討する必要があるとしている。


## 5　対策の方向性

　　「健康日本21」が推進される中、地域住民の食生活の向上には、個人の行動変容とそれを支援する環境整備が重要という認識が広まり、前述したとおり、国、地方公共団体、関係団体、民間企業、ボランティア、NPO等、それぞれの立場での取組も進んでいる。しかし課題も多く、今後の方向として、大きく以下のような対策が必要である。

・より健康的な食物選択を可能にする食物のアクセス面の整備
・一般住民にもわかりやすく魅力的で、かつ正しい健康・食生活に関する情報の提供システムの整備
・無関心層への情報提供のためのツール（学習教材・媒体）や場の開発
・食物へのアクセス面と情報へのアクセス面の整備と統合
・食環境整備を推進するための人材の確保と資質の向上
・食環境整備を推進するための予算の確保
・食環境整備に関わる関係者の連携の促進
・食環境整備を推進するための法的整備
・食環境整備の評価手法の確立と効果の検証

　　これらの対策の中には、直近で推進すべきもの、できるものと、すぐに実現することは難しいが、今後10年間くらいの社会の変化や健康づくりの動向を見据えて長期的視点で取り組まなければならないものとがある。いずれにしても関係者が中長期的展望を共有し、連携しながら、統一性、整合性を持った食環境整備の推進が重要である。

## （1）食物へのアクセス

　　さまざまな取組が行われているにもかかわらず、国民の認識として、外食の場等で健康的な食物提供・情報提供が十分に行われていないと認識する者が多く、また、外食や市販の持ち帰り弁当等においては、野菜をとりにくい、脂肪が多いという状況等をふまえると、より健康的な食物選択の可能性が高まるような食物の生産、食品の製造、食事の提供を一層推進する必要がある。

　　また、提供されている1食当たりの量が適切でない食事も少なくなく、食べ過ぎ、食べ残し、ひいてはゴミの増加などの環境問題にもつながっている。従って、健康づくりの視点からだけでなく、こうした面からも、1食

当たりの適正な目安となるサービングサイズ（ポーションサイズ；１食当たり若しくは１回当たりの提供量）の検討が必要である。

また、こうした食物へのアクセス面の整備を推進するには、食品製造業従事者、外食産業従事者等の健康づくりに関する認識を高めるとともに食の安全、安心にもつながるよう、取組の必要性を理解するような学習の場や情報提供を積極的に行わなければならない。

### （２）情報へのアクセス

栄養に関する正確な知識やスキルがないと認識する者が多いにもかかわらず、学習の場がない人、学習意欲のない人が多いことから、こうした関心の低い人々にも届くような情報提供の場やツール（学習教材・媒体）が必要である。従って、幼児から成人まで、系統だった食生活に関する学習の機会の保証や、栄養素・食品・料理の各段階のツール（学習教材・媒体）に関して、整合性をもって理解できるような学習の場が必要である。同時に、利用者の知識や関心の程度や生活習慣に合わせて、これらのツール（学習教材・媒体）を適切に選択し活用できるように管理栄養士等、専門家の一層の資質向上が求められる。

また、外食料理等に栄養成分表示などの健康的な食物選択に役立つ情報が付随していても、住民や利用者等、情報の受け手が、情報を理解できない。従って使えないという問題があるので、こうした解決のためにも、一層の学習の機会の提供が必要である。

さらには、これらの取組に対する住民や利用者の認知が低いために、こうした取組に参加した業者や企業にとって、利用者の増加等の具体的な経営上の利益や組織の便益につながらず、協力が得られにくい（説得する根拠に乏しい）状況があるので、マスメディア等による広報なども必要である。

### （３）食物へのアクセスと情報へのアクセスの統合

より健康的な食物が、わかりやすく正しい情報を伴って提供されるような仕組みづくり、すなわち、食物へのアクセスと情報へのアクセスの両面を統合した取組の一層の推進が必要である。

例えば、給食施設や外食産業、食品小売業等において、提供する食事や食品のうち健康に配慮した品揃えを増やし、同時に、選択する人、食べる人の健康づくりにとって、それがどう役立つのかを短時間で理解でき、選択の意志決定に生かせるような情報（必ずしも栄養成分表示とは限らない）を付随して提供していく具体的な方策づくり、などが考えられる。そのために、利用者と業者間において意見交換の実施や、モデル事業の実施など具体的な取組を行うことも必要である。

### （４）国の役割

健康づくりのために食環境整備の推進を図る上で、国の役割は極めて重要である。

国は、健康という観点から、国民の食事の量と質のあり方を具体的に示すものとして、科学的な知見に基づき食事摂取基準（栄養所要量）や食生活指針を策定し、栄養・食生活の専門家や国民に対して、広く示している。さらに、このような健康と栄養・食生活という文脈の中から生まれる"健康づくり"のためのメッセージという範囲を超えて、国は、食品の生産・加工・流通及び一般消費者への販売等に関して、大きな影響力を持っている。

ここでは、食物へのアクセスと情報へのアクセスというそれぞれの観点から、国の役割を整理したい。

食物へのアクセスについては、国内の食料生産に関わる政策や輸出入に関する規制から始まり、一般消費者に対して、"ある価格"で食品が小売りされるまでのすべての過程に政府が何らかの関与をしている。しかし、健康という視点から国が、現在あるいは将来的に果たす役割に限ると、栄養管理が十分になされた給食を提供すること等のためには、国は、食事摂取基準（栄養所要量）を設定するとともに、特定給食施設の栄養管理の基準を設けるなど、法的・制度的な基盤整備を行う役割をもつ。

情報へのアクセスについては、調査・研究等による科学的知見の蓄積、それに基づいた正確かつわかりやすい情報の収集と適切な対象への時宜を得た発信があげられる。そのためには、国として行うべき調査研究について、的確な研究課題の選定、研究予算の確保、関連研究機関の機能強化等を行う必要がある。さらに、栄養・食生活に係わる人材の養成や資質の向上等を、制度的に推し進めることも国として大事な役割である。また、食品の生産・流通が世界規模でダイナミックに展開する中で、国際的な動向についての十分な情報収集と必要な情報の時宜を得た発信を、国が中心となって行う必要がある。

食物へのアクセスと情報へのアクセスを統合するものとして、外食・給食メニューへの栄養成分表示等があるが、国はそれらの制度的な基盤の整備や指針の作成等において重要な役割をもつ。健康増進法等の下で行われる「健康日本21」等の健康づくり運動や生活習慣病対策において、栄養・食生活の課題が極めて重要であることは

広く認識されている。その中で食環境面からの取組が、ヘルスプロモーションの観点からも、疾病予防のための地域全体への働きかけ（ポピュレーション戦略）という観点からも重要であるということを、社会全体に伝えていくことも必要である。

また、「健康日本21」の重点課題ともなっている施策の評価という観点からは、食環境整備に係わる取組の効果に関して、国民健康・栄養調査等の国で行う定期的な調査により、十分なモニタリング及び評価を行うことが求められる。

以上のことは、基盤づくりという観点からは、食物へのアクセス・情報へのアクセス面等での施策の展開のためのツール（学習教材・媒体）、人材・資源、調査研究等、（９）で整理されているとおりとなる。

国の施策においては、健康あるいは保健分野のみならず、食料生産・流通、海外との貿易、情報・教育等の非常に幅広い領域にまたがる、包括的な取組が必要であることから、省庁間や関連機関との有機的な連携が不可欠である。

## （5）地方公共団体の役割

都道府県及び市町村は、より国民生活の場に近いところで行政サービスを提供するということから、国とは異なる行政機関としての役割が期待されており、各地域の特徴（健康課題、食生活、食料生産等）を踏まえつつ、食環境整備を推進することが必要である。「健康日本21」の地方計画が策定され、実行に移される中で、都道府県等では、「健康づくり応援の店」、「栄養成分表示の店」等の登録・推進が行われ、学習の機会の提供等も行われてきている。このような取組をより一層実効性のあるものとするためには、地域の関係団体、民間企業、ボランティアやNPO等との連携により、住民にとっても、また食物を提供する側にとっても十分なメリットが感じられるような形で、長続きのする運動を展開する必要がある。これらの運動を展開するうえで、コーディネーターとしての地方公共団体の役割は大きい。また、「健康日本21」の地方計画の中間及び最終評価において、地域における食環境整備の有効性について、十分な評価が行われることが期待される。

## （6）関係団体、民間企業の役割

食環境整備において、生産・流通を含めて、食物を一般消費者に提供する側の役割は、極めて大きい。高齢化が進む中で、生活習慣病等の予防への人々の関心が高まっており、このような中で、健康づくりや疾病予防という観点から、いわゆる"ヘルシーメニュー"が、一般消費者にとって適正な価格で、正しい情報とともに提供されるよう、民間企業等は社会的に期待される役割を果たす必要がある。その際には、民間企業としての採算性の問題もあるが、過度の商業ベースでの展開とならないように、結果として消費者の健康に益するような、マーケティングを行うことが望まれる。また、食品関係団体においても、それぞれの会員等に対し健康づくりにおける食生活の重要性を周知する役割も大きい。

さらに、情報の提供者としては、マスメディアの影響が大きく、特に自己の判断能力が未成熟な子ども達に対しては、商品の宣伝も含めて、健康にとって適切な食物選択が行われるような正しい情報を提供することが求められる。

一方、食物の提供側と一般消費者の食品選択を有機的につなぐ存在として、栄養・食生活や健康にかかわる専門家あるいはボランティア等の団体の果たす役割も大きい。

## （7）ボランティア、非営利民間組織（NPO）の役割

毎日の食事は、ごく日常的な場で営まれるものであることから、いわゆる"生活者"の視点から食環境整備を積極的に進める必要がある。そこで、大きな役割を担うものが、ボランティアであり、NPO等である。ボランティアについては、食生活改善推進員等、わが国における食生活改善の歴史の中で常に大きな役割を果たしてきているところであり、人々の生活の場に近いところでの住民への情報提供や、地域においてより健康的な食品を広く普及させる役割が今後益々期待される。NPOについては、行政でもなく、営利企業でもない、新たな組織形態として注目されており、公益的な立場から、食生活を取り巻く健康上の様々な問題に対して、柔軟かつ時宜を得て対処する役割が期待されている。

## （8）地域における関係者の連携

地域は、私たちが人生の多くの時間を過ごす家庭が属する"場"であり、毎日の食生活の中心がそこで営まれている。これまで個々の役割を論じてきた国、地方公共団体、関係団体、民間企業、ボランティア並びにNPO等が、人々の生活に近い場において、具体的な課題に対して連携し、取組を行うことが望まれる。特に、地域産物が健康づくりにも活用されるといった食品生産側と健康づくりとの有機的な関わり合いが、国よりも、地域に

おいてはより展開しやすいと考えられることから、行政機関等における所掌や分野を超えた幅広い連携が期待される。また、子ども達や就労者が1日の生活時間の多くを費やす保育所・学校や職域においては、給食・食生活に関連する教育及び健康管理を担当する者が、より一層地域や家庭とのつながりを深めて、それぞれの場における食環境を改善して行く必要がある。

## （9）食環境整備のための基盤づくり

食環境整備を効果的に進めるためには、これまで述べてきた様に多くの主体と国民自身がその意義を十分に理解し、共通の目標や方向に向かって、それぞれの役割を果たしていく必要がある。その際、国民に対して、わかりやすく、具体的な形で食物選択の拠り所となる情報を伝えることが重要となる。そのため、国が中心となり、各種のツール（学習教材・媒体）、データベース、人材などに関して、必要な基盤づくりを行うことが求められる。

### ○食物へのアクセス、情報へのアクセス面等での施策の展開のためのツール

一般消費者が健康的な食物を選択する際の拠り所となるような、具体的かつわかりやすいツール（学習教材・媒体）に関して、次のような検討及び開発・作成を進め、さらに広く国民に対して普及させていくことが必要である。

- 何をどれだけ食べたらよいか等、適切な食事量を理解し、実際の食物選択（特に外食等）の補助となるツール（フードガイド等の学習教材・媒体）の作成
- 健康づくりのための料理のサービングサイズ（ポーションサイズ；1食当たり若しくは1回当たりの提供量）の検討及び視覚的媒体の作成
- 健康的な選択を補助するための外食料理の栄養成分表示等の指針の見直し
- 対象特性別の食生活指針の見直しなど　等

### ○人材・資源等

栄養・食生活に関しては、単に情報を一般消費者に対して提供するだけでは足りず、専門的知識を背景に適切な指導やわかりやすい説明を行うことや、また、地域におけるボランティア活動も重要であり、さらには食品を提供する事業者や報道関係者等が正しい理解をすることが求められ、以下のような対応が必要である。

- 食物の選択について具体的な支援を行う管理栄養士等の栄養・食生活の専門職や食生活改善推進員等のボランティア等の養成、資質の向上及び活用
- 飲食店等の事業者、調理師、料理教室主催者、報道関係者等に対する必要な情報の提供等

### ○食環境整備に関する調査・研究

栄養・食生活に関して、環境面から広範囲の人々に対して適切な対策を行うためには、それぞれの対策内容に関して、出来るだけわが国独自の科学的根拠となるデータを蓄積していく必要がある。そのために、関連研究機関、学術団体、大学、行政（国及び地域）及び食品産業関係団体等が協力しながら、以下に掲げるような調査・研究を積極的に行う必要がある。

- 社会環境面からのアプローチによる栄養・食生活改善手法の開発及びその有効性の評価に関する調査・研究
- 食環境整備の評価手法に関する調査・研究
- 栄養・食生活に関する情報データベースの開発（専門家向け、一般国民向け、飲食店等の事業者向け、など）及びその有効活用に関する調査・研究
- マスメディア等を通じての科学的根拠に基づく情報提供（専門家向け、一般国民向け、飲食店等の事業者向け、など）のあり方に関する調査・研究

## (10) 食環境整備の評価

一般的に健康づくりのための環境整備は、社会全体の仕組み等をゆるやかに転換することによって、国民に対して幅広く、長期的な視点から、より健康的な生活習慣へと導いていくものである。従って、最終的な目標とも言える疾病及び疾病等による障害やQOLの低下の予防としての効果が現れるまでには、ある程度の時間がかかるものと予測される。

そのため、より短期的な目標を設定し、国や地域において継続的あるいは定期的な把握が可能な評価手法を導入する必要がある。例えば、積極的な食環境整備の施策が国や地域で開始された際には、その周知度やそのような施策を通じて、人々の知識・態度や実際の食物選択等の行動がどのように変わったか等について、国や地域における健康・栄養調査等で把握を行う必要がある。また、食物や情報の提供側についても、その状況を把握・評価することが必要であろう。

さらに、食環境整備等の結果として現れた人々の食生活の変化が、健康指標やQOL等の与える影響を、長期的な視点から継続的に評価することも重要である。

## 6 おわりに

健康づくり、生活習慣病予防の観点から個人の栄養・食生活に関する行動変容を支援する食環境整備の課題と対応の方向性についてとりまとめた。国際的にも健康づくりのための食物選択の幅を広げ、健康的な食物を選択する拠り所となる情報提供という意味合いから、「インフォームド・チョイス」の重要性が唱われている。また、健康づくりにおける栄養・食生活の重要性に加え、近年では食品の安全・安心、地域産物の活用など、国民の食生活への関心が高まる中、食育基本法案が国会に提出されるなど、「食育」の推進が大きな課題となってきている。健康づくりの面からの栄養・食生活に関する取組の1つとして、国、地方公共団体、食品関係団体、民間企業、ボランティア、NPO等の関係者が連携し、健康づくりのための栄養・食生活に関する環境づくり（食環境整備）が推進されることを期待する。

別紙1

## 健康づくりのための食環境整備に関する検討会名簿

伊藤　隆一　　（健康保険組合連合会常務理事）
宇都宮　啓　　（岡山県保健福祉部長）
加藤　一隆　　（社団法人日本フードサービス協会専務理事）
○鈴木　久乃　　（社団法人日本栄養士会会長）
髙松　まり子　（板橋区教育委員会学務課）
武見　ゆかり　（女子栄養大学助教授）
田中　一哉　　（社団法人国民健康保険中央会審議役）
田中　清三　　（全国飲食業生活衛生同業組合連合会会長）
◎田中　平三　　（独立行政法人国立健康・栄養研究所理事長）
服部　幸應　　（学校法人服部学園理事長）
樋口　一郎　　（日経ＢＰ社「日経ヘルス」編集長）
松谷　満子　　（社団法人日本食生活協会会長）
吉池　信男　　（独立行政法人国立健康・栄養研究所研究企画・評価主幹）

◎：座長、○：座長代理

別紙2　健康づくりのための食環境整備に関する検討会　開催状況　略
参考資料1　検討会発表事例概要　略
参考資料2　関係資料　略
　　　　・健康増進法概要
　　　　・国民の健康の増進の総合的な推進を図るための基本的な方針について
　　　　・栄養・食生活と健康・生活の質（QOL）などの関係について
　　　　（「21世紀における国民健康づくり運動（健康日本21）」報告書　栄養・食生活付録1　抜粋）
　　　　・食生活指針
　　　　・WHO Technical Report Series, Diet, Nutrition and the Prevention of Chronic Diseases（2003, WHO）　抜粋

# 9．健康増進事業実施者に対する健康診査の実施等に関する指針

○厚生労働省告示第242号

　健康増進法（平成14年法律第103号）第9条第1項の規定に基づき、健康増進事業実施者に対する健康診査の実施等に関する指針を次のように定めたので、同法第9条第3項の規定に基づき公表する。

平 成 16 年 6 月 14 日

厚生労働大臣　坂口　力

### 健康増進事業実施者に対する健康診査の実施等に関する指針

## 第一　基本的な考え方

　健康診査は、疾病を早期に発見し、早期治療につなげること、健康診査の結果を踏まえた栄養指導その他の保健指導（運動指導等生活習慣の改善のための指導を含む。以下同じ。）等を行うことにより、疾病の発症及び重症化の防止並びに生涯にわたる健康の増進に向けた自主的な努力を促進する観点から実施するものである。

　現在、健康診査、その結果を踏まえた栄養指導その他の保健指導は、健康増進法第六条に掲げる各法律に基づいた制度において各健康増進事業実施者により行われているが、次のような現状にある。

　　1　制度間で健康診査における検査項目、検査方法等が異なる場合がある。

　　2　精度管理が適切に行われていないため、検査結果の比較が困難である。

　　3　健康診査の結果が、受診者に対する栄養指導その他の保健指導、必要なものに対する再検査、精密検査及び治療のための受診並びに健康の自己管理に必ずしもつながっていない。

　　4　健康診査の結果を踏まえた集団に対する健康課題の明確化及びそれに基づく栄養指導その他の保健指導が十分でない。

　　5　健康診査の結果等（栄養指導その他の保健指導の内容を含む。以下同じ。）が各健康増進事業実施者間で継続されず、有効に活用されていない。

　　6　健康診査の結果等に関する個人情報の保護について必ずしも十分でない。

　また、このような状況の中、平成十七年四月に、メタボリックシンドロームの我が国における定義及び診断基準が日本動脈硬化学会、日本糖尿病学会、日本高血圧学会、日本肥満学会、日本循環器学会、日本腎臓病学会、日本血栓止血学会及び日本内科学会から構成されるメタボリックシンドローム診断基準検討委員会において策定された。kの定義及び診断基準においては、内臓脂肪の蓄積に着目し、健康診査の結果を踏まえた効果的な栄養指導その他の保健指導を行うことにより、過栄養により生じる複数の病態を効率良く予防し、心血管疾患等の発症予防に繋げることが大きな目標とされた。

　このため、この指針においては、各健康増進事業実施者により適切な健康増進事業が実施されるよう、健康診査の実施、健康診査の結果の通知、その結果を踏まえた栄養指導その他の保健指導の実施等、健康手帳等による健康診査の結果等に関する情報の継続の在り方及び個人情報の取扱いについて、各制度に共通する基本的な事項を定めることとする。

　各健康増進事業実施者は、健康診査の実施等に当たり、個人情報の保護等について最大限に配慮するとともに、以下に定める事項を基本的な方向として、国民の健康増進に向けた自主的な取組を進めるよう努めるものとする。

　なお、この指針は、必要に応じ、適宜見直すものとする。

## 第二　健康診査の実施に関する事項

一　健康診査の在り方

　　1　健康増進事業実施者は、健康診査の対象者に対して、その目的、意義及び実施内容について十分な周知を図り、加齢による心身の特性の変化などライフステージや性差に応じた健康診査の実施等により対象者が自らの健康状態を把握し、もって生涯にわたる健康の増進に資するように努め、未受診者に対して受診を促すよう特に配慮すること。例えば、壮年期においては、内臓脂肪の蓄積を共通の要因として、糖代謝異常、脂質代謝異

常、高血圧の状態が重複した場合に、心血管疾患等の発症可能性が高まることから、これらの発症及び重症化の予防に資するものとすること。また、その際は、身長、体重及び腹囲の検査、血圧の測定、高比重リポ蛋白コレステロール（HDLコレステロール）及び血清トリグリセライドの量の検査並びに血糖検査を健康診査における検査項目に含むものとすること。

2　健康増進事業実施者は、生涯にわたる健康の増進の観点等から、健康診査の実施について、加齢による心身の変化などライフステージや性差に応じた健康課題に対して配慮しつつ、他の制度で健康診査が実施された場合の対応等、各制度間及び制度内の整合性を取るために必要な相互の連携を図ること。

3　健康増進事業実施者は、関係法令を踏まえ、健康診査における検査項目及び検査方法に関し、科学的知見の蓄積等を踏まえて、必要な見直しを行うこと。

4　健康増進事業実施者は、各制度の目的を踏まえつつ、健康診査における検査項目及び検査方法を設定又は見直す場合、加齢による心身の特性の変化などライフステージや性差に応じた健康課題に対して配慮するとともに、科学的知見の蓄積等を踏まえて、疾病の予防及び発見に係る有効性等について検討すること。

5　健康増進事業実施者は、健康診査の検査項目について受診者にあらかじめ周知するとともに、法令上の実施義務が課されている検査項目を除き、受診者が希望しない検査項目がある場合、その意思を尊重すること。また、法令上の実施義務が課されている検査項目を除き、特に個人情報の保護等について最大限に配慮することが望ましい検査項目があるときには、あらかじめ当該検査項目の実施等につき受診者の同意を得ること。


二　健康診査の精度管理

1　健康増進事業実施者は、健康診査の精度管理（健康診査の精度を適正に保つことをいう。以下同じ。）が生涯にわたる個人の健康管理の基盤として重要であることにかんがみ、健康診査における検査結果の正確性を確保するとともに、検査を実施する者や精度管理を実施する者が異なる場合においても、受診者が検査結果を正確に比較できるようにすること。また、必要のない再検査及び精密検査を減らす等必要な措置を講じることにより健康診査の質の向上を図ること。

2　健康増進事業実施者は、健康診査を実施する際には、この指針に定める内部精度管理（健康診査を行う者が自身で行う精度管理をいう。以下同じ。）及び外部精度管理（健康診査を行う者以外の者が行う精度管理をいう。以下同じ。）を適切に実施するよう努めること。また、当該精度管理の実施状況を当該健康増進事業の対象者に周知するよう努めること。

3　健康増進事業実施者は、健康診査の実施に関する内部精度管理として、標準物質が存在する健診項目については当該健診に係る標準物質を用いるとともに、次に掲げる事項を考慮した規程を作成する等適切な措置を講じるよう努めること。
（一）　健康診査の実施の管理者の配置等管理体制に関する事項
（二）　健康診査の実施の手順に関する事項
（三）　健康診査の安全性の確保に関する事項
（四）　検査方法、検査結果の基準値、判定基準等検査結果の取扱いに関する事項
（五）　検体の採取条件、検体の保存条件、検体の提出条件等検査の実施に関する事項
（六）　検査用機械器具、試薬、標準物質等の管理について記録すること及びその記録を保存することに関する事項
（七）　検査結果の保存及び管理に関する事項

4　健康増進事業実施者は、検査値の制度等が保証されたものとなるよう健康診査に関する外部精度管理として、全国規模で実施される外部精度管理調査を定期的に受けること、複数の異なる外部精度管理調査を受けること等により、自ら実施する健康診査について必要な外部精度管理を実施するよう努めること。

5　健康増進事業実施者は、健康診査の実施の全部又は一部を委託する場合は、委託先に対して前二号に規定する内部精度管理及び外部精度管理を適切に実施するよう要請するとともに、当該内部精度管理及び外部精度管理を適切に実施しているかについての報告を求める等健康診査の実施につき委託先に対して適切な管理を行うこと。

6　健康増進事業実施者は、研修の実施等により健康診査を実施する者の知識及び技能の向上を図るよう努めること。

**第三　健康診査の結果の通知及び結果を踏まえた栄養指導その他の保健指導に関する事項**

1　健康増進事業実施者は、健康診査の実施後できる限り速やかに受診者に健康診査の結果を通知すること。

2　健康増進事業実施者は、健康診査の結果を本人に通知することにとどまらず、その結果に基づき、必要な者には、再検査、精密検査及び治療のための受診の勧奨を行うとともに、疾病の発症及び重症化の予防又は生活習慣の改善のために栄養指導その他の保健指導を実施すること。栄養指導その他の保健指導の内容には、食生活、運動、休養、飲酒、喫煙、歯の健康の保持その他の生活習慣の改善を含む健康増進に関する事項、疾病を理解するための情報の提供を含むこと。

3　健康増進事業実施者は、栄養指導その他の保健指導の実施に当たっては、健康診査の結果（過去のものを含む）、健康診査の受診者の発育・発達の状況、生活状況、就労状況、生活習慣等を十分に把握し、生活習慣の改善に向けての行動変容の方法を本人が選択できるよう配慮するとともに、加齢による心身の特性の変化などライフステージや性差に応じた内容とすること。例えば、壮年期においては、内臓脂肪の蓄積を共通の要因として、糖代謝異常、脂質代謝異常、高血圧の状態が重複した場合に、心血管疾患等の発症可能性が高まることから、これらの発症及び重症化の予防に効果を高めるため、栄養指導その他の保健指導は、健康診査の結果から対象者本人が身体状況を理解し、生活習慣の改善の必要性を認識し、行動目標を自らが設定し実行できるよう、個人の行動変容を促すものとすること。また、栄養指導その他の保健指導は、個人又は集団を対象として行う方法があり、それぞれの特性を踏まえ、適切に組み合わせて実施すること。個人に対して、栄養指導その他の保健指導を行う際は、その内容の記録を本人へ提供するよう努めること。また、健康診査の受診者の勤務形態に配慮した上で栄養指導その他の保健指導の時間を確保する等栄養指導その他の保健指導を受けやすい環境づくりに配慮すること。

4　健康増進事業実施者は、健康診査の結果を通知する際に適切な栄養指導その他の保健指導ができるように、その実施体制の整備を図ること。さらに受診者の求めに応じ、検査項目に関する情報、健康診査の結果、専門的知識に基づく助言その他の健康の増進に向けて必要な情報について提供又は受診者の相談に応じることができるように必要な措置を講じること。

5　健康増進事業実施者は、栄養指導その他の保健指導に従事する者に対する研修の実施、栄養指導その他の保健指導の評価に努めること等により栄養指導その他の保健指導の質の向上を図ること。

6　健康増進事業実施者は、栄養指導その他の保健指導の実施の全部又は一部を委託する場合は、委託先が栄養指導その他の保健指導を適切に行っているかについて、報告を求める等委託先に対して適切な管理を行うこと。

7　地方公共団体、健康増進事業実施者、医療機関その他の関係者は、健康診査の結果の通知等の実施に関し、健康づくり対策、介護予防及び産業保健等の各分野における対策並びに医療保険の保険者が実施する対策を講じるために、相互の連携（以下「地域・職域の連携」という。）を図ること。

　　地域・職域の連携の推進に当たり、健康診査の結果等に関する情報（以下「健診結果等情報」という。）の継続、栄養指導その他の保健指導の実施の委託先に関する情報の共有など健康診査の実施、栄養指導その他の保健指導の実施等に係る資源の有効活用、自助努力では充実した健康増進事業の提供が困難な健康増進事業実施者への支援等の観点から有益であるため、関係機関等から構成される協議会等を設置すること。この場合、広域的な観点で地域・職域の連携を推進するため都道府県単位で関係機関等から構成される協議会等を設置するとともに、より地域の特性を生かす観点から、地域単位（保健所の所管区域等）においても関係機関等から構成される協議会等を設置するよう努めること。なお、関係機関等から構成される協議会等が既に設置されている場合は、その活用を行うこと。

　　協議会等の事業については、参考として次に掲げるものが考えられる。

（一）　都道府県単位
　　　イ　情報の交換及び分析
　　　ロ　都道府県における健康課題の明確化
　　　ハ　各種事業の共同実施及び連携
　　　ニ　研修会の共同実施
　　　ホ　各種施設等の相互活用
　　　ヘ　その他保健事業の推進に必要な事項

（二）　地域単位

イ　情報の交換及び分析

ロ　地域における健康課題の明確化

ハ　保健事業の共同実施及び相互活用

ニ　健康教育等への講師派遣

ホ　個別の事例での連携

ヘ　その他保健事業の推進に必要な事項

## 第四　健康手帳等による健康診査の結果等に関する情報の継続の在り方に関する事項

1　健康増進事業実施者においては、健診結果等情報を継続させていくことが受診者の健康の自己管理に役立ち、疾病及び重症化の予防の観点から重要であり、生涯にわたる健康の増進に重要な役割を果たすことを認識し、健康増進事業の実施に当たっては、個人情報の保護に関する法律（平成十五年法律第五十七号）、行政機関の保有する個人情報の保護に関する法律（平成十五年法律第五十八号）、独立行政法人等の保有する個人情報の保護に関する法律（平成十五年法律第五十九号）、地方公共団体において個人情報の保護に関する法律第十一条第一項の趣旨を踏まえて制定される条例等（以下「個人情報保護法令」という。）を遵守しつつ、健診結果等情報を継続させるために必要な措置を講じることが望ましいこと。例えば、健康増進法第六条に掲げる各法律に基づいた制度間において、法令上、健康診査の結果の写しの提供が予定されている場合には、健康診査の結果を標準的な電磁的記録の形式により提供するよう努めていること、又は、健康診査の実施の全部又は一部を委託する場合には、委託先に対して標準的な電磁記録の形式による健康診査の結果の提出を要請するよう努めること。

2　生涯にわたり継続されていくことが望ましい健診結果等情報は、健康診査の結果、栄養指導その他の保健指導の内容、既往歴（アレルギー歴を含む）、主要な服薬歴、予防接種の種類、接種時期等の記録、輸血歴等であること。

3　健診結果等情報の継続は、健康手帳等を活用することにより、健康の自己管理の観点から本人が主体となって行うことを原則とすること。この場合、将来的には統一された生涯にわたる健康手帳の交付等により、健診結果等情報を継続することが望まれること。一方、各制度の下で交付されている既存の健康手帳等はその目的、記載項目等が異なり、また、健康手帳等に本人以外の個人情報が含まれる場合等があるなど、既存の健康手帳等を統一し生涯にわたる健康手帳等とする場合に留意しなければならない事項があることから、まずは健康増進事業実施者が各制度の下において既に交付し又は今後交付する健康手帳等を活用することにより、健診結果等情報の継続を図っていくこととすること。

4　生涯にわたり健診結果等情報を継続させるための健康手帳等は、ライフステージ及び性差に応じた健康課題に対して配慮しつつ、その内容として、健康診査の結果の記録に係る項目、生活習慣に関する記録に係る項目、健康の増進に向けた自主的な取組に係る項目、受診した医療機関等の記録に係る項目、健康の増進に向けて必要な情報及び知識に係る項目等が含まれることが望ましいこと。また、その様式等としては、記載が容易であること、保管性及び携帯性に優れていること等について工夫されたものであることが望ましいこと。

5　健康増進事業実施者は、健診結果等情報の継続のため、次に掲げる事項を実施するよう努めること。

（一）　健診結果等情報を継続して健康管理に役立たせていくように本人に働きかけること。

（二）　職場、住所等を異動する際において、本人が希望する場合には、異動元の健康増進事業実施者が一定期間保存及び管理している健康診査の結果を本人に提供するとともに異動先の健康増進事業実施者に同情報を提供するように本人に対し勧奨し、又は、個人情報保護法令により必要な場合には本人の同意を得た上で、異動先の健康増進事業実施者に健診結果等情報を直接提供する等健康結果等情報を継続するために必要な工夫を図ること。

## 第五　健康診査の結果等に関する個人情報の取扱いに関する事項

1　健康増進事業実施者は、健康診査の結果等に関する個人情報について適正な取扱いの厳格な実施を確保することが必要であることを認識し、個人情報保護法令を遵守すること。

2　取り扱う個人情報の量等により法令の規制対象となっていない健康増進事業実施者においても、健康診査の結果等に関する個人情報については特に厳格に取扱われるべき性質のものであることから、法令の目的に沿う

よう努めること。

3　健康増進事業実施者は、その取り扱う個人情報の漏えい、滅失又はき損の防止その他の個人情報の安全管理のために必要かつ適切な措置として、守秘義務規程の整備、個人情報の保護及び管理を行う責任者の設置、従業者への教育研修の実施、苦情受付窓口の設置、不正な情報入手の防止等の措置を講じるよう努めること。

4　健康増進事業実施者は、個人情報の取扱いの全部又は一部を委託する場合は、その取扱いを委託された個人情報の安全管理が図られるよう、委託を受けた者に対する必要かつ適切な監督として、委託契約の内容に記載する等により、委託を受けた者に前号に規定する措置を講じさせること。

5　健康増進事業実施者は、前号までに掲げた内容を含む個人情報の取扱いに係る方針を策定、公表及び実施し、必要に応じ見直し及び改善を行っていくよう努めること。

6　健康増進事業実施者が、個人情報保護法令に従いその取扱う個人情報を公衆衛生の向上を目的として行う疫学研究のために研究者等に提供する場合、あらかじめ当該研究者等に対して、関係する指針を遵守する等適切な対応をすることを確認すること。

## 第六　施行期日

この指針は、健康増進法第九条の施行の日から施行するものとする。

（施行の日＝平成十六年八月一日）

改正文（平成十九年十月二十九日更生労働省告示第三四九号）抄

平成二十年四月一日から適用する。

# 10. 今後の慢性閉塞性肺疾患(COPD)の予防・早期発見のあり方について

平成22年12月22日
慢性閉塞性肺疾患（COPD）の
予防・早期発見に関する検討会

## はじめに

　我が国の疾病構造については、感染症などの急性疾患から、がん、循環器病、糖尿病などの生活習慣病をはじめとする慢性疾患へと大きく変化してきており、日常生活における健康管理を始め、病状の様々な段階に応じた総合的な対策を図ることが求められている。

　昨年度「慢性疾患対策の更なる充実に向けた検討会」において示された検討概要（平成21年8月）において、「慢性疾患の中でも、系統的な取り組みがなされていない筋・骨格系及び結合組織の疾患、慢性閉塞性肺疾患（以下「COPD」）などについては、QOL向上に向けた支援などを求める患者ニーズにいかに応えていくかといった視点から、施策のあり方を検討していくことが重要」とされた。「COPD」については、主な原因が喫煙であることが多く、たばこ煙吸入の防止により予防が可能であるため生活習慣病としての性格が少なからずある。

　こうした背景・問題意識のもと、厚生労働省健康局において「慢性閉塞性肺疾患（COPD）の予防・早期発見に関する検討会」が設置された。「COPD」については、たばこ対策による予防や早期発見・治療を行うことで、リスクと負担を大幅に軽減することが可能な疾患であることから、その予防・早期発見に主眼をおいた具体的な対策について検討を行い、提言を取りまとめ、厚生労働省健康局に報告することとした。

## 1.「COPD」に関する現状

　「COPD」とは有毒な粒子やガスの吸入による進行性の疾患であり、運動時の呼吸困難や慢性の咳・痰等を伴う。主な原因は喫煙であり、他に粉塵や化学物質などがある。

　「COPD」による死亡者数は日本において、約15000人／年（H20年人口動態統計）、推定患者数は500万人以上（NICEスタディ2001）と試算されており、「気管支炎及び慢性閉塞性肺疾患」にかかる医療費（一般診療医療費）は、年間約1550億円（平成19年度国民医療費）となっている。また、世界では約2億1000万人の患者がいると推計され、「COPD」による死亡は、リスク（特にたばこの煙）を低減させるための介入がなされない場合、次の10年間で30%以上増加すると予測されている。（WHO報告書2009年）

## 2.「COPD」対策における現状と課題

(1)「COPD」の啓発について

　「COPD」については、医師や看護師等の医療従事者のなかでも、必ずしも理解が十分ではない。したがって、さまざまなツールを用いて、まず医療機関等の医療従事者全体（医師、歯科医師、薬剤師、看護師など）にCOPDの患者の負担の理解、COPDが予防可能な疾患であることの理解の浸透を図ることが必要である。それとともに、保健師、栄養士、健康運動士、フィットネスインストラクターなど、健康に関わっている多種多様な関係者に知識を普及していく必要がある。

　国民に対しては、「COPD」という病気の発見を促すことの動機付けを起こしていく必要がある。また、「COPD」だけでなく肺癌や心血管疾患などの危険因子となる喫煙習慣からの離脱（禁煙）や受動喫煙の回避の動機付けと、密接に結びつけてゆくことが重要である。

　「COPD」という概念を広く普及させるためには①ネーミング、②主たる啓発対象（ターゲット）、③広報全体のプランニング、④啓発に賛同する協力者の獲得、がポイントである。

(2)「COPD」の早期発見方法について

　(ア)　医療機関等

　　　かかりつけ医がCOPDの疑いのある者を早期に発見し、呼吸器の専門医が確定診断するのが理想的であり、一連の医療連携システムを作っていくことは重要である。しかし、地域によっては専門医が近隣にいない場合もあり、スパイロメトリーがかかりつけ医にも広く普及することが望ましい。そのためには、従事者、スペース、時間などを確保するとともに、機器の使い方をかかりつけ医に普及してゆくことが課題である。

手動式診断用スパイロメータ（商品名：ハイ・チェッカー。以下「ハイ・チェッカー」という。）は、米国呼吸器学会のスパイロメータの性能基準を満たしているため性能上の問題はないが、呼吸曲線の記録ができないため、実施者が正しく使用できたかの判定ができないという難点がある。「ハイ・チェッカー」をどのように活用するかについて、さらに検討を進める必要がある。

（イ）　問診票関係等

簡単な問診票（IPAG問診票等）を活用し、ある程度疑いのある者を見つけることは、スクリーニングの方法としてきわめて有用である。

（ウ）　肺年齢関係等

肺年齢は「COPD」のスクリーニングとして、また肺の健康増進を目的として、喫煙の有無にかかわらず国民に説明しやすい指標として考え出されたものであり、一秒間に吐ける息の量から、自分の呼吸機能が何歳に相当するかを知るための手法である。喫煙の有無に関わらず、誰でも自分の肺年齢は気になるので広く訴える用語として優れている。「COPD」の認知度は低く他人事のように思われがちだが、「肺年齢」になると自分事となる。ただし、健常者であっても喫煙者では高い数値が出ることに留意が必要である。

「COPD」のスクリーニングとして用いる場合、肺年齢が実年齢よりどのくらい高ければ異常とするかについて、正常限界を示す必要がある。

（エ）　健診関係等

人間ドックなど任意型の健診は別として、健診受診者全員にスパイロメトリーを実施することは時間的にも現実的でなく、問診票等で対象者を絞り込むことは有用である。一般的に健診受診時の問診票には、年齢、喫煙歴、BMIなど、「COPD」のスクリーニングに必要な項目が多く含まれており、これを活用すべきである。なお、問診票に受動喫煙（たばこ煙にさらされること）の項目がない場合は、新たに設けることが望ましい。

「COPD」の早期発見を特定健診や肺がん検診など既存の健診の場を活用して行うことが効率的と考えられる。

(3)　たばこ対策と「COPD」について

たばこ対策の推進は、「COPD」の予防につながるため重要である。禁煙指導は、「現在、喫煙しているかどうか」で行うが、過去の喫煙歴を含めて評価するパック・イヤー（1日の喫煙箱数×喫煙年数）は「COPD」の診断の上で重要である。

また、「たばこ規制に関する世界保健機関枠組条約」に基づいた「たばこ対策」を進めていくことは重要である。

## 3．今後必要とされる対策

(1)　早期発見の手順の確立

かかりつけ医や健診において「COPD」の疑いのある者を早期に発見し、専門医による精査の後、患者の様態レベルに応じた適切な治療を行うことが理想的であるが、地域の現状に応じて診断から治療までの一連の流れを作ることが必要である。

「COPD」の疑いのある者の早期発見には、IPAG問診票やハイ・チェッカー（「肺年齢」）の利用が考えられる。

問診票については、国際的に注目されているIPAG（International Primary Care Airways Group）のCOPD問診票があり、和文訳等が日本呼吸器学会から紹介され、日本でもかなり検証が進んでいる。しかし、IPAGの問診票は欧米人を対象としたものであり、多数の日本人におけるスパイロメトリーとの比較検討等を進める必要がある。スクリーニングに非常に有用なツールであり、問診票の見直しの検討を早急に進めて、広く活用できるようにすべきである。なお、COPDの患者の年齢層などを考慮すると問診票等を用いたスクリーニングは40歳以上を対象とすべきである。また、問診票のスコアが低くても、喫煙者である場合には、禁煙指導を行うべきである。なお、問診票に受動喫煙の項目がない場合は、現在及び過去の受動喫煙の状況が分かる項目を設けることが望ましい。

ハイ・チェッカーについては、今のところデータが必ずしも十分でなく、普及の点での課題もあるが、将来的に非常に有用なツールとなる可能性がある。今の段階では問診票を基本的に進めていくことが現実的である。また、問診票とハイ・チェッカーの両方を用いる場合、並列的に用いるのか、二段階として使うのか等、両者の位置づけを明確にする必要がある。

(2) 必要とされる体制

　「COPD」の診断は、本来スパイロメータによる精密検査が必要である。それについては、かかりつけ医と専門医との連携が重要である。専門機関としては、呼吸器内科の標榜施設、日本呼吸器学会の認定施設があげられる。また、日本呼吸器学会では、一般の人への情報提供としてホームページの充実を検討している。

　地域によっては、呼吸器の専門医が非常に少ないことが懸念される。このような中、糖尿病については、学会、医師会などで糖尿病対策推進会議をつくり、専門医でない医師への啓発と診療の標準化を地域で連携して行っている。「COPD」についても、日本医師会、日本呼吸器学会、日本呼吸ケア・リハビリテーション学会、結核予防会により「日本COPD対策推進会議」が発足した。国は、こうした「COPD対策推進会議」などを積極的に支援しつつ、全国的に地域の実情に応じた連携体制がとれるような仕組みを構築していくべきであり、将来的には「COPD」対策を医療計画の中に位置付けることも検討すべきである。

　また、既存の健診などの場を活用するなど、多くの国民が、「COPD」の早期発見のための問診等を受けられる枠組みを構築していく必要がある。

(3) 予防・健康増進のあり方

　COPDの早期発見と、疾病予防・健康増進の方向に向けていくために、健診等の場において禁煙指導を行うことが考えられる。集団検診等の場においては、十分な時間をとって禁煙指導を行うことは困難であるが、短時間の情報提供は可能であり、また、その中で禁煙を希望する方には保険による禁煙治療、薬局・薬店の禁煙補助剤の紹介など、禁煙ができる可能性を高めるような働きかけをすることが望ましい。また、禁煙指導は面談で行うことが重要であるが、健診結果については郵送・書面等でのみ対応している場合もあるなど課題も多いため、健診等の場をどのように活用していくか更なる検討が必要である。

(4) 普及啓発

　「COPD」という言葉は、多くの人々に認知されていないが今後、早期発見につなげていくために、広く普及啓発していく必要がある。わかりにくい言葉ではあるが、学術的には確立された世界に共通した言葉であり、医療従事者をはじめとした健康に関わっている関係者には、「COPD」という言葉を正しく理解してもらうべきである。なお、「肺たばこ病」等のわかりやすい通称を活用する場合には、肺がんなど、喫煙と関係のある他の疾患もあることを留意する必要がある。

　一方、患者をはじめとした一般の方に対しては「肺年齢」という言葉を用いた普及を行っていく必要がある。「肺年齢」を若く保つためには、禁煙・受動喫煙防止のみならず、スポーツなど健康増進への意識を高めることが重要である。

　啓発の方法としては、例えば、日本呼吸器学会、結核予防会、日本医師会が中心となり、毎年5月9日の呼吸の日の前後に、一般市民を対象として呼吸器疾患などに対する啓発活動を展開している。これを全国的にいろいろな関係団体や行政も一体となって、継続して実施していくことも有用と考えられる。また、健康増進の立場で、スポーツイベントの場などを活用する方法も考えられる。

## 4．まとめ

　これまで5回にわたり、「COPD」に関する現状を踏まえ、課題を整理するとともに、求められる対策について検討を行ってきた。

　「COPD」については、主な原因が喫煙であり、禁煙により予防が可能であるため生活習慣病としての性格が少なからずあることから、他の慢性疾患と同様に、生活習慣の改善としての禁煙が何よりも重要であり、また、早期に発見、治療することで、リスクと負担を大幅に軽減することが可能な疾患である。

　本検討会での提言を踏まえて、着手可能な分野より順次速やかに対応がなされ、国民に広く「COPD」に関する正しい知識が広まり、患者や患者を支える周囲が、主体的に正しい知識や動機付けを持って行動できるような環境が整い、「COPD」による社会的損失の軽減につながるようにしなければならない。

# 付 表 目 次

## 1 主な疾病の総患者数(単位千人)の年次推移

| | がん 総数 | 男 | 女 | 糖尿病 総数 | 男 | 女 | 高血圧 総数 | 男 | 女 | 心臓病 総数 | 男 | 女 | 脳卒中 総数 | 男 | 女 | 慢性閉塞性肺疾患(COPD) 総数 | 男 | 女 |
|---|---|---|---|---|---|---|---|---|---|---|---|---|---|---|---|---|---|---|
| 平成2年 | 751 | 368 | 383 | 1,494 | 746 | 748 | 6,104 | 2,365 | 3,740 | 1,596 | 740 | 857 | 1,432 | 704 | 728 | - | - | - |
| 平成5年 | 908 | 443 | 465 | 1,565 | 806 | 760 | 6,395 | 2,517 | 3,881 | 1,606 | 778 | 830 | 1,418 | 688 | 730 | - | - | - |
| 平成8年 | 1,363 | 684 | 679 | 2,175 | 1,133 | 1,042 | 7,492 | 2,943 | 4,551 | 2,039 | 1,023 | 1,018 | 1,729 | 838 | 891 | 220 | 130 | 90 |
| 平成11年 | 1,270 | 649 | 621 | 2,115 | 1,116 | 1,000 | 7,186 | 2,860 | 4,330 | 1,845 | 943 | 905 | 1,474 | 719 | 756 | 212 | 139 | 73 |
| 平成14年 | 1,280 | 674 | 605 | 2,284 | 1,208 | 1,076 | 6,985 | 2,791 | 4,202 | 1,667 | 849 | 821 | 1,374 | 671 | 703 | 213 | 135 | 78 |
| 平成17年 | 1,423 | 792 | 630 | 2,469 | 1,323 | 1,147 | 7,809 | 3,126 | 4,691 | 1,658 | 866 | 795 | 1,365 | 666 | 699 | 223 | 146 | 78 |
| 平成20年 | 1,518 | 837 | 680 | 2,371 | 1,312 | 1,061 | 7,967 | 3,340 | 4,643 | 1,547 | 847 | 703 | 1,339 | 650 | 689 | 173 | 114 | 60 |
| 平成23年 | 1,526 | 830 | 695 | 2,700 | 1,487 | 1,215 | 9,067 | 3,822 | 5,259 | 1,612 | 882 | 734 | 1,235 | 616 | 620 | 220 | 147 | 74 |
| 平成26年 | 1,626 | 876 | 750 | 3,166 | 1,768 | 1,401 | 10,108 | 4,450 | 5,676 | 1,729 | 947 | 786 | 1,179 | 592 | 587 | 261 | 183 | 79 |
| 平成29年 | 1,782 | 970 | 812 | 3,289 | 1,848 | 1,442 | 9,937 | 4,313 | 5,643 | 1,732 | 963 | 775 | 1,115 | 556 | 558 | 240 | 161 | 79 |
| 令和2年 | 3,656 | 1,806 | 1,851 | 5,791 | 3,385 | 2,406 | 15,111 | 6,882 | 8,230 | 3,055 | 1,763 | 1,292 | 1,742 | 941 | 801 | 362 | 262 | 100 |

〔資料〕厚生労働省「患者調査」

## 2 ①主な疾病の年次別推計患者数(単位千人)及び推計患者総数に占める割合(%):〈入院〉

| | 昭和59年 | 62 | 平成2年 | 5 | 8 | 11 | 14 | 17 | 20 | 23 | 26 | 29 | 令和2年 |
|---|---|---|---|---|---|---|---|---|---|---|---|---|---|
| 総数 | (100.0) 1,436.0 | (100.0) 1,436.0 | (100.0) 1,500.9 | (100.0) 1,429.5 | (100.0) 1,480.5 | (100.0) 1,482.6 | (100.0) 1,451.0 | (100.0) 1,462.8 | (100.0) 1,392.4 | (100.0) 1,341.0 | (100.0) 1,318.8 | (100.0) 1,312.6 | (100.0) 1,211.3 |
| 高血圧 | (3.3) 44.9 | (2.9) 41.0 | (2.6) 38.9 | (2.4) 34.6 | (2.0) 29.1 | (1.5) 21.6 | (0.9) 13.7 | (0.8) 11.6 | (0.6) 8.7 | (0.5) 7.1 | (0.5) 6.4 | (0.4) 5.6 | (0.4) 4.5 |
| 心疾患 | (4.4) 59.3 | (4.4) 63.4 | (4.5) 67.7 | (4.5) 64.8 | (4.5) 66.4 | (4.3) 63.5 | (4.1) 59.4 | (4.1) 60.2 | (4.2) 58.2 | (4.3) 58.1 | (4.5) 59.9 | (4.9) 64.0 | (4.8) 58.4 |
| (再)虚血性心疾患 | (2.3) 30.5 | (2.3) 32.6 | (2.3) 34.4 | (2.3) 32.3 | (2.2) 32.3 | (1.9) 28.6 | (1.7) 24.3 | (1.4) 20.9 | (1.4) 18.9 | (1.2) 16.1 | (1.2) 15.3 | (1.2) 15.3 | (1.0) 11.9 |
| 脳卒中 | (11.7) 157.5 | (13.8) 198.4 | (14.4) 216.6 | (14.8) 211.6 | (14.6) 215.9 | (14.7) 217.6 | (15.6) 226.7 | (16.0) 233.6 | (14.3) 199.4 | (12.8) 172.2 | (12.1) 159.4 | (11.1) 146.0 | (10.2) 123.3 |
| がん | (6.2) 82.7 | (6.6) 94.6 | (7.5) 112.2 | (8.2) 117.0 | (9.1) 134.4 | (9.2) 136.8 | (9.6) 139.4 | (9.9) 144.9 | (10.2) 141.4 | (10.1) 134.8 | (9.8) 129.4 | (9.6) 126.1 | (9.3) 112.9 |
| 糖尿病 | (2.7) 35.8 | (2.7) 38.6 | (3.0) 44.7 | (3.0) 42.8 | (2.9) 42.6 | (2.7) 40.7 | (2.4) 34.1 | (2.4) 30.3 | (1.9) 26.2 | (1.8) 23.9 | (1.6) 20.9 | (1.4) 18.9 | (1.3) 15.2 |
| 慢性閉塞性肺疾患(COPD) | (-) - | (-) - | (-) - | (-) - | (0.53) 7.8 | (0.50) 7.4 | (0.47) 6.8 | (0.44) 6.4 | (0.55) 7.6 | (0.59) 7.9 | (0.6) 7.9 | (0.6) 8.5 | (0.5) 6.5 |

[注] 昭和59年より3年毎に実施されている。

〔資料〕厚生労働省「患者調査」

## 2 ②主な疾病の年次別推計患者数(単位千人)及び推計患者総数に占める割合(%):〈外来〉

| | 昭和59年 | 62 | 平成2年 | 5 | 8 | 11 | 14 | 17 | 20 | 23 | 26 | 29 | 令和2年 |
|---|---|---|---|---|---|---|---|---|---|---|---|---|---|
| 総数 | (100.0) 6,354.9 | (100.0) 6,663.5 | (100.0) 6,865.4 | (100.0) 6,793.0 | (100.0) 7,329.8 | (100.0) 6,835.9 | (100.0) 6,478.0 | (100.0) 7,092.4 | (100.0) 6,865.0 | (100.0) 7,260.5 | (100.0) 7,238.4 | (100.0) 7,191.0 | (100.0) 7,137.5 |
| 高血圧 | (9.7) 613.8 | (9.1) 601.8 | (9.4) 646.3 | (9.8) 665.3 | (9.7) 710.3 | (9.5) 651.0 | (9.2) 593.9 | (9.1) 644.2 | (8.8) 601.3 | (9.1) 663.5 | (9.3) 671.4 | (9.0) 646.9 | (8.3) 594.4 |
| 心疾患 | (2.4) 154.4 | (2.3) 152.9 | (2.5) 172.5 | (2.3) 163.4 | (2.5) 183.8 | (2.4) 165.2 | (2.2) 140.8 | (2.0) 142.6 | (1.9) 130.3 | (1.8) 134.1 | (1.8) 133.9 | (1.9) 134.2 | (1.8) 129.6 |
| (再)虚血性心疾患 | (1.5) 95.5 | (1.4) 91.8 | (1.5) 104.3 | (1.4) 92.5 | (1.5) 106.8 | (1.4) 95.2 | (1.2) 76.1 | (1.0) 73.7 | (1.0) 68.0 | (0.8) 61.3 | (0.8) 59.7 | (0.8) 55.3 | (0.7) 53.3 |
| 脳卒中 | (1.8) 114.6 | (2.1) 136.3 | (2.3) 160.9 | (2.3) 156.9 | (2.4) 173.9 | (2.2) 147.3 | (1.9) 123.5 | (1.7) 122.9 | (1.7) 119.9 | (1.5) 111.6 | (1.3) 94.0 | (1.2) 85.9 | (1.0) 74.2 |
| がん | (0.8) 49.2 | (0.9) 58.0 | (1.1) 73.2 | (1.3) 89.1 | (1.7) 127.0 | (1.8) 119.9 | (1.8) 119.7 | (2.0) 140.1 | (2.3) 156.4 | (2.3) 163.5 | (2.4) 171.4 | (2.6) 183.6 | (2.6) 182.2 |
| 糖尿病 | (1.7) 107.3 | (1.8) 118.1 | (2.2) 153.8 | (2.2) 155.7 | (2.7) 194.9 | (2.7) 185.3 | (2.9) 185.8 | (2.9) 202.4 | (2.7) 188.0 | (2.9) 208.5 | (3.1) 222.3 | (3.1) 224.0 | (3.0) 215.0 |
| 慢性閉塞性肺疾患(COPD) | (-) - | (-) - | (-) - | (-) - | (0.36) 26.2 | (0.35) 24.0 | (0.35) 22.7 | (0.35) 24.5 | (0.25) 17.5 | (0.27) 19.8 | (0.3) 22.0 | (0.3) 22.3 | (0.2) 15.6 |

[注] 昭和59年より3年毎に実施されている。

〔資料〕厚生労働省「患者調査」

## 3 ①主な疾病の年次別受療率(人口10万人に対する推計患者数)及び受療割合(%):〈入院〉

| | 昭和59年 | 62 | 平成2年 | 5 | 8 | 11 | 14 | 17 | 20 | 23 | 26 | 29 | 令和2年 |
|---|---|---|---|---|---|---|---|---|---|---|---|---|---|
| 総　　　数 | (100.0) 1,118 | (100.0) 1,174 | (100.0) 1,214 | (100.0) 1,146 | (100.0) 1,176 | (100.0) 1,170 | (100.0) 1,139 | (100.0) 1,145 | (100.0) 1,090 | (100.0) 1,068 | (100.0) 1,038 | (100.0) 1,036 | (100.0) 960 |
| 高　血　圧 | (3.3) 37 | (2.8) 33 | (2.6) 32 | (2.4) 28 | (2.0) 23 | (1.5) 17 | (1.0) 11 | (1.0) 9 | (0.6) 7 | (0.6) 6 | (0.5) 5 | (0.4) 4 | (0.4) 4 |
| 心　疾　患 | (4.4) 49 | (4.4) 52 | (4.5) 55 | (4.5) 52 | (4.5) 53 | (4.3) 50 | (4.1) 47 | (4.1) 47 | (4.2) 46 | (4.3) 46 | (4.5) 47 | (4.8) 50 | (4.8) 46 |
| (再)虚血性心疾患 | (2.2) 25 | (2.3) 27 | (2.3) 28 | (2.3) 26 | (2.2) 26 | (2.0) 23 | (1.7) 19 | (1.4) 16 | (1.4) 15 | (1.2) 13 | (1.2) 12 | (1.2) 12 | (0.9) 9 |
| 脳　卒　中 | (11.7) 131 | (13.8) 162 | (14.4) 175 | (14.8) 170 | (14.6) 172 | (14.7) 172 | (15.6) 178 | (16.0) 183 | (14.3) 156 | (12.8) 137 | (12.0) 125 | (11.1) 115 | (10.2) 98 |
| が　　　ん | (6.2) 69 | (6.6) 77 | (7.5) 91 | (8.2) 94 | (9.1) 107 | (9.2) 108 | (9.6) 109 | (10.0) 113 | (10.2) 111 | (10.0) 107 | (9.8) 102 | (9.7) 100 | (9.3) 89 |
| 糖　尿　病 | (2.7) 30 | (2.6) 31 | (3.0) 36 | (3.0) 34 | (2.9) 34 | (2.7) 32 | (2.4) 27 | (2.1) 24 | (1.8) 20 | (1.8) 19 | (1.5) 16 | (1.4) 15 | (1.3) 12 |
| 慢性閉塞性肺疾患 (COPD) | (-) - | (-) - | (-) - | (-) - | (0.5) 6 | (0.5) 6 | (0.4) 5 | (0.4) 6 | (0.6) 6 | (0.6) 6 | (0.6) 6 | (0.7) 7 | (0.5) 5 |

## 3 ②主な疾病の年次別受療率(人口10万人に対する推計患者数)及び受療割合(%):〈外来〉

| | 昭和59年 | 62 | 平成2年 | 5 | 8 | 11 | 14 | 17 | 20 | 23 | 26 | 29 | 令和2年 |
|---|---|---|---|---|---|---|---|---|---|---|---|---|---|
| 総　　　数 | (100.0) 5,285 | (100.0) 5,426 | (100.0) 5,554 | (100.0) 5,589 | (100.0) 5,824 | (100.0) 5,396 | (100.0) 5,083 | (100.0) 5,551 | (100.0) 5,376 | (100.0) 5,784 | (100.0) 5,696 | (100.0) 5,675 | (100.0) 5,658 |
| 高　血　圧 | (9.7) 511 | (9.1) 492 | (9.4) 523 | (9.5) 533 | (9.7) 564 | (9.5) 514 | (9.2) 466 | (9.1) 504 | (8.8) 471 | (9.1) 529 | (9.3) 528 | (9.0) 511 | (8.3) 471 |
| 心　疾　患 | (2.4) 128 | (2.3) 125 | (2.5) 140 | (2.3) 131 | (2.5) 146 | (2.4) 130 | (2.2) 110 | (2.0) 112 | (1.9) 102 | (1.8) 107 | (1.8) 105 | (1.9) 106 | (1.8) 103 |
| (再)虚血性心疾患 | (1.5) 79 | (1.4) 75 | (1.5) 84 | (1.3) 74 | (1.5) 85 | (1.4) 75 | (1.2) 60 | (1.0) 58 | (1.0) 53 | (0.9) 49 | (0.8) 47 | (0.8) 44 | (0.7) 42 |
| 脳　卒　中 | (1.8) 95 | (2.1) 111 | (2.3) 130 | (2.3) 126 | (2.4) 138 | (2.1) 116 | (1.9) 97 | (1.7) 96 | (1.7) 94 | (1.5) 89 | (1.3) 74 | (1.2) 68 | (1.0) 59 |
| が　　　ん | (0.8) 41 | (0.9) 47 | (1.1) 59 | (1.3) 71 | (1.7) 101 | (1.8) 95 | (1.8) 94 | (2.0) 110 | (2.3) 123 | (2.2) 130 | (2.4) 135 | (2.6) 145 | (2.5) 144 |
| 糖　尿　病 | (1.7) 89 | (1.8) 97 | (2.2) 124 | (2.2) 125 | (2.7) 155 | (2.7) 146 | (2.9) 146 | (2.8) 158 | (2.7) 147 | (2.9) 166 | (3.1) 175 | (3.1) 177 | (3.0) 170 |
| 慢性閉塞性肺疾患 (COPD) | (-) - | (-) - | (-) - | (-) - | (0.4) 21 | (0.4) 19 | (0.4) 18 | (0.3) 19 | (0.3) 14 | (0.3) 16 | (0.3) 17 | (0.3) 18 | (0.2) 12 |

[注] 昭和59年より3年毎に実施されている。

〔資料〕厚生労働省「患者調査」

### ★人口動態統計・患者調査などの疾病分類について

　厚生労働省発表の人口動態統計や患者調査での疾病分類は、「国際疾病傷害死因分類」に基づいています。これは国際的に疾病を比較するためのもので、明治32年に国際統計協会で定められて以来、約10年に一度、現状に応じて改正を加えられ、第6回からは世界保健機関（WHO）で定められています。

　最近では平成7年に「第10回修正国際疾病傷害死因分類」（ICD-10）として改正されました。人口動態統計では平成7年から、患者調査では平成8年から、この分類が用いられています。

　それまでの分類（ICD-9）とは、統計の取り方が若干変わっている所があるため、年次推移などを見る場合に、厳密には同じ統計の仕方とはいえない部分があります。

　本書では、年次推移に用いた数字は平成6年まではICD-9による数値で、平成7年以降はICD-10による数値を用いています。

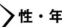

# 4 性・年齢階級別にみた傷病別通院者率（人口千対）〈男〉

| 傷病 | 総数 | 30～34 | 35～39 | 40～44 | 45～49 | 50～54 | 55～59 | 60～64 | 65～69 | 70歳以上 |
|---|---|---|---|---|---|---|---|---|---|---|
| 通院者率 | 401.9 | 170.7 | 201.8 | 233.1 | 291.2 | 364.9 | 456.7 | 552.6 | 637.7 | 720.8 |
| 内分泌・代謝障害 糖尿病 | 70.8 | 6.8 | 13.8 | 19.4 | 35.0 | 56.9 | 85.5 | 105.6 | 139.3 | 161.2 |
| 肥満症 | 6.2 | 2.1 | 2.6 | 4.5 | 7.1 | 9.5 | 10.8 | 10.1 | 10.2 | 8.8 |
| 脂質異常症（高コレステロール血症等） | 53.7 | 6.7 | 15.0 | 22.8 | 40.1 | 60.7 | 87.4 | 103.1 | 114.0 | 92.4 |
| 甲状腺の病気 | 5.7 | 2.5 | 2.6 | 4.8 | 4.3 | 4.4 | 8.8 | 7.5 | 8.4 | 11.0 |
| 精神・神経 うつ病やその他のこころの病気 | 17.9 | 28.6 | 27.7 | 28.1 | 30.6 | 30.4 | 25.6 | 22.4 | 14.1 | 7.8 |
| 認知症 | 5.3 | － | － | － | 0.2 | 0.0 | 0.6 | 0.3 | 2.0 | 21.7 |
| パーキンソン病 | 1.9 | － | 0.1 | 0.0 | 0.3 | 1.0 | 1.2 | 1.5 | 2.9 | 7.9 |
| その他の神経の病気（神経痛・麻痺等） | 6.1 | 4.6 | 4.1 | 4.4 | 4.1 | 4.9 | 7.8 | 8.1 | 9.1 | 10.1 |
| 眼の病気 | 49.5 | 5.4 | 9.5 | 9.6 | 15.9 | 22.9 | 39.1 | 61.6 | 81.4 | 131.7 |
| 耳の病気 | 9.3 | 1.8 | 3.4 | 2.7 | 4.1 | 4.1 | 7.2 | 9.0 | 12.9 | 23.3 |
| 循環器系 高血圧症 | 146.7 | 5.7 | 16.9 | 33.0 | 66.1 | 119.5 | 178.6 | 243.9 | 297.2 | 333.1 |
| 脳卒中（脳出血、脳梗塞等） | 13.9 | 0.4 | 1.2 | 1.4 | 2.8 | 7.3 | 11.3 | 15.5 | 25.3 | 39.1 |
| 狭心症・心筋梗塞 | 23.8 | 0.2 | 0.7 | 3.2 | 4.7 | 10.7 | 22.1 | 27.7 | 39.5 | 68.3 |
| その他の循環器系の病気 | 23.0 | 3.7 | 2.9 | 4.1 | 5.8 | 10.1 | 18.2 | 24.2 | 33.5 | 64.3 |
| 呼吸器系 急性鼻咽頭炎（かぜ） | 1.4 | 0.9 | 0.2 | 0.7 | 1.3 | 0.3 | 0.7 | 0.6 | 0.7 | 1.3 |
| アレルギー性鼻炎 | 21.7 | 11.4 | 13.3 | 15.6 | 15.3 | 14.2 | 18.0 | 21.5 | 26.0 | 26.7 |
| 慢性閉塞性肺疾患（COPD） | 2.7 | 0.2 | 0.3 | 0.3 | 0.5 | 0.4 | 1.6 | 2.4 | 5.4 | 8.3 |
| 喘息 | 11.5 | 6.3 | 10.2 | 8.4 | 9.8 | 11.3 | 10.5 | 14.7 | 12.1 | 14.7 |
| その他の呼吸器系の病気 | 13.7 | 2.3 | 6.1 | 5.4 | 8.6 | 9.0 | 12.8 | 16.5 | 20.7 | 31.5 |
| 消化器系 胃・十二指腸の病気 | 14.1 | 4.8 | 3.3 | 3.5 | 6.7 | 8.2 | 13.6 | 17.2 | 24.3 | 34.8 |
| 肝臓・胆のうの病気 | 8.9 | 1.7 | 2.9 | 3.2 | 6.2 | 7.2 | 10.9 | 15.1 | 15.7 | 18.5 |
| その他の消化器系の病気 | 14.7 | 7.0 | 8.3 | 7.9 | 8.9 | 11.6 | 14.4 | 19.0 | 22.2 | 30.0 |
| 歯の病気 | 48.2 | 26.8 | 28.9 | 31.8 | 38.9 | 42.3 | 47.2 | 60.2 | 65.1 | 88.1 |
| 皮膚 アトピー性皮膚炎 | 12.0 | 22.4 | 21.1 | 14.7 | 13.8 | 9.5 | 7.2 | 4.6 | 4.1 | 4.3 |
| その他の皮膚の病気 | 19.0 | 12.1 | 11.0 | 10.9 | 13.2 | 12.4 | 15.0 | 19.7 | 22.2 | 33.7 |
| 筋骨格系 痛風 | 21.0 | 6.5 | 9.6 | 12.9 | 20.0 | 26.0 | 36.2 | 38.4 | 42.7 | 31.9 |
| 関節リウマチ | 4.1 | 0.3 | 0.2 | 1.7 | 2.0 | 2.1 | 3.7 | 5.2 | 7.7 | 10.7 |
| 関節症 | 13.4 | 2.5 | 2.5 | 4.9 | 7.0 | 9.2 | 14.8 | 20.4 | 21.7 | 31.2 |
| 肩こり症 | 14.3 | 8.1 | 10.0 | 13.4 | 12.8 | 13.8 | 15.8 | 18.0 | 17.8 | 27.5 |
| 腰痛症 | 42.1 | 14.8 | 20.7 | 27.2 | 26.8 | 29.9 | 35.4 | 49.7 | 59.3 | 98.7 |
| 骨粗しょう症 | 2.8 | － | － | 0.1 | 0.2 | 0.5 | 1.3 | 1.9 | 3.1 | 9.6 |
| 尿路性器系 腎臓の病気 | 14.7 | 1.6 | 4.1 | 4.6 | 6.6 | 8.9 | 12.9 | 15.4 | 23.7 | 37.1 |
| 前立腺肥大症 | 29.8 | 0.4 | 0.5 | 0.4 | 0.6 | 2.7 | 8.3 | 22.2 | 43.5 | 102.9 |
| 閉経期又は閉経後障害（更年期障害等） | ・ | ・ | ・ | ・ | ・ | ・ | ・ | ・ | ・ | ・ |
| 損傷 骨折 | 5.2 | 2.9 | 2.1 | 2.0 | 3.7 | 3.9 | 4.2 | 4.6 | 5.5 | 9.8 |
| 骨折以外のけが・やけど | 5.4 | 4.4 | 5.7 | 4.6 | 4.7 | 5.0 | 5.5 | 7.0 | 4.8 | 4.8 |
| 貧血・血液の病気 | 4.5 | 0.3 | 0.7 | 1.8 | 2.5 | 2.5 | 4.3 | 5.8 | 5.6 | 11.2 |
| 悪性新生物（がん） | 9.9 | 0.3 | 0.9 | 1.2 | 1.3 | 3.3 | 6.6 | 11.6 | 19.1 | 28.2 |
| 妊娠・産褥（切迫流産、前置胎盤等） | ・ | ・ | ・ | ・ | ・ | ・ | ・ | ・ | ・ | ・ |
| 不妊症 | 0.1 | 0.8 | 0.1 | 0.4 | 0.4 | － | － | － | － | － |
| その他 | 18.8 | 13.5 | 16.7 | 17.0 | 16.1 | 18.9 | 17.4 | 15.8 | 21.6 | 20.9 |
| 不明 | 1.1 | 0.9 | 1.1 | 1.1 | 1.4 | 1.4 | 1.0 | 1.7 | 0.8 | 1.5 |

注：1）通院者には入院者は含まないが、分母となる世帯人数には入院者を含む。
　　2）「総数」には、年齢不詳を含む。

| 傷　　病 | | 総　数 | 30〜34 | 35〜39 | 40〜44 | 45〜49 | 50〜54 | 55〜59 | 60〜64 | 65〜69 | 70歳以上 |
|---|---|---|---|---|---|---|---|---|---|---|---|
| 通院者率 | | 431.6 | 225.1 | 243.1 | 279.0 | 307.7 | 392.1 | 468.7 | 540.5 | 622.5 | 711.5 |
| 代謝分泌障害・内 | 糖尿病 | 41.6 | 2.8 | 6.2 | 10.1 | 13.9 | 28.0 | 36.1 | 53.8 | 75.2 | 92.7 |
| | 肥満症 | 4.7 | 1.0 | 1.0 | 2.2 | 3.0 | 4.1 | 5.7 | 6.8 | 7.7 | 8.8 |
| | 脂質異常症（高コレステロール血症等） | 77.2 | 3.7 | 4.7 | 11.5 | 19.6 | 53.4 | 93.2 | 137.4 | 167.0 | 154.3 |
| | 甲状腺の病気 | 23.4 | 12.7 | 16.9 | 17.2 | 20.7 | 28.7 | 31.5 | 34.0 | 37.3 | 34.2 |
| 精神・神経 | うつ病やその他のこころの病気 | 24.9 | 35.9 | 39.5 | 37.4 | 35.4 | 33.7 | 32.3 | 24.9 | 21.8 | 18.2 |
| | 認知症 | 7.9 | 0.1 | − | − | 0.0 | 0.4 | 0.2 | 0.8 | 2.2 | 27.9 |
| | パーキンソン病 | 2.3 | 0.2 | 0.1 | − | 0.1 | 0.1 | 0.6 | 1.2 | 3.4 | 7.0 |
| | その他の神経の病気（神経痛・麻痺等） | 7.3 | 3.2 | 5.0 | 6.7 | 6.1 | 5.6 | 7.0 | 7.6 | 7.1 | 12.2 |
| | 眼の病気 | 65.4 | 6.4 | 8.9 | 15.5 | 17.3 | 32.4 | 48.5 | 72.1 | 99.0 | 156.4 |
| | 耳の病気 | 11.6 | 3.0 | 4.2 | 6.1 | 4.6 | 6.8 | 11.2 | 9.7 | 12.9 | 26.3 |
| 循環器系 | 高血圧症 | 135.7 | 2.3 | 8.2 | 19.1 | 36.7 | 76.5 | 119.9 | 170.1 | 228.6 | 323.1 |
| | 脳卒中（脳出血、脳梗塞等） | 7.7 | 0.7 | 0.8 | 1.6 | 2.9 | 4.7 | 6.2 | 5.4 | 8.9 | 19.9 |
| | 狭心症・心筋梗塞 | 12.4 | 0.1 | 0.9 | 0.8 | 1.2 | 3.0 | 5.1 | 8.0 | 12.2 | 37.0 |
| | その他の循環器系の病気 | 17.6 | 3.1 | 3.1 | 3.8 | 5.0 | 6.0 | 9.3 | 15.9 | 21.6 | 44.3 |
| 呼吸器系 | 急性鼻咽頭炎（かぜ） | 1.7 | 2.0 | 2.5 | 0.8 | 0.4 | 0.7 | 1.2 | 1.1 | 0.9 | 1.8 |
| | アレルギー性鼻炎 | 25.6 | 18.0 | 19.7 | 23.9 | 25.1 | 27.9 | 36.4 | 33.3 | 28.4 | 26.5 |
| | 慢性閉塞性肺疾患（COPD） | 0.7 | − | 0.1 | 0.0 | 0.2 | 0.2 | 0.3 | 1.2 | 0.7 | 1.8 |
| | 喘息 | 15.7 | 10.9 | 13.2 | 14.0 | 17.7 | 16.2 | 19.2 | 19.2 | 19.8 | 20.0 |
| | その他の呼吸器系の病気 | 9.1 | 1.2 | 2.5 | 4.0 | 3.5 | 4.9 | 8.9 | 12.8 | 12.3 | 19.4 |
| 消化器系 | 胃・十二指腸の病気 | 14.5 | 4.4 | 5.2 | 6.7 | 6.4 | 10.4 | 15.3 | 15.3 | 22.8 | 30.5 |
| | 肝臓・胆のうの病気 | 7.6 | 1.5 | 1.5 | 3.2 | 5.2 | 6.5 | 9.7 | 11.8 | 14.7 | 13.6 |
| | その他の消化器系の病気 | 13.5 | 7.5 | 6.0 | 7.7 | 9.8 | 11.1 | 14.1 | 16.2 | 19.2 | 24.0 |
| | 歯の病気 | 56.4 | 30.4 | 35.1 | 40.9 | 46.0 | 54.2 | 64.0 | 69.7 | 81.1 | 86.7 |
| 皮膚 | アトピー性皮膚炎 | 9.7 | 17.1 | 13.1 | 14.8 | 12.3 | 10.3 | 8.6 | 5.1 | 3.9 | 3.1 |
| | その他の皮膚の病気 | 21.2 | 16.6 | 19.6 | 19.7 | 18.1 | 24.4 | 24.1 | 23.5 | 24.5 | 23.6 |
| 筋骨格系 | 痛風 | 1.1 | 0.3 | 0.4 | 0.1 | 0.2 | 0.6 | 0.8 | 2.1 | 1.4 | 2.5 |
| | 関節リウマチ | 11.8 | 2.5 | 3.5 | 4.4 | 5.6 | 9.5 | 15.2 | 16.2 | 20.6 | 23.1 |
| | 関節症 | 27.9 | 3.1 | 4.4 | 7.5 | 11.6 | 19.5 | 32.7 | 36.6 | 45.3 | 60.1 |
| | 肩こり症 | 31.0 | 19.7 | 23.0 | 23.2 | 32.3 | 34.5 | 37.9 | 38.6 | 38.0 | 50.3 |
| | 腰痛症 | 53.5 | 21.0 | 22.1 | 23.3 | 30.1 | 37.5 | 46.3 | 58.3 | 65.7 | 116.7 |
| | 骨粗しょう症 | 37.4 | 0.4 | 0.5 | 0.5 | 1.3 | 4.0 | 12.5 | 26.4 | 49.9 | 111.0 |
| 尿路性器系 | 腎臓の病気 | 8.4 | 3.5 | 3.3 | 4.0 | 4.7 | 6.5 | 7.3 | 8.9 | 10.4 | 17.7 |
| | 前立腺肥大症 | ・ | ・ | ・ | ・ | ・ | ・ | ・ | ・ | ・ | ・ |
| | 閉経期又は閉経後障害（更年期障害等） | 5.0 | 0.2 | 0.7 | 4.1 | 14.4 | 26.6 | 15.7 | 3.3 | 2.0 | 0.9 |
| 損傷 | 骨折 | 8.6 | 1.6 | 1.3 | 0.8 | 1.6 | 3.1 | 5.7 | 7.5 | 9.9 | 22.0 |
| | 骨折以外のけが・やけど | 6.2 | 2.9 | 3.9 | 5.4 | 4.6 | 6.4 | 7.2 | 6.0 | 5.4 | 8.1 |
| | 貧血・血液の病気 | 8.7 | 4.9 | 9.5 | 16.0 | 17.7 | 11.5 | 6.2 | 4.4 | 5.9 | 12.0 |
| | 悪性新生物（がん） | 12.2 | 2.0 | 3.5 | 9.5 | 11.6 | 17.3 | 19.8 | 20.9 | 18.8 | 18.0 |
| | 妊娠・産褥（切迫流産、前置胎盤等） | 1.6 | 14.9 | 9.3 | 1.0 | 0.0 | − | − | − | − | − |
| | 不妊症 | 1.7 | 12.5 | 10.0 | 6.0 | 0.7 | − | − | − | − | − |
| | その他 | 34.0 | 40.2 | 41.7 | 47.1 | 49.3 | 43.7 | 43.7 | 31.7 | 28.0 | 28.1 |
| | 不　明 | 1.6 | 1.3 | 1.8 | 2.4 | 2.2 | 1.8 | 1.8 | 1.3 | 1.6 | 1.8 |

〔資料〕厚生労働省「国民生活基礎調査」令和4年

## 5 年齢階級別にみた死因順位及び死亡率(人口10万対)、割合(%)〈総数〉

| | 第1位 死因 | 第1位 死亡数 死亡率 (割合) | 第2位 死因 | 第2位 死亡数 死亡率 (割合) | 第3位 死因 | 第3位 死亡数 死亡率 (割合) | 第4位 死因 | 第4位 死亡数 死亡率 (割合) | 第5位 死因 | 第5位 死亡数 死亡率 (割合) |
|---|---|---|---|---|---|---|---|---|---|---|
| 総数 | がん | 385,797 316.1 (24.6) | 心臓病 | 232,964 190.9 (14.8) | 老衰 | 179,529 147.1 (11.4) | 脳卒中 | 107,481 88.1 (6.9) | 肺炎 | 74,013 60.7 (4.7) |
| 0歳 | 先天奇形等 | 483 62.7 (35.6) | 呼吸障害等 | 202 26.2 (14.9) | 不慮の事故 | 60 7.8 (4.4) | 乳幼児突然死症候群 | 44 5.7 (3.2) | 出血性障害等 | 42 5.4 (3.1) |
| 1〜4歳 | 〃 | 114 3.4 (23.0) | 不慮の事故 | 59 1.7 (11.9) | がん | 46 1.4 (9.3) | 心臓病 | 26 0.8 (5.3) | 肺炎 | 17 0.5 (3.4) |
| 5〜9歳 | がん | 89 1.8 (28.6) | 先天奇形等 | 29 0.6 (9.3) | 不慮の事故 | 28 0.6 (9.0) | その他の新生物 | 14 0.3 (4.5) | 心臓病 | 13 0.3 (4.2) |
| 10〜14歳 | 自殺 | 119 2.3 (28.2) | がん | 84 1.6 (19.9) | 〃 | 34 0.6 (8.1) | 先天奇形等 | 25 0.5 (5.9) | 〃 | 19 0.4 (4.5) |
| 15〜19歳 | 〃 | 663 12.2 (52.4) | 不慮の事故 | 196 3.6 (15.5) | がん | 124 2.3 (9.8) | 心臓病 | 43 0.8 (3.4) | 先天奇形等 | 26 0.5 (2.1) |
| 20〜24歳 | 〃 | 1,243 21.3 (57.9) | 〃 | 262 4.5 (12.2) | 〃 | 144 2.5 (6.7) | 〃 | 81 1.4 (3.8) | 脳卒中 | 29 0.5 (1.4) |
| 25〜29歳 | 〃 | 1,154 19.4 (51.1) | がん | 245 4.1 (10.9) | 不慮の事故 | 211 3.6 (9.3) | 〃 | 119 2.0 (5.3) | 〃 | 35 0.6 (1.6) |
| 30〜34歳 | 〃 | 1,115 18.4 (39.6) | 〃 | 482 7.9 (17.1) | 心臓病 | 211 3.5 (7.5) | 不慮の事故 | 209 3.4 (7.4) | 〃 | 103 1.7 (3.7) |
| 35〜39歳 | 〃 | 1,350 19.5 (30.6) | 〃 | 977 14.1 (22.1) | 〃 | 386 5.6 (8.7) | 〃 | 268 3.9 (6.1) | 〃 | 229 3.3 (5.2) |
| 40〜44歳 | がん | 1,957 25.4 (26.9) | 自殺 | 1,583 20.5 (21.8) | 〃 | 747 9.7 (10.3) | 脳卒中 | 593 7.7 (8.2) | 肝臓病 | 395 5.1 (5.4) |
| 45〜49歳 | 〃 | 4,374 47.2 (31.6) | 〃 | 1,991 21.5 (14.4) | 〃 | 1,680 18.1 (12.1) | 〃 | 1,184 12.8 (8.6) | 〃 | 818 8.8 (5.9) |
| 50〜54歳 | 〃 | 7,631 82.4 (35.0) | 心臓病 | 2,840 30.7 (13.0) | 自殺 | 2,162 23.4 (9.9) | 〃 | 1,832 19.8 (8.4) | 〃 | 1,227 13.3 (5.6) |
| 55〜59歳 | 〃 | 11,185 141.0 (39.1) | 〃 | 3,777 47.6 (13.2) | 脳卒中 | 2,066 26.0 (7.2) | 自殺 | 1,808 22.8 (6.3) | 〃 | 1,457 18.4 (5.1) |
| 60〜64歳 | 〃 | 17,799 242.2 (42.4) | 〃 | 5,502 74.9 (13.1) | 〃 | 2,835 38.6 (6.8) | 肝臓病 | 1,639 22.3 (3.9) | 自殺 | 1,482 20.2 (3.5) |
| 65〜69歳 | 〃 | 30,175 404.3 (43.9) | 〃 | 8,422 112.8 (12.3) | 〃 | 4,342 58.2 (6.3) | 不慮の事故 | 1,961 26.3 (2.9) | 肝臓病 | 1,957 26.2 (2.8) |
| 70〜74歳 | 〃 | 58,964 635.1 (41.7) | 〃 | 17,639 190.0 (12.5) | 〃 | 9,224 99.4 (6.5) | 肺炎 | 4,152 44.7 (2.9) | 不慮の事故 | 3,945 42.5 (2.8) |
| 75〜79歳 | 〃 | 61,357 877.3 (36.1) | 〃 | 21,891 313.0 (12.9) | 〃 | 11,961 171.0 (7.0) | 〃 | 6,709 95.9 (3.9) | 〃 | 5,004 71.5 (2.9) |
| 80〜84歳 | 〃 | 69,694 1,218.7 (28.2) | 〃 | 35,048 612.8 (14.2) | 〃 | 17,806 311.4 (7.2) | 老衰 | 14,637 255.9 (5.9) | 肺炎 | 12,565 219.7 (5.1) |
| 85〜89歳 | 〃 | 65,809 1,669.4 (20.5) | 〃 | 50,334 1,276.8 (15.7) | 老衰 | 35,936 911.6 (11.2) | 脳卒中 | 23,455 595.0 (7.3) | 〃 | 18,603 471.9 (5.8) |
| 90歳以上 | 老衰 | 122,702 4,663.7 (25.0) | 〃 | 84,120 3,197.3 (17.1) | がん | 54,635 2,076.6 (11.1) | 〃 | 31,732 1,206.1 (6.5) | 〃 | 28,939 1,099.9 (5.9) |

[注] 1)〔1〕乳児(0歳)の死因については乳児死因簡単分類を使用している。
〔2〕死因順位は死亡数の多いものからとなっているが、同数の場合は、同一順位に死因名を列記し、次位を空欄とした。
2)構成割合は、それぞれの年齢階級別死亡数を100とした場合の割合である。
3)死因名は以下のように省略した。　　心疾患(高血圧性を除く)→心臓病
先天奇形、変形及び染色体異常→先天奇形等
周産期に特異的な呼吸障害及び心血管障害→呼吸障害等
胎児及び新生児の出血性障害及び血液障害→出血性障害等
妊娠期間及び胎児発育に関連する障害→妊娠期間等に関連する障害

# 〈男〉

| | 第 1 位 死因 | 第 1 位 死亡数 死亡率 (割合) | 第 2 位 死因 | 第 2 位 死亡数 死亡率 (割合) | 第 3 位 死因 | 第 3 位 死亡数 死亡率 (割合) | 第 4 位 死因 | 第 4 位 死亡数 死亡率 (割合) | 第 5 位 死因 | 第 5 位 死亡数 死亡率 (割合) |
|---|---|---|---|---|---|---|---|---|---|---|
| 総 数 | が ん | 223,291 376.5 (27.9) | 心 臓 病 | 113,016 190.5 (14.1) | 脳 卒 中 | 53,188 89.7 (6.7) | 老 衰 | 49,964 84.2 (6.3) | 肺 炎 | 42,851 72.2 (5.4) |
| 0歳 | 先天奇形等 | 248 62.7 (33.7) | 呼吸障害等 | 95 24.0 (12.9) | 不慮の事故 | 35 8.9 (4.8) | 乳幼児突然死症候群 | 28 7.1 (3.8) | 妊娠期間等に関連する障害 | 23 5.8 (3.1) |
| 1～4歳 | 先天奇形等 | 53 3.1 (20.4) | 不慮の事故 | 29 1.7 (11.2) | が ん | 19 1.1 (7.3) | 心 臓 病 | 13 0.8 (5.0) | 肺 炎 | 10 0.6 (3.8) |
| 5～9歳 | が ん | 40 1.6 (24.0) | 先天奇形等 | 17 0.7 (10.2) | 不慮の事故 | 16 0.6 (9.6) | 〃 | 8 0.3 (4.8) | 脳 卒 中 | 5 0.2 (3.0) |
| 10～14歳 | 自 殺 | 62 2.3 (26.6) | が ん | 46 1.7 (19.7) | 〃 | 21 0.8 (9.0) | 先天奇形等 | 14 0.5 (6.0) | 心 臓 病 | 11 0.4 (4.7) |
| 15～19歳 | 〃 | 384 13.8 (49.4) | 不慮の事故 | 162 5.8 (20.8) | が ん | 68 2.4 (8.8) | 心 臓 病 | 28 1.0 (3.6) | 先天奇形等 | 20 0.7 (2.6) |
| 20～24歳 | 〃 | 834 27.9 (59.5) | 〃 | 192 6.4 (13.7) | 〃 | 86 2.9 (6.1) | 〃 | 55 1.8 (3.9) | 脳 卒 中 | 18 0.6 (1.3) |
| 25～29歳 | 〃 | 783 25.9 (54.0) | 〃 | 154 5.1 (10.6) | 〃 | 109 3.6 (7.5) | 〃 | 79 2.6 (5.4) | 〃 | 27 0.9 (1.4) |
| 30～34歳 | 〃 | 764 24.7 (42.5) | が ん | 187 6.0 (10.4) | 不慮の事故 | 172 5.6 (9.6) | 心 臓 病 | 167 5.4 (9.3) | 〃 | 70 2.3 (3.9) |
| 35～39歳 | 〃 | 956 27.1 (34.7) | 〃 | 378 10.7 (13.7) | 心 臓 病 | 298 8.4 (10.8) | 不慮の事故 | 189 5.4 (6.9) | 〃 | 158 4.5 (5.7) |
| 40～44歳 | 〃 | 1,138 29.0 (25.0) | 〃 | 769 19.6 (16.9) | 〃 | 591 15.1 (13.0) | 脳 卒 中 | 413 10.5 (9.1) | 肝 臓 病 | 306 7.8 (6.7) |
| 45～49歳 | が ん | 1,816 38.5 (20.9) | 自 殺 | 1,419 30.1 (16.4) | 〃 | 1,357 28.8 (15.6) | 〃 | 775 16.4 (8.9) | 〃 | 636 13.5 (7.3) |
| 50～54歳 | 〃 | 3,561 76.0 (25.3) | 心 臓 病 | 2,305 49.2 (16.4) | 自 殺 | 1,516 32.4 (10.8) | 〃 | 1,253 26.7 (8.9) | 〃 | 986 21.0 (7.0) |
| 55～59歳 | 〃 | 6,004 150.8 (31.3) | 〃 | 3,056 76.8 (16.0) | 脳 卒 中 | 1,460 36.7 (7.6) | 自 殺 | 1,260 31.7 (6.6) | 〃 | 1,177 29.6 (6.1) |
| 60～64歳 | 〃 | 10,673 292.9 (37.0) | 〃 | 4,355 119.5 (15.1) | 〃 | 2,080 57.1 (7.2) | 肝 臓 病 | 1,311 36.0 (4.5) | 自 殺 | 1,034 28.4 (3.6) |
| 65～69歳 | 〃 | 19,377 533.2 (40.5) | 〃 | 6,582 180.6 (13.7) | 〃 | 3,148 86.6 (6.6) | 〃 | 1,532 42.2 (3.2) | 不慮の事故 | 1,410 38.8 (2.9) |
| 70～74歳 | 〃 | 38,931 888.7 (40.1) | 〃 | 12,645 288.6 (13.0) | 〃 | 6,361 145.2 (6.6) | 肺 炎 | 3,197 73.0 (3.3) | 〃 | 2,705 61.7 (2.8) |
| 75～79歳 | 〃 | 39,830 1,270.3 (36.2) | 〃 | 14,014 446.9 (12.7) | 〃 | 7,594 242.2 (6.9) | 〃 | 4,955 158.0 (4.5) | 誤嚥性肺炎 | 3,437 109.6 (3.1) |
| 80～84歳 | 〃 | 42,216 1,771.4 (29.2) | 〃 | 19,536 819.7 (13.5) | 〃 | 9,964 418.1 (6.9) | 〃 | 8,552 358.8 (5.9) | 老 衰 | 6,720 282.0 (4.6) |
| 85～89歳 | 〃 | 36,092 2,532.6 (22.6) | 〃 | 23,225 1,629.7 (14.6) | 老 衰 | 13,123 920.9 (8.2) | 〃 | 11,245 789.1 (7.0) | 脳 卒 中 | 10,910 765.6 (6.8) |
| 90歳以上 | 心 臓 病 | 24,669 3,627.8 (15.9) | 老 衰 | 26,499 3,896.9 (17.1) | が ん | 23,075 3,393.4 (14.9) | 〃 | 12,541 1,844.3 (8.1) | 誤嚥性肺炎 | 10,854 1,596.2 (7.0) |

〈女〉

| | 第1位 死因 | 死亡数 死亡率 (割合) | 第2位 死因 | 死亡数 死亡率 (割合) | 第3位 死因 | 死亡数 死亡率 (割合) | 第4位 死因 | 死亡数 死亡率 (割合) | 第5位 死因 | 死亡数 死亡率 (割合) |
|---|---|---|---|---|---|---|---|---|---|---|
| 総数 | がん | 162,506 259.1 (21.1) | 老衰 | 129,565 206.6 (16.8) | 心臓病 | 119,948 191.3 (15.6) | 脳卒中 | 54,293 86.6 (7.1) | 肺炎 | 31,162 49.7 (4.0) |
| 0歳 | 先天奇形等 | 235 62.6 (37.8) | 呼吸障害等 | 107 28.5 (17.2) | 不慮の事故 | 25 6.7 (4.0) | 妊娠期間等に関連する障害 | 19 5.1 (3.1) | 心臓病 乳幼児突然死症候群 | 16 4.3 (2.6) |
| 1～4歳 | 〃 | 61 3.7 (26.0) | 不慮の事故 | 30 1.8 (12.8) | がん | 27 1.6 (11.5) | 心臓病 | 13 0.8 (5.5) | 敗血症 | 7 0.4 (3.0) |
| 5～9歳 | がん | 49 2.1 (34.0) | 先天奇形等 不慮の事故 | 12 0.5 (8.3) | | | その他の新生物 | 11 0.5 (7.6) | 心臓病 | 5 0.2 (3.5) |
| 10～14歳 | 自殺 | 57 2.2 (30.2) | がん | 38 1.5 (20.1) | 不慮の事故 | 13 0.5 (6.9) | 先天奇形等 | 11 0.4 (5.8) | 〃 | 8 0.3 (4.2) |
| 15～19歳 | 自殺 | 279 10.6 (57.2) | 〃 | 56 2.1 (11.5) | 〃 | 34 1.3 (7.0) | 心臓病 | 15 0.6 (3.1) | 先天奇形等 | 6 0.2 (1.2) |
| 20～24歳 | 〃 | 409 14.4 (54.9) | 不慮の事故 | 70 2.5 (9.4) | がん | 58 2.0 (7.8) | 〃 | 26 0.9 (3.5) | 〃 | 15 0.5 (2.0) |
| 25～29歳 | 〃 | 371 12.8 (46.0) | がん | 136 4.7 (16.9) | 不慮の事故 | 57 2.0 (7.1) | 〃 | 40 1.4 (5.0) | 肝臓病 | 15 0.5 (1.9) |
| 30～34歳 | 〃 | 351 11.8 (34.3) | 〃 | 295 9.9 (28.9) | 心臓病 | 44 1.5 (4.3) | 不慮の事故 | 37 1.2 (3.6) | 脳卒中 | 33 1.1 (3.2) |
| 35～39歳 | がん | 599 17.6 (36.1) | 自殺 | 394 11.6 (23.7) | 〃 | 88 2.6 (5.3) | 〃 | 79 2.3 (4.8) | 〃 | 71 2.1 (4.3) |
| 40～44歳 | 〃 | 1,188 31.3 (43.7) | 〃 | 445 11.7 (16.4) | 脳卒中 | 180 4.7 (6.6) | 心臓病 | 156 4.1 (5.7) | 不慮の事故 | 97 2.6 (3.6) |
| 45～49歳 | 〃 | 2,558 56.0 (49.5) | 〃 | 572 12.5 (11.1) | 〃 | 409 9.0 (7.9) | 〃 | 323 7.1 (6.2) | 肝臓病 | 182 4.0 (3.5) |
| 50～54歳 | 〃 | 4,070 89.0 (52.6) | 〃 | 646 14.1 (8.4) | 〃 | 579 12.7 (7.5) | 〃 | 535 11.7 (6.9) | 〃 | 241 5.3 (3.1) |
| 55～59歳 | 〃 | 5,181 131.0 (54.6) | 心臓病 | 721 18.2 (7.6) | 〃 | 606 15.3 (6.4) | 自殺 | 548 13.9 (5.8) | 〃 | 280 7.1 (3.0) |
| 60～64歳 | 〃 | 7,126 192.4 (54.4) | 〃 | 1,147 31.0 (8.8) | 〃 | 755 20.4 (5.8) | 〃 | 448 12.1 (3.4) | 〃 | 328 8.9 (2.5) |
| 65～69歳 | 〃 | 10,798 282.0 (51.7) | 〃 | 1,860 48.6 (8.9) | 〃 | 1,194 31.2 (5.7) | 不慮の事故 | 551 14.4 (2.6) | 〃 | 425 11.1 (2.0) |
| 70～74歳 | 〃 | 20,033 408.6 (45.2) | 〃 | 4,994 101.9 (11.3) | 〃 | 2,863 58.4 (6.5) | 〃 | 1,240 25.3 (2.8) | 肺炎 | 955 19.5 (2.2) |
| 75～79歳 | 〃 | 21,527 557.9 (35.7) | 〃 | 7,877 204.2 (13.1) | 〃 | 4,367 113.2 (7.2) | 老衰 | 1,973 51.1 (3.3) | 不慮の事故 | 1,890 49.0 (3.1) |
| 80～84歳 | 〃 | 27,478 823.8 (26.7) | 〃 | 15,512 465.0 (15.1) | 老衰 | 7,917 237.3 (7.7) | 脳卒中 | 7,842 235.1 (7.6) | 肺炎 | 4,013 120.3 (3.9) |
| 85～89歳 | 〃 | 29,717 1,180.6 (18.5) | 〃 | 27,109 1,077.0 (16.8) | 〃 | 22,813 906.3 (14.2) | 〃 | 12,545 498.4 (7.8) | 〃 | 7,358 292.3 (4.6) |
| 90歳以上 | 老衰 | 96,203 4,931.0 (28.6) | 〃 | 59,445 3,046.9 (17.7) | がん | 31,560 1,617.6 (9.4) | 〃 | 22,813 1,169.3 (6.8) | 〃 | 16,398 840.5 (4.9) |

〔資料〕厚生労働省「人口動態統計」令和4年

## 6 死因順位の年次変動（死亡率・人口10万対）

| | 第 1 位 | | 第 2 位 | | 第 3 位 | | 第 4 位 | | 第 5 位 | |
|---|---|---|---|---|---|---|---|---|---|---|
| | 死 因 | 死亡率 | 死 因 | 死亡率 | 死 因 | 死亡率 | 死 因 | 死亡率 | 死 因 | 死亡率 |
| 昭和10年 | 結核 | 190.8 | 肺炎 | 186.7 | 胃腸炎 | 173.2 | 脳卒中 | 165.4 | 老衰 | 114.0 |
| 15 | 〃 | 212.9 | 〃 | 185.8 | 脳卒中 | 177.7 | 胃腸炎 | 159.2 | 〃 | 124.5 |
| 22 | 〃 | 187.2 | 〃 | 174.8 | 胃腸炎 | 136.8 | 脳卒中 | 129.4 | 〃 | 100.3 |
| 25 | 〃 | 146.4 | 脳卒中 | 127.1 | 肺炎 | 93.2 | 胃腸炎 | 82.4 | がん | 77.4 |
| 30 | 脳卒中 | 136.1 | がん | 87.1 | 老衰 | 67.1 | 心臓病 | 60.9 | 結核 | 52.3 |
| 35 | 〃 | 160.7 | 〃 | 100.4 | 心臓病 | 73.2 | 老衰 | 58.0 | 肺炎 | 49.3 |
| 40 | 〃 | 175.8 | 〃 | 108.4 | 〃 | 77.0 | 〃 | 50.0 | 事故 | 40.9 |
| 45 | 〃 | 175.8 | 〃 | 116.3 | 〃 | 86.7 | 事故 | 42.5 | 老衰 | 38.1 |
| 50 | 〃 | 156.7 | 〃 | 122.6 | 〃 | 89.2 | 肺炎 | 33.7 | 事故 | 30.3 |
| 55 | 〃 | 139.5 | 〃 | 139.1 | 〃 | 106.2 | 〃 | 33.7 | 老衰 | 27.6 |
| 60 | がん | 156.1 | 心臓病 | 117.3 | 脳卒中 | 112.2 | 〃 | 42.7 | 事故 | 24.6 |
| 62 | 〃 | 164.2 | 〃 | 118.4 | 〃 | 101.7 | 〃 | 44.9 | 〃 | 23.2 |
| 63 | 〃 | 168.4 | 〃 | 129.4 | 〃 | 105.5 | 〃 | 51.6 | 〃 | 24.8 |
| 平成元年 | 〃 | 173.6 | 〃 | 128.1 | 〃 | 98.5 | 〃 | 52.7 | 〃 | 25.4 |
| 2 | 〃 | 177.2 | 〃 | 134.8 | 〃 | 99.4 | 〃 | 60.7 | 〃 | 26.2 |
| 3 | 〃 | 181.7 | 〃 | 137.2 | 〃 | 96.2 | 〃 | 62.0 | 〃 | 26.9 |
| 4 | 〃 | 187.8 | 〃 | 142.2 | 〃 | 95.6 | 〃 | 65.0 | 〃 | 28.1 |
| 5 | 〃 | 190.4 | 〃 | 145.6 | 〃 | 96.0 | 〃 | 70.6 | 〃 | 28.0 |
| 6 | 〃 | 196.4 | 〃 | 128.6 | 〃 | 96.9 | 〃 | 72.4 | 〃 | 29.1 |
| 7 | 〃 | 211.6 | 脳卒中 | 117.9 | 心臓病 | 112.0 | 〃 | 64.1 | 〃 | 36.5 |
| 8 | 〃 | 217.5 | 〃 | 112.6 | 〃 | 110.8 | 〃 | 56.9 | 〃 | 31.4 |
| 9 | 〃 | 220.4 | 心臓病 | 112.2 | 脳卒中 | 111.0 | 〃 | 63.1 | 〃 | 31.1 |
| 10 | 〃 | 226.7 | 〃 | 114.3 | 〃 | 110.0 | 〃 | 63.8 | 〃 | 31.1 |
| 11 | 〃 | 231.6 | 〃 | 120.4 | 〃 | 110.8 | 〃 | 74.9 | 〃 | 32.0 |
| 12 | 〃 | 235.2 | 〃 | 116.8 | 〃 | 105.5 | 〃 | 69.2 | 〃 | 31.4 |
| 13 | 〃 | 238.8 | 〃 | 117.8 | 〃 | 104.7 | 〃 | 67.8 | 〃 | 31.4 |
| 14 | 〃 | 241.7 | 〃 | 121.0 | 〃 | 103.4 | 〃 | 69.4 | 〃 | 30.7 |
| 15 | 〃 | 245.4 | 〃 | 126.5 | 〃 | 104.7 | 〃 | 75.3 | 〃 | 30.7 |
| 16 | 〃 | 253.9 | 〃 | 126.5 | 〃 | 102.3 | 〃 | 75.7 | 〃 | 30.3 |
| 17 | 〃 | 258.3 | 〃 | 137.2 | 〃 | 105.3 | 〃 | 85.0 | 〃 | 31.6 |
| 18 | 〃 | 261.0 | 〃 | 137.2 | 〃 | 101.7 | 〃 | 85.0 | 〃 | 30.3 |
| 19 | 〃 | 266.9 | 〃 | 139.2 | 〃 | 100.8 | 〃 | 87.4 | 〃 | 30.1 |
| 20 | 〃 | 272.3 | 〃 | 144.4 | 〃 | 100.9 | 〃 | 91.6 | 〃 | 30.3 |
| 21 | 〃 | 273.5 | 〃 | 143.7 | 〃 | 97.2 | 〃 | 89.0 | 〃 | 30.7 |
| 22 | 〃 | 279.7 | 〃 | 149.8 | 〃 | 97.7 | 〃 | 94.1 | 老衰 | 35.9 |
| 23 | 〃 | 283.2 | 〃 | 154.5 | 肺炎 | 98.9 | 脳卒中 | 98.2 | 事故 | 47.1 |
| 24 | 〃 | 286.6 | 〃 | 157.9 | 〃 | 98.4 | 〃 | 96.5 | 老衰 | 48.2 |
| 25 | 〃 | 290.3 | 〃 | 156.5 | 〃 | 97.8 | 〃 | 94.1 | 〃 | 55.5 |
| 26 | 〃 | 293.5 | 〃 | 157.0 | 〃 | 95.4 | 〃 | 91.1 | 〃 | 60.1 |
| 27 | 〃 | 295.4 | 〃 | 156.4 | 〃 | 96.5 | 〃 | 89.3 | 〃 | 67.7 |
| 28 | 〃 | 298.3 | 〃 | 158.4 | 〃 | 95.4 | 〃 | 87.4 | 〃 | 74.2 |
| 29 | 〃 | 299.5 | 〃 | 164.3 | 脳卒中 | 88.2 | 老衰 | 81.3 | 肺炎 | 77.7 |
| 30 | 〃 | 300.7 | 〃 | 167.6 | 老衰 | 88.2 | 脳卒中 | 87.1 | 〃 | 76.2 |
| 令和元年 | 〃 | 304.2 | 〃 | 167.9 | 〃 | 98.5 | 〃 | 86.1 | 〃 | 77.2 |
| 2 | 〃 | 307.0 | 〃 | 166.8 | 〃 | 107.5 | 〃 | 83.6 | 〃 | 63.7 |
| 3 | 〃 | 310.7 | 〃 | 174.9 | 〃 | 123.8 | 〃 | 85.2 | 〃 | 59.6 |
| 4 | 〃 | 316.1 | 〃 | 190.9 | 〃 | 147.1 | 〃 | 88.1 | 〃 | 60.7 |

［注］1）平成6年までは、老衰は、精神病の記載のない老衰のことである。
2）肺炎は、肺炎及び気管支炎のことである。
3）事故は、昭和57年から平成6年までは不慮の事故及び有害作用、それ以外は不慮の事故のことである。

〔資料〕厚生労働省「人口動態統計」

## 7 年齢階級別主な疾病の死亡率（人口10万対）

| 年齢 | 総死亡 | | | がん | | | 心臓病（高血圧性を除く） | | | 虚血性心疾患（再掲） | | |
|---|---|---|---|---|---|---|---|---|---|---|---|---|
| | 総数 | 男 | 女 | 総数 | 男 | 女 | 総数 | 男 | 女 | 総数 | 男 | 女 |
| 死亡者数 | 1,569,050 | 799,420 | 769,630 | 385,797 | 223,291 | 162,506 | 232,964 | 113,016 | 119,948 | 73,185 | 44,228 | 28,957 |
| 死亡率 | 1,285.8 | 1,347.8 | 1,227.2 | 316.1 | 376.5 | 259.1 | 190.9 | 190.5 | 191.3 | 60.0 | 74.6 | 46.2 |
| 0～4歳 | 44.5 | 46.7 | 42.1 | 1.4 | 1.1 | 1.6 | 1.5 | 1.5 | 1.4 | 0.0 | 0.0 | 0.0 |
| 5～9 | 6.4 | 6.7 | 6.1 | 1.8 | 1.6 | 2.1 | 0.3 | 0.3 | 0.2 | 0.0 | 0.0 | - |
| 10～14 | 8.1 | 8.7 | 7.4 | 1.6 | 1.7 | 1.5 | 0.4 | 0.4 | 0.3 | - | - | - |
| 15～19 | 23.3 | 27.9 | 18.5 | 2.3 | 2.4 | 2.1 | 0.8 | 1.0 | 0.6 | 0.0 | 0.0 | - |
| 20～24 | 36.8 | 46.9 | 26.1 | 2.5 | 2.9 | 2.0 | 1.4 | 1.8 | 0.9 | 0.2 | 0.3 | 0.1 |
| 25～29 | 38.0 | 47.9 | 27.7 | 4.1 | 3.6 | 4.7 | 2.0 | 2.6 | 1.4 | 0.3 | 0.5 | 0.1 |
| 30～34 | 46.4 | 58.0 | 34.3 | 7.9 | 6.0 | 9.9 | 3.5 | 5.4 | 1.5 | 1.1 | 1.8 | 0.4 |
| 35～39 | 63.6 | 78.0 | 48.7 | 14.1 | 10.7 | 17.6 | 5.6 | 8.4 | 2.6 | 1.9 | 3.2 | 0.6 |
| 40～44 | 94.3 | 116.0 | 71.8 | 25.4 | 19.6 | 31.3 | 9.7 | 15.1 | 4.1 | 4.5 | 7.5 | 1.4 |
| 45～49 | 149.2 | 184.0 | 113.3 | 47.2 | 38.5 | 56.0 | 18.1 | 28.8 | 7.1 | 9.4 | 15.9 | 2.6 |
| 50～54 | 235.5 | 300.3 | 169.1 | 82.4 | 76.0 | 89.0 | 30.7 | 49.2 | 11.7 | 16.9 | 28.9 | 4.7 |
| 55～59 | 361.0 | 481.3 | 239.9 | 141.0 | 150.8 | 131.0 | 47.6 | 76.8 | 18.2 | 25.5 | 43.4 | 7.6 |
| 60～64 | 571.3 | 792.3 | 333.8 | 242.2 | 292.9 | 192.4 | 74.9 | 119.5 | 31.0 | 40.0 | 66.7 | 13.6 |
| 65～69 | 920.6 | 1,316.4 | 544.9 | 404.3 | 533.2 | 282.0 | 112.8 | 180.6 | 48.6 | 57.6 | 95.9 | 21.2 |
| 70～74 | 1,522.4 | 2,214.5 | 904.0 | 635.1 | 888.7 | 408.6 | 190.0 | 288.6 | 101.9 | 92.1 | 147.1 | 42.9 |
| 75～79 | 2,433.4 | 3,506.7 | 1,561.2 | 877.3 | 1,270.3 | 557.9 | 313.0 | 446.9 | 204.2 | 136.8 | 209.1 | 80.0 |
| 80～84 | 4,327.5 | 6,072.8 | 3,080.6 | 1,218.7 | 1,771.4 | 823.8 | 612.8 | 819.7 | 465.0 | 226.1 | 324.5 | 155.8 |
| 85～89 | 8,133.8 | 11,199.6 | 6,398.0 | 1,669.4 | 2,532.6 | 1,180.6 | 1,276.8 | 1,629.7 | 1,077.0 | 368.3 | 533.0 | 275.1 |
| 90歳以上 | 18,670.9 | 22,800.7 | 17,231.5 | 2,076.6 | 3,896.9 | 1,617.6 | 3,197.3 | 3,627.8 | 3,046.9 | 582.4 | 830.3 | 496.1 |

| 年齢 | 脳卒中 | | | 糖尿病 | | | 慢性閉塞性肺疾患（COPD） | | |
|---|---|---|---|---|---|---|---|---|---|
| | 総数 | 男 | 女 | 総数 | 男 | 女 | 総数 | 男 | 女 |
| 死亡者数 | 107,481 | 53,188 | 54,293 | 15,927 | 8,990 | 6,937 | 16,676 | 14,019 | 2.657 |
| 死亡率 | 88.1 | 89.7 | 86.6 | 13.1 | 15.2 | 11.1 | 13.7 | 23.6 | 4.2 |
| 0～4歳 | 0.2 | 0.3 | 0.1 | - | - | - | - | - | - |
| 5～9 | 0.1 | 0.2 | 0.0 | - | - | - | - | - | - |
| 10～14 | 0.3 | 0.3 | 0.2 | - | - | - | - | - | - |
| 15～19 | 0.2 | 0.2 | 0.2 | 0.0 | 0.1 | - | 0.0 | - | 0.0 |
| 20～24 | 0.5 | 0.6 | 0.4 | 0.2 | 0.2 | 0.1 | 0.0 | - | 0.0 |
| 25～29 | 0.6 | 0.9 | 0.3 | 0.3 | 0.5 | 0.1 | - | - | - |
| 30～34 | 1.7 | 2.3 | 1.1 | 0.3 | 0.5 | 0.2 | - | - | - |
| 35～39 | 3.3 | 4.5 | 2.1 | 0.6 | 0.9 | 0.3 | 0.0 | 0.0 | 0.1 |
| 40～44 | 7.7 | 10.5 | 4.7 | 0.9 | 1.3 | 0.4 | 0.0 | 0.0 | - |
| 45～49 | 12.8 | 16.4 | 9.0 | 1.8 | 2.9 | 0.7 | 0.1 | 0.1 | 0.0 |
| 50～54 | 19.8 | 26.7 | 12.7 | 3.4 | 5.6 | 1.1 | 0.4 | 0.6 | 0.2 |
| 55～59 | 26.0 | 36.7 | 15.3 | 5.4 | 8.4 | 2.5 | 1.0 | 1.6 | 0.3 |
| 60～64 | 38.6 | 57.1 | 20.4 | 8.1 | 13.3 | 3.0 | 2.3 | 4.1 | 0.6 |
| 65～69 | 58.2 | 86.6 | 31.2 | 13.0 | 21.1 | 5.4 | 7.0 | 12.5 | 1.8 |
| 70～74 | 99.4 | 145.2 | 58.4 | 19.0 | 29.6 | 9.6 | 17.1 | 31.9 | 3.9 |
| 75～79 | 171.0 | 242.2 | 113.2 | 29.2 | 41.6 | 19.2 | 36.7 | 72.1 | 8.0 |
| 80～84 | 311.4 | 418.1 | 235.1 | 50.5 | 69.5 | 37.0 | 65.1 | 136.2 | 14.3 |
| 85～89 | 595.0 | 765.6 | 498.4 | 81.7 | 109.6 | 65.9 | 104.9 | 246.2 | 24.9 |
| 90歳以上 | 1,206.1 | 1,311.6 | 1,169.3 | 127.6 | 156.8 | 117.5 | 145.9 | 426.5 | 48.1 |

〔資料〕厚生労働省「人口動態統計」令和4年

# 8 主な疾病の死亡数、死亡率(人口10万対)及び総死亡数に占める割合(%)の年次推移

| | 総　死　亡 | | | が | | ん | 心臓病(7年からは高血圧性を除く) | | | 虚血性心疾患(再掲) | | |
|---|---|---|---|---|---|---|---|---|---|---|---|---|
| | 死亡数 | 死亡率 | 死亡割合 | 死亡数 | 死亡率 | 死亡割合 | 死亡数 | 死亡率 | 死亡割合 | 死亡数 | 死亡率 | 死亡割合 |
| 昭和35年 | 706,599 | 756.4 | 100.0 | 93,773 | 100.4 | 13.3 | 68,400 | 73.2 | 9.7 | 19,859 | 21.3 | 2.8 |
| 40 | 700,438 | 712.7 | 100.0 | 106,536 | 108.4 | 15.2 | 75,672 | 77.0 | 10.8 | 28,034 | 28.5 | 4.0 |
| 45 | 712,962 | 691.4 | 100.0 | 119,977 | 116.3 | 16.8 | 89,411 | 86.7 | 12.5 | 39,086 | 37.9 | 5.5 |
| 50 | 702,275 | 631.2 | 100.0 | 136,383 | 122.6 | 19.4 | 99,226 | 89.2 | 14.1 | 43,820 | 39.4 | 6.2 |
| 55 | 722,801 | 621.4 | 100.0 | 161,764 | 139.1 | 22.4 | 123,505 | 106.2 | 17.1 | 48,347 | 41.6 | 6.7 |
| 60 | 752,283 | 625.5 | 100.0 | 187,714 | 156.1 | 25.0 | 141,097 | 117.3 | 18.8 | 49,484 | 41.1 | 6.6 |
| 平成2年 | 820,305 | 668.4 | 100.0 | 217,413 | 177.2 | 26.5 | 165,478 | 134.8 | 20.2 | 51,437 | 41.9 | 6.3 |
| 7 | 922,139 | 741.9 | 100.0 | 263,022 | 211.6 | 28.5 | 139,206 | 112.0 | 15.1 | 75,573 | 60.8 | 8.2 |
| 12 | 961,653 | 765.6 | 100.0 | 295,484 | 235.2 | 30.7 | 146,741 | 116.8 | 15.3 | 70,183 | 55.8 | 7.3 |
| 17 | 1,083,796 | 858.8 | 100.0 | 325,941 | 258.3 | 30.1 | 173,125 | 137.2 | 16.0 | 76,503 | 60.6 | 7.1 |
| 22 | 1,197,012 | 947.1 | 100.0 | 353,499 | 279.7 | 29.5 | 189,360 | 149.8 | 15.8 | 77,217 | 61.1 | 6.5 |
| 25 | 1,268,436 | 1,009.1 | 100.0 | 364,872 | 290.3 | 28.8 | 196,723 | 156.5 | 15.5 | 74,809 | 59.5 | 5.9 |
| 26 | 1,273,004 | 1,014.9 | 100.0 | 368,103 | 293.5 | 28.9 | 196,925 | 157.0 | 15.5 | 73,885 | 58.9 | 5.8 |
| 27 | 1,290,444 | 1,029.7 | 100.0 | 370,346 | 295.5 | 28.7 | 196,113 | 156.5 | 15.2 | 71,673 | 57.2 | 5.6 |
| 28 | 1,307,748 | 1,046.0 | 100.0 | 372,986 | 298.3 | 28.5 | 198,006 | 158.4 | 15.1 | 70,460 | 56.4 | 5.4 |
| 29 | 1,340,397 | 1,075.3 | 100.0 | 373,334 | 299.5 | 27.9 | 204,837 | 164.3 | 15.3 | 69,857 | 56.0 | 5.2 |
| 30 | 1,362,470 | 1,096.8 | 100.0 | 373,584 | 300.7 | 27.4 | 208,221 | 167.6 | 15.3 | 70,082 | 56.4 | 5.1 |
| 令和元年 | 1,381,093 | 1,116.2 | 100.0 | 376,425 | 304.2 | 27.3 | 207,714 | 167.9 | 15.0 | 67,326 | 54.4 | 4.9 |
| 2 | 1,372,755 | 1,113.8 | 100.0 | 378,385 | 307.0 | 27.6 | 205,596 | 166.8 | 15.0 | 67,305 | 54.6 | 4.9 |
| 3 | 1,439,856 | 1,172.7 | 100.0 | 381,505 | 310.7 | 26.5 | 214,710 | 174.9 | 14.9 | 68,001 | 55.4 | 4.7 |
| 4 | 1,569,050 | 1,285.8 | 100.0 | 385,797 | 316.1 | 24.6 | 232,964 | 190.9 | 14.8 | 73,185 | 60.0 | 4.7 |

| | 脳　卒　中 | | | 糖　尿　病 | | | 慢性閉塞性肺疾患(COPD) | | |
|---|---|---|---|---|---|---|---|---|---|
| | 死亡数 | 死亡率 | 死亡割合 | 死亡数 | 死亡率 | 死亡割合 | 死亡数 | 死亡率 | 死亡割合 |
| 昭和35年 | 150,109 | 160.7 | 21.2 | 3,195 | 3.4 | 0.5 | - | - | - |
| 40 | 172,773 | 175.8 | 24.7 | 5,115 | 5.2 | 0.7 | - | - | - |
| 45 | 181,315 | 175.8 | 25.4 | 7,642 | 7.4 | 1.1 | - | - | - |
| 50 | 174,367 | 156.7 | 24.8 | 9,032 | 8.1 | 1.3 | - | - | - |
| 55 | 162,317 | 139.5 | 22.5 | 8,504 | 7.3 | 1.2 | - | - | - |
| 60 | 134,994 | 112.2 | 17.9 | 9,244 | 7.7 | 1.2 | - | - | - |
| 平成2年 | 121,944 | 99.4 | 14.9 | 9,470 | 7.7 | 1.2 | - | - | - |
| 7 | 146,552 | 117.9 | 15.9 | 14,225 | 11.4 | 1.5 | 13,092 | 10.5 | 1.4 |
| 12 | 132,529 | 105.5 | 13.8 | 12,303 | 9.8 | 1.3 | 12,841 | 10.2 | 1.3 |
| 17 | 132,847 | 105.3 | 12.3 | 13,621 | 10.8 | 1.3 | 14,416 | 11.4 | 1.3 |
| 22 | 123,461 | 97.7 | 10.3 | 14,422 | 11.4 | 1.2 | 16,293 | 12.9 | 1.4 |
| 25 | 118,347 | 94.1 | 9.3 | 13,812 | 11.0 | 1.1 | 16,443 | 13.1 | 1.3 |
| 26 | 114,207 | 91.1 | 9.0 | 13,669 | 10.9 | 1.1 | 16,184 | 12.9 | 1.3 |
| 27 | 111,973 | 89.4 | 8.7 | 13,327 | 10.6 | 1.0 | 15,756 | 12.6 | 1.2 |
| 28 | 109,320 | 87.4 | 8.4 | 13,480 | 10.8 | 1.0 | 15,686 | 12.5 | 1.2 |
| 29 | 109,880 | 88.2 | 8.2 | 13,969 | 11.2 | 1.0 | 18,523 | 14.9 | 1.4 |
| 30 | 108,186 | 87.1 | 7.9 | 14,181 | 11.4 | 1.0 | 18,577 | 15.0 | 1.4 |
| 令和元年 | 106,552 | 86.1 | 7.7 | 13,846 | 11.2 | 1.0 | 17,836 | 14.4 | 1.3 |
| 2 | 102,978 | 83.6 | 7.5 | 13,902 | 11.3 | 1.0 | 16,125 | 13.1 | 1.2 |
| 3 | 104,595 | 85.2 | 7.3 | 14,356 | 11.7 | 1.0 | 16,384 | 13.3 | 1.1 |
| 4 | 107,481 | 88.1 | 6.9 | 15,927 | 13.1 | 1.0 | 16,676 | 13.7 | 1.1 |

〔資料〕厚生労働省「人口動態統計」

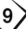 **9 都道府県別主な疾病の死亡数・死亡率**(人口10万対)

| | 総　数 | | | 全　が　ん | | | 胃　が　ん | | |
|---|---|---|---|---|---|---|---|---|---|
| | 死亡数 | 死亡率 | 順位 | 死亡数 | 死亡率 | 順位 | 死亡数 | 死亡率 | 順位 |
| 全　国 | 1,569,050 | 1,285.8 | | 385,797 | 316.1 | | 40,711 | 33.4 | |
| 北海道 | 74,437 | 1,460.1 | 20 | 20,343 | 399.0 | 3 | 1,952 | 38.3 | 17 |
| 青　森 | 20,117 | 1,679.2 | 3 | 5,051 | 421.6 | 2 | 554 | 46.2 | 6 |
| 岩　手 | 19,342 | 1,648.9 | 4 | 4,530 | 386.2 | 6 | 503 | 42.9 | 8 |
| 宮　城 | 28,040 | 1,242.9 | 39 | 7,195 | 318.9 | 35 | 754 | 33.4 | 30 |
| 秋　田 | 17,256 | 1,863.5 | 1 | 4,260 | 460.0 | 1 | 588 | 63.5 | 1 |
| 山　形 | 16,883 | 1,634.4 | 5 | 3,941 | 381.5 | 8 | 516 | 50.0 | 3 |
| 福　島 | 27,394 | 1,542.5 | 13 | 6,481 | 364.9 | 13 | 731 | 41.2 | 10 |
| 茨　城 | 37,256 | 1,346.4 | 31 | 9,100 | 328.9 | 23 | 1,080 | 39.0 | 14 |
| 栃　木 | 24,992 | 1,340.1 | 32 | 6,054 | 324.6 | 30 | 706 | 37.9 | 19 |
| 群　馬 | 26,589 | 1,437.2 | 22 | 6,075 | 328.4 | 24 | 686 | 37.1 | 23 |
| 埼　玉 | 82,221 | 1,152.2 | 42 | 20,635 | 289.2 | 42 | 2,170 | 30.4 | 39 |
| 千　葉 | 72,258 | 1,184.6 | 41 | 18,239 | 299.0 | 41 | 1,993 | 32.7 | 32 |
| 東　京 | 139,264 | 1,036.0 | 47 | 34,799 | 258.9 | 46 | 3,397 | 25.3 | 46 |
| 神奈川 | 98,821 | 1,099.1 | 44 | 24,850 | 276.4 | 44 | 2,449 | 27.2 | 43 |
| 新　潟 | 32,313 | 1,512.8 | 15 | 7,867 | 368.3 | 12 | 1,014 | 47.5 | 4 |
| 富　山 | 15,052 | 1,508.2 | 16 | 3,720 | 372.7 | 11 | 439 | 44.0 | 7 |
| 石　川 | 14,316 | 1,299.1 | 34 | 3,587 | 325.5 | 28 | 417 | 37.8 | 20 |
| 福　井 | 10,519 | 1,425.3 | 24 | 2,435 | 329.9 | 22 | 297 | 40.2 | 12 |
| 山　梨 | 11,090 | 1,414.5 | 25 | 2,508 | 319.9 | 33 | 223 | 28.4 | 42 |
| 長　野 | 28,503 | 1,436.6 | 23 | 6,335 | 319.3 | 34 | 687 | 34.6 | 26 |
| 岐　阜 | 26,175 | 1,386.4 | 27 | 6,233 | 330.1 | 21 | 724 | 38.3 | 16 |
| 静　岡 | 47,334 | 1,358.6 | 30 | 11,035 | 316.7 | 37 | 1,110 | 31.9 | 37 |
| 愛　知 | 81,183 | 1,123.2 | 43 | 20,533 | 284.1 | 43 | 2,350 | 32.5 | 34 |
| 三　重 | 23,341 | 1,381.9 | 28 | 5,483 | 324.6 | 29 | 582 | 34.5 | 27 |
| 滋　賀 | 15,043 | 1,095.6 | 45 | 3,726 | 271.4 | 45 | 433 | 31.5 | 38 |
| 京　都 | 31,491 | 1,267.2 | 36 | 7,991 | 321.6 | 31 | 820 | 33.0 | 31 |
| 大　阪 | 106,277 | 1,246.8 | 38 | 26,901 | 315.6 | 38 | 2,898 | 34.0 | 29 |
| 兵　庫 | 66,541 | 1,258.6 | 37 | 16,782 | 317.4 | 36 | 1,846 | 34.9 | 25 |
| 奈　良 | 17,166 | 1,329.7 | 33 | 4,231 | 327.7 | 25 | 488 | 37.8 | 21 |
| 和歌山 | 14,308 | 1,597.0 | 7 | 3,341 | 372.9 | 10 | 347 | 38.7 | 15 |
| 鳥　取 | 8,031 | 1,490.0 | 17 | 1,959 | 363.5 | 14 | 250 | 46.4 | 5 |
| 島　根 | 10,434 | 1,610.2 | 6 | 2,526 | 389.8 | 4 | 331 | 51.1 | 2 |
| 岡　山 | 24,901 | 1,359.2 | 29 | 5,715 | 312.0 | 39 | 598 | 32.6 | 33 |
| 広　島 | 34,940 | 1,290.3 | 35 | 8,345 | 308.2 | 40 | 791 | 29.2 | 41 |
| 山　口 | 20,687 | 1,595.0 | 8 | 4,956 | 382.1 | 7 | 533 | 41.1 | 11 |
| 徳　島 | 10,968 | 1,571.3 | 9 | 2,403 | 344.3 | 18 | 257 | 36.8 | 24 |
| 香　川 | 13,552 | 1,473.0 | 19 | 3,007 | 326.8 | 26 | 352 | 38.3 | 18 |
| 愛　媛 | 19,993 | 1,545.1 | 10 | 4,550 | 351.6 | 15 | 551 | 42.6 | 9 |
| 高　知 | 11,472 | 1,709.7 | 2 | 2,607 | 388.5 | 5 | 270 | 40.2 | 13 |
| 福　岡 | 61,302 | 1,218.7 | 40 | 16,150 | 321.1 | 32 | 1,510 | 30.0 | 40 |
| 佐　賀 | 11,204 | 1,412.9 | 26 | 2,764 | 348.5 | 17 | 299 | 37.7 | 22 |
| 長　崎 | 19,309 | 1,518.0 | 14 | 4,795 | 377.0 | 9 | 410 | 32.2 | 36 |
| 熊　本 | 24,427 | 1,437.7 | 21 | 5,552 | 326.8 | 27 | 433 | 25.5 | 45 |
| 大　分 | 16,266 | 1,489.6 | 18 | 3,681 | 337.1 | 20 | 353 | 32.3 | 35 |
| 宮　崎 | 16,111 | 1,543.2 | 12 | 3,666 | 351.1 | 16 | 357 | 34.2 | 28 |
| 鹿児島 | 23,925 | 1,543.5 | 11 | 5,318 | 343.1 | 19 | 418 | 27.0 | 44 |
| 沖　縄 | 15,054 | 1,041.1 | 46 | 3,462 | 239.4 | 47 | 234 | 16.2 | 47 |

［注］1）順位は高位順である。
　　　2）直腸がんは直腸、直腸S状結腸移行部及び直腸の悪性新生物をいう。
　　　3）大腸がん（再掲）は結腸、直腸S状結腸移行部及び直腸の悪性新生物をいう。

| 結腸がん | | | 直腸がん | | | 大腸がん | | | 肝 がん | | |
|---|---|---|---|---|---|---|---|---|---|---|---|
| 死亡数 | 死亡率 | 順位 | 死亡数 | 死亡率 | 順位 | 死亡数 | 死亡率 | 順位 | 死亡数 | 死亡率 | 順位 |
| **37,236** | **30.5** | | **15,852** | **13.0** | | **53,088** | **43.5** | | **23,620** | **19.4** | |
| 1,979 | 38.8 | 8 | 839 | 16.5 | 4 | 2,818 | 55.3 | 4 | 1,174 | 23.0 | 17 |
| 534 | 44.6 | 2 | 216 | 18.0 | 2 | 750 | 62.6 | 2 | 284 | 23.7 | 15 |
| 491 | 41.9 | 3 | 190 | 16.2 | 5 | 681 | 58.1 | 3 | 252 | 21.5 | 21 |
| 689 | 30.5 | 30 | 315 | 14.0 | 19 | 1,004 | 44.5 | 29 | 388 | 17.2 | 41 |
| 440 | 47.5 | 1 | 212 | 22.9 | 1 | 652 | 70.4 | 1 | 191 | 20.6 | 25 |
| 392 | 37.9 | 9 | 144 | 13.9 | 20 | 536 | 51.9 | 10 | 209 | 20.2 | 28 |
| 641 | 36.1 | 11 | 305 | 17.2 | 3 | 946 | 53.3 | 8 | 364 | 20.5 | 26 |
| 943 | 34.1 | 16 | 360 | 13.0 | 31 | 1,303 | 47.1 | 20 | 505 | 18.3 | 35 |
| 609 | 32.7 | 22 | 273 | 14.6 | 12 | 882 | 47.3 | 19 | 362 | 19.4 | 32 |
| 624 | 33.7 | 18 | 271 | 14.6 | 11 | 895 | 48.4 | 14 | 334 | 18.1 | 36 |
| 2,056 | 28.8 | 35 | 899 | 12.6 | 32 | 2,955 | 41.4 | 36 | 1,106 | 15.5 | 43 |
| 1,722 | 28.2 | 40 | 758 | 12.4 | 35 | 2,480 | 40.7 | 39 | 1,080 | 17.7 | 38 |
| 3,354 | 24.9 | 46 | 1,442 | 10.7 | 45 | 4,796 | 35.7 | 46 | 1,976 | 14.7 | 47 |
| 2,411 | 26.8 | 44 | 1,003 | 11.2 | 44 | 3,414 | 38.0 | 44 | 1,359 | 15.1 | 45 |
| 840 | 39.3 | 6 | 336 | 15.7 | 7 | 1,176 | 55.1 | 5 | 383 | 17.9 | 37 |
| 390 | 39.1 | 7 | 141 | 14.1 | 18 | 531 | 53.2 | 9 | 195 | 19.5 | 30 |
| 377 | 34.2 | 15 | 149 | 13.5 | 23 | 526 | 47.7 | 16 | 192 | 17.4 | 40 |
| 251 | 34.0 | 17 | 92 | 12.5 | 34 | 343 | 46.5 | 22 | 135 | 18.3 | 34 |
| 271 | 34.6 | 14 | 104 | 13.3 | 27 | 375 | 47.8 | 15 | 200 | 25.5 | 6 |
| 648 | 32.7 | 21 | 264 | 13.3 | 26 | 912 | 46.0 | 23 | 350 | 17.6 | 39 |
| 562 | 29.8 | 32 | 247 | 13.1 | 30 | 809 | 42.8 | 31 | 369 | 19.5 | 29 |
| 1,113 | 31.9 | 24 | 471 | 13.5 | 24 | 1,584 | 45.5 | 24 | 663 | 19.0 | 33 |
| 2,036 | 28.2 | 41 | 842 | 11.6 | 41 | 2,878 | 39.8 | 40 | 1,115 | 15.4 | 44 |
| 549 | 32.5 | 23 | 256 | 15.2 | 9 | 805 | 47.7 | 17 | 328 | 19.4 | 31 |
| 317 | 23.1 | 47 | 167 | 12.2 | 39 | 484 | 35.3 | 47 | 217 | 15.8 | 42 |
| 753 | 30.3 | 31 | 293 | 11.8 | 40 | 1,046 | 42.1 | 32 | 523 | 21.0 | 22 |
| 2,412 | 28.3 | 39 | 1,073 | 12.6 | 33 | 3,485 | 40.9 | 38 | 1,847 | 21.7 | 20 |
| 1,519 | 28.7 | 36 | 694 | 13.1 | 29 | 2,213 | 41.9 | 33 | 1,076 | 20.4 | 27 |
| 366 | 28.4 | 38 | 172 | 13.3 | 25 | 538 | 41.7 | 35 | 269 | 20.8 | 24 |
| 298 | 33.3 | 19 | 127 | 14.2 | 16 | 425 | 47.4 | 18 | 242 | 27.0 | 3 |
| 187 | 34.7 | 13 | 81 | 15.0 | 10 | 268 | 49.7 | 12 | 118 | 21.9 | 19 |
| 262 | 40.4 | 4 | 89 | 13.7 | 21 | 351 | 54.2 | 7 | 157 | 24.2 | 14 |
| 507 | 27.7 | 42 | 196 | 10.7 | 46 | 703 | 38.4 | 42 | 384 | 21.0 | 23 |
| 782 | 28.9 | 34 | 334 | 12.3 | 36 | 1,116 | 41.2 | 37 | 680 | 25.1 | 8 |
| 524 | 40.4 | 5 | 188 | 14.5 | 14 | 712 | 54.9 | 6 | 357 | 27.5 | 2 |
| 214 | 30.7 | 28 | 102 | 14.6 | 13 | 316 | 45.3 | 26 | 183 | 26.2 | 5 |
| 240 | 26.1 | 45 | 113 | 12.3 | 37 | 353 | 38.4 | 43 | 214 | 23.3 | 16 |
| 405 | 31.3 | 26 | 183 | 14.1 | 17 | 588 | 45.4 | 25 | 314 | 24.3 | 13 |
| 237 | 35.3 | 12 | 107 | 15.9 | 6 | 344 | 51.3 | 11 | 167 | 24.9 | 10 |
| 1,558 | 31.0 | 27 | 685 | 13.6 | 22 | 2,243 | 44.6 | 28 | 1,249 | 24.8 | 11 |
| 262 | 33.0 | 20 | 90 | 11.3 | 42 | 352 | 44.4 | 30 | 201 | 25.3 | 7 |
| 464 | 36.5 | 10 | 167 | 13.1 | 28 | 631 | 49.6 | 13 | 366 | 28.8 | 1 |
| 482 | 28.4 | 37 | 192 | 11.3 | 43 | 674 | 39.7 | 41 | 386 | 22.7 | 18 |
| 323 | 29.6 | 33 | 134 | 12.3 | 38 | 457 | 41.8 | 34 | 293 | 26.8 | 4 |
| 320 | 30.7 | 29 | 150 | 14.4 | 15 | 470 | 45.0 | 27 | 261 | 25.0 | 9 |
| 486 | 31.4 | 25 | 237 | 15.3 | 8 | 723 | 46.6 | 21 | 379 | 24.5 | 12 |
| 389 | 26.9 | 43 | 146 | 10.1 | 47 | 535 | 37.0 | 45 | 215 | 14.9 | 46 |

| | 肺がん | | | 乳がん（女） | | | 子宮がん | | | 心臓病（高血圧性除く） | | |
|---|---|---|---|---|---|---|---|---|---|---|---|---|
| | 死亡数 | 死亡率 | 順位 | 死亡数 | 死亡率<br>(女子人口10万対) | 順位 | 死亡数 | 死亡率<br>(女子人口10万対) | 順位 | 死亡数 | 死亡率 | 順位 |
| 全 国 | 76,663 | 62.8 | | 15,912 | 25.4 | | 7,157 | 11.4 | | 232,964 | 190.9 | |
| 北海道 | 4,345 | 85.2 | 1 | 770 | 28.6 | 6 | 399 | 14.8 | 4 | 10,548 | 206.9 | 26 |
| 青 森 | 991 | 82.7 | 2 | 210 | 33.2 | 1 | 113 | 17.9 | 1 | 2,955 | 246.7 | 8 |
| 岩 手 | 809 | 69.0 | 15 | 186 | 30.7 | 2 | 68 | 11.2 | 30 | 2,993 | 255.2 | 5 |
| 宮 城 | 1,472 | 65.2 | 28 | 271 | 23.4 | 35 | 145 | 12.5 | 14 | 4,195 | 185.9 | 40 |
| 秋 田 | 759 | 82.0 | 4 | 123 | 25.2 | 25 | 57 | 11.7 | 24 | 2,119 | 228.8 | 13 |
| 山 形 | 714 | 69.1 | 14 | 107 | 20.1 | 44 | 55 | 10.3 | 38 | 2,623 | 253.9 | 7 |
| 福 島 | 1,207 | 68.0 | 18 | 225 | 25.1 | 26 | 127 | 14.1 | 6 | 4,110 | 231.4 | 12 |
| 茨 城 | 1,803 | 65.2 | 30 | 362 | 26.1 | 13 | 168 | 12.1 | 15 | 5,460 | 197.3 | 35 |
| 栃 木 | 1,164 | 62.4 | 35 | 245 | 26.2 | 12 | 112 | 12.0 | 20 | 3,810 | 204.3 | 27 |
| 群 馬 | 1,159 | 62.6 | 33 | 271 | 29.0 | 5 | 110 | 11.8 | 23 | 4,003 | 216.4 | 19 |
| 埼 玉 | 4,125 | 57.8 | 42 | 913 | 25.4 | 22 | 414 | 11.5 | 26 | 12,525 | 175.5 | 41 |
| 千 葉 | 3,571 | 58.5 | 40 | 787 | 25.6 | 19 | 342 | 11.1 | 32 | 11,398 | 186.9 | 39 |
| 東 京 | 6,693 | 49.8 | 46 | 1,785 | 26.1 | 14 | 700 | 10.2 | 39 | 20,763 | 154.5 | 44 |
| 神奈川 | 4,815 | 53.6 | 45 | 1,224 | 27.0 | 10 | 458 | 10.1 | 41 | 14,987 | 166.7 | 43 |
| 新 潟 | 1,421 | 66.5 | 24 | 302 | 27.5 | 8 | 110 | 10.0 | 43 | 4,361 | 204.2 | 28 |
| 富 山 | 698 | 69.9 | 11 | 121 | 23.6 | 34 | 62 | 12.1 | 16 | 1,990 | 199.4 | 32 |
| 石 川 | 740 | 67.2 | 21 | 145 | 25.5 | 21 | 50 | 8.8 | 46 | 2,099 | 190.5 | 37 |
| 福 井 | 487 | 66.0 | 26 | 71 | 18.8 | 46 | 42 | 11.1 | 31 | 1,676 | 227.1 | 14 |
| 山 梨 | 451 | 57.5 | 43 | 94 | 23.6 | 33 | 48 | 12.1 | 17 | 1,569 | 200.1 | 31 |
| 長 野 | 1,102 | 55.5 | 44 | 273 | 27.0 | 11 | 98 | 9.7 | 45 | 4,242 | 213.8 | 21 |
| 岐 阜 | 1,259 | 66.7 | 23 | 235 | 24.2 | 32 | 133 | 13.7 | 8 | 3,731 | 197.6 | 33 |
| 静 岡 | 2,036 | 58.4 | 41 | 452 | 25.6 | 18 | 225 | 12.7 | 13 | 6,646 | 190.8 | 36 |
| 愛 知 | 4,234 | 58.6 | 39 | 831 | 22.9 | 38 | 382 | 10.5 | 36 | 9,575 | 132.5 | 47 |
| 三 重 | 1,132 | 67.0 | 22 | 188 | 21.7 | 42 | 98 | 11.3 | 29 | 3,586 | 212.3 | 22 |
| 滋 賀 | 812 | 59.1 | 38 | 139 | 19.9 | 45 | 84 | 12.1 | 18 | 2,381 | 173.4 | 42 |
| 京 都 | 1,682 | 67.7 | 19 | 332 | 25.5 | 20 | 148 | 11.4 | 28 | 5,188 | 208.8 | 25 |
| 大 阪 | 5,944 | 69.7 | 12 | 1,080 | 24.3 | 31 | 481 | 10.8 | 34 | 17,394 | 204.1 | 29 |
| 兵 庫 | 3,400 | 64.3 | 32 | 682 | 24.6 | 29 | 303 | 10.9 | 33 | 10,011 | 189.4 | 38 |
| 奈 良 | 894 | 69.2 | 13 | 173 | 25.3 | 23 | 71 | 10.4 | 37 | 2,873 | 222.5 | 17 |
| 和歌山 | 740 | 82.6 | 3 | 107 | 22.6 | 40 | 56 | 11.8 | 22 | 2,277 | 254.1 | 6 |
| 鳥 取 | 363 | 67.3 | 20 | 58 | 20.6 | 43 | 39 | 13.9 | 7 | 1,088 | 201.9 | 30 |
| 島 根 | 485 | 74.8 | 6 | 57 | 17.1 | 47 | 50 | 15.0 | 3 | 1,446 | 223.1 | 16 |
| 岡 山 | 1,115 | 60.9 | 37 | 236 | 24.8 | 28 | 97 | 10.2 | 40 | 3,868 | 211.1 | 24 |
| 広 島 | 1,695 | 62.6 | 34 | 312 | 22.3 | 41 | 140 | 10.0 | 42 | 5,725 | 211.4 | 23 |
| 山 口 | 925 | 71.3 | 8 | 204 | 30.0 | 3 | 82 | 12.0 | 19 | 3,533 | 272.4 | 1 |
| 徳 島 | 494 | 70.8 | 9 | 89 | 24.5 | 30 | 31 | 8.5 | 47 | 1,637 | 234.5 | 10 |
| 香 川 | 610 | 66.3 | 25 | 123 | 25.8 | 16 | 51 | 10.7 | 35 | 2,205 | 239.7 | 9 |
| 愛 媛 | 884 | 68.3 | 17 | 191 | 28.1 | 7 | 90 | 13.2 | 10 | 3,447 | 266.4 | 2 |
| 高 知 | 539 | 80.3 | 5 | 88 | 24.9 | 27 | 41 | 11.6 | 25 | 1,742 | 259.6 | 3 |
| 福 岡 | 3,238 | 64.4 | 31 | 681 | 25.7 | 17 | 265 | 10.0 | 44 | 7,270 | 144.5 | 45 |
| 佐 賀 | 559 | 70.5 | 10 | 108 | 25.9 | 15 | 59 | 14.1 | 5 | 1,567 | 197.6 | 34 |
| 長 崎 | 941 | 74.0 | 7 | 196 | 29.1 | 4 | 77 | 11.4 | 27 | 2,960 | 232.7 | 11 |
| 熊 本 | 1,108 | 65.2 | 29 | 226 | 25.3 | 24 | 119 | 13.3 | 9 | 3,754 | 221.0 | 18 |
| 大 分 | 753 | 69.0 | 16 | 133 | 23.2 | 37 | 68 | 11.9 | 21 | 2,341 | 214.4 | 20 |
| 宮 崎 | 644 | 61.7 | 36 | 149 | 27.0 | 9 | 86 | 15.6 | 2 | 2,686 | 257.3 | 4 |
| 鹿児島 | 1,015 | 65.5 | 27 | 185 | 22.6 | 39 | 105 | 12.9 | 12 | 3,508 | 226.3 | 15 |
| 沖 縄 | 621 | 42.9 | 47 | 172 | 23.4 | 36 | 97 | 13.2 | 11 | 1,995 | 138.0 | 46 |

［注］1）肺がんは、気管、気管支及び肺の悪性新生物をいう。
　　　2）乳がん及び子宮がんは、女子人口10万対の死亡率である。

| 虚血性心疾患 | | | 脳卒中 | | | 糖尿病 | | | 慢性閉塞性肺疾患（COPD） | | |
|---|---|---|---|---|---|---|---|---|---|---|---|
| 死亡数 | 死亡率 | 順位 | 死亡数 | 死亡率 | 順位 | 死亡数 | 死亡率 | 順位 | 死亡数 | 死亡率 | 順位 |
| **73,185** | **60.0** | | **107,481** | **88.1** | | **15,927** | **13.1** | | **16,676** | **13.7** | |
| 2,645 | 51.9 | 23 | 5,010 | 98.3 | 24 | 809 | 15.9 | 11 | 725 | 14.2 | 29 |
| 633 | 52.8 | 22 | 1,486 | 124.0 | 7 | 267 | 22.3 | 1 | 199 | 16.6 | 13 |
| 580 | 49.4 | 30 | 1,938 | 165.2 | 2 | 206 | 17.6 | 7 | 186 | 15.9 | 20 |
| 1,015 | 45.0 | 38 | 2,424 | 107.4 | 18 | 246 | 10.9 | 42 | 250 | 11.1 | 45 |
| 336 | 36.3 | 44 | 1,573 | 169.9 | 1 | 183 | 19.8 | 2 | 133 | 14.4 | 28 |
| 948 | 91.8 | 3 | 1,378 | 133.4 | 3 | 107 | 10.4 | 45 | 167 | 16.2 | 16 |
| 1,196 | 67.3 | 11 | 2,312 | 130.2 | 4 | 333 | 18.8 | 3 | 283 | 15.9 | 18 |
| 1,836 | 66.4 | 12 | 3,056 | 110.4 | 15 | 431 | 15.6 | 15 | 386 | 14.0 | 31 |
| 1,779 | 95.4 | 2 | 2,087 | 111.9 | 13 | 295 | 15.8 | 12 | 238 | 12.8 | 39 |
| 795 | 43.0 | 40 | 1,925 | 104.1 | 21 | 292 | 15.8 | 14 | 305 | 16.5 | 15 |
| 5,228 | 73.3 | 9 | 5,199 | 72.9 | 41 | 830 | 11.6 | 41 | 799 | 11.2 | 44 |
| 2,938 | 48.2 | 34 | 4,921 | 80.7 | 37 | 938 | 15.4 | 17 | 747 | 12.2 | 41 |
| 9,631 | 71.6 | 10 | 8,995 | 66.9 | 46 | 1,398 | 10.4 | 44 | 1,524 | 11.3 | 43 |
| 4,810 | 53.5 | 21 | 6,263 | 69.7 | 44 | 822 | 9.1 | 46 | 1,041 | 11.6 | 42 |
| 897 | 42.0 | 41 | 2,755 | 129.0 | 5 | 313 | 14.7 | 22 | 286 | 13.4 | 36 |
| 517 | 51.8 | 24 | 1,041 | 104.3 | 20 | 148 | 14.8 | 21 | 147 | 14.7 | 27 |
| 701 | 63.6 | 16 | 1,081 | 98.1 | 25 | 156 | 14.2 | 25 | 138 | 12.5 | 40 |
| 587 | 79.5 | 7 | 706 | 95.7 | 27 | 111 | 15.0 | 20 | 110 | 14.9 | 26 |
| 381 | 48.6 | 33 | 798 | 101.8 | 22 | 121 | 15.4 | 16 | 138 | 17.6 | 6 |
| 1,018 | 51.3 | 25 | 2,365 | 119.2 | 9 | 302 | 15.2 | 18 | 276 | 13.9 | 33 |
| 958 | 50.7 | 26 | 1,671 | 88.5 | 34 | 238 | 12.6 | 36 | 263 | 13.9 | 32 |
| 1,700 | 48.8 | 32 | 3,890 | 111.7 | 14 | 467 | 13.4 | 30 | 477 | 13.7 | 35 |
| 3,269 | 45.2 | 37 | 5,013 | 69.4 | 45 | 599 | 8.3 | 47 | 727 | 10.1 | 47 |
| 1,101 | 65.2 | 13 | 1,542 | 91.3 | 30 | 230 | 13.6 | 29 | 260 | 15.4 | 22 |
| 821 | 59.8 | 17 | 911 | 66.4 | 47 | 170 | 12.4 | 37 | 189 | 13.8 | 34 |
| 1,995 | 80.3 | 6 | 2,053 | 82.6 | 36 | 296 | 11.9 | 40 | 378 | 15.2 | 23 |
| 7,805 | 91.6 | 4 | 5,963 | 70.0 | 43 | 1,095 | 12.8 | 34 | 1,365 | 16.0 | 17 |
| 3,097 | 58.6 | 18 | 4,204 | 79.5 | 38 | 667 | 12.6 | 35 | 815 | 15.4 | 21 |
| 452 | 35.0 | 46 | 983 | 76.1 | 39 | 189 | 14.6 | 23 | 196 | 15.2 | 24 |
| 949 | 105.9 | 1 | 859 | 95.9 | 26 | 118 | 13.2 | 32 | 161 | 18.0 | 5 |
| 270 | 50.1 | 29 | 573 | 106.3 | 19 | 89 | 16.5 | 9 | 89 | 16.5 | 14 |
| 234 | 36.1 | 45 | 745 | 115.0 | 10 | 86 | 13.3 | 31 | 98 | 15.1 | 25 |
| 1,356 | 74.0 | 8 | 1,632 | 89.1 | 32 | 220 | 12.0 | 39 | 257 | 14.0 | 30 |
| 1,561 | 57.6 | 19 | 2,351 | 86.8 | 35 | 381 | 14.1 | 27 | 354 | 13.1 | 37 |
| 607 | 46.8 | 36 | 1,485 | 114.5 | 12 | 183 | 14.1 | 26 | 244 | 18.8 | 2 |
| 378 | 54.2 | 20 | 706 | 101.1 | 23 | 130 | 18.6 | 4 | 138 | 19.8 | 1 |
| 380 | 41.3 | 42 | 859 | 93.4 | 29 | 171 | 18.6 | 5 | 153 | 16.6 | 12 |
| 638 | 49.3 | 31 | 1,400 | 108.2 | 16 | 220 | 17.0 | 8 | 219 | 16.9 | 9 |
| 546 | 81.4 | 5 | 834 | 124.3 | 6 | 106 | 15.8 | 13 | 116 | 17.3 | 8 |
| 2,180 | 43.3 | 39 | 3,748 | 74.5 | 40 | 700 | 13.9 | 28 | 650 | 12.9 | 38 |
| 317 | 40.0 | 43 | 704 | 88.8 | 33 | 96 | 12.1 | 38 | 126 | 15.9 | 19 |
| 644 | 50.6 | 27 | 1,213 | 95.4 | 28 | 134 | 10.5 | 43 | 213 | 16.7 | 11 |
| 496 | 29.2 | 47 | 1,532 | 90.2 | 31 | 222 | 13.1 | 33 | 294 | 17.3 | 7 |
| 699 | 64.0 | 14 | 1,178 | 107.9 | 17 | 196 | 17.9 | 6 | 203 | 18.6 | 3 |
| 523 | 50.1 | 28 | 1,197 | 114.7 | 11 | 172 | 16.5 | 10 | 191 | 18.3 | 4 |
| 988 | 63.7 | 15 | 1,857 | 119.8 | 8 | 221 | 14.3 | 24 | 261 | 16.8 | 10 |
| 694 | 48.0 | 35 | 1,020 | 70.5 | 42 | 219 | 15.1 | 19 | 152 | 10.5 | 46 |

〔資料〕厚生労働省「人口動態統計」令和4年

## 10 都道府県別主な疾病の年齢調整死亡率（人口10万対）

| 都道府県 | 全死因 男 年齢調整死亡率 | 順位 | 全死因 女 年齢調整死亡率 | 順位 | 全がん 男 年齢調整死亡率 | 順位 | 全がん 女 年齢調整死亡率 | 順位 | 肺がん 男 年齢調整死亡率 | 順位 | 肺がん 女 年齢調整死亡率 | 順位 | 胃がん 男 年齢調整死亡率 | 順位 | 胃がん 女 年齢調整死亡率 | 順位 | 大腸がん 男 年齢調整死亡率 | 順位 | 大腸がん 女 年齢調整死亡率 | 順位 |
|---|---|---|---|---|---|---|---|---|---|---|---|---|---|---|---|---|---|---|---|---|
| 全 国 | 1328.7 | | 722.1 | | 394.7 | | 196.4 | | 94.3 | | 27.3 | | 49.6 | | 17.5 | | 49.4 | | 29.2 | |
| 北海道 | 1347.9 | 17 | 744.9 | 14 | 440.7 | 3 | 228.0 | 1 | 113.4 | 1 | 36.9 | 1 | 48.7 | 22 | 17.6 | 23 | 52.8 | 10 | 34.2 | 3 |
| 青 森 | 1554.0 | 1 | 815.2 | 1 | 472.6 | 1 | 219.1 | 2 | 110.6 | 2 | 28.4 | 7 | 65.5 | 2 | 20.8 | 4 | 65.1 | 2 | 36.6 | 2 |
| 岩 手 | 1407.3 | 4 | 768.1 | 4 | 411.6 | 9 | 214.4 | 3 | 93.5 | 23 | 26.0 | 22 | 55.2 | 8 | 18.4 | 16 | 66.2 | 1 | 37.8 | 1 |
| 宮 城 | 1298.0 | 35 | 724.5 | 24 | 394.4 | 19 | 195.9 | 18 | 97.0 | 16 | 26.1 | 20 | 48.0 | 28 | 16.9 | 31 | 46.6 | 30 | 29.4 | 17 |
| 秋 田 | 1480.4 | 2 | 746.6 | 13 | 445.9 | 2 | 203.5 | 7 | 93.0 | 25 | 23.1 | 39 | 73.4 | 1 | 22.4 | 2 | 58.7 | 3 | 32.1 | 6 |
| 山 形 | 1341.2 | 20 | 747.8 | 12 | 395.7 | 18 | 195.6 | 19 | 85.3 | 42 | 24.8 | 30 | 62.9 | 3 | 25.0 | 1 | 45.4 | 33 | 29.0 | 21 |
| 福 島 | 1409.3 | 3 | 778.7 | 2 | 404.2 | 12 | 199.2 | 9 | 92.9 | 26 | 25.4 | 26 | 50.0 | 19 | 19.9 | 9 | 58.0 | 4 | 30.7 | 10 |
| 茨 城 | 1391.1 | 6 | 767.0 | 5 | 403.1 | 13 | 198.5 | 12 | 95.3 | 17 | 25.2 | 28 | 57.1 | 6 | 18.7 | 14 | 54.7 | 7 | 30.7 | 10 |
| 栃 木 | 1360.9 | 11 | 776.3 | 3 | 391.0 | 22 | 199.0 | 10 | 87.7 | 35 | 25.7 | 24 | 55.4 | 7 | 20.2 | 7 | 49.6 | 21 | 28.9 | 22 |
| 群 馬 | 1378.6 | 8 | 762.3 | 6 | 382.3 | 32 | 192.2 | 25 | 87.9 | 32 | 24.8 | 30 | 55.0 | 9 | 18.6 | 15 | 55.5 | 5 | 31.6 | 8 |
| 埼 玉 | 1336.5 | 21 | 749.9 | 8 | 393.1 | 20 | 199.7 | 8 | 92.9 | 26 | 28.2 | 11 | 51.3 | 18 | 16.5 | 35 | 53.5 | 8 | 30.6 | 12 |
| 千 葉 | 1323.8 | 27 | 727.3 | 21 | 389.6 | 24 | 194.5 | 20 | 93.1 | 24 | 28.2 | 11 | 50.0 | 19 | 17.0 | 30 | 46.4 | 31 | 28.1 | 30 |
| 東 京 | 1301.6 | 33 | 703.2 | 30 | 385.7 | 28 | 199.0 | 10 | 87.3 | 37 | 28.4 | 7 | 46.4 | 32 | 15.7 | 39 | 50.3 | 19 | 28.0 | 31 |
| 神奈川 | 1261.1 | 43 | 695.8 | 34 | 384.2 | 30 | 194.1 | 21 | 87.1 | 38 | 26.0 | 22 | 47.9 | 30 | 16.5 | 35 | 51.4 | 15 | 28.3 | 27 |
| 新 潟 | 1358.9 | 13 | 722.5 | 25 | 414.5 | 8 | 188.3 | 30 | 98.6 | 11 | 23.2 | 38 | 60.3 | 4 | 19.7 | 10 | 50.9 | 17 | 28.8 | 23 |
| 富 山 | 1310.5 | 30 | 708.5 | 28 | 393.0 | 21 | 198.2 | 13 | 86.4 | 39 | 24.5 | 32 | 57.2 | 5 | 20.5 | 5 | 47.4 | 26 | 29.2 | 18 |
| 石 川 | 1316.3 | 28 | 690.7 | 36 | 410.9 | 10 | 196.2 | 15 | 98.4 | 13 | 28.4 | 7 | 53.9 | 10 | 17.6 | 23 | 52.7 | 11 | 28.6 | 26 |
| 福 井 | 1310.5 | 30 | 696.9 | 33 | 380.0 | 35 | 170.0 | 47 | 102.9 | 6 | 21.3 | 45 | 42.2 | 43 | 17.1 | 27 | 47.0 | 27 | 28.3 | 27 |
| 山 梨 | 1286.7 | 38 | 697.6 | 32 | 355.1 | 45 | 178.0 | 44 | 82.2 | 44 | 22.7 | 42 | 46.4 | 32 | 17.7 | 21 | 44.1 | 37 | 26.8 | 36 |
| 長 野 | 1202.5 | 47 | 671.8 | 44 | 338.4 | 47 | 180.7 | 43 | 71.1 | 47 | 20.8 | 46 | 40.2 | 44 | 17.7 | 21 | 42.6 | 39 | 24.6 | 43 |
| 岐 阜 | 1285.9 | 39 | 735.4 | 19 | 370.2 | 40 | 193.1 | 24 | 88.7 | 31 | 25.3 | 27 | 53.1 | 12 | 20.3 | 6 | 47.8 | 25 | 29.8 | 13 |
| 静 岡 | 1336.5 | 22 | 738.1 | 18 | 371.7 | 39 | 190.8 | 27 | 84.4 | 43 | 23.9 | 33 | 44.1 | 42 | 15.3 | 41 | 47.0 | 27 | 29.5 | 15 |
| 愛 知 | 1336.3 | 23 | 738.7 | 17 | 389.1 | 26 | 196.6 | 14 | 95.1 | 18 | 26.8 | 18 | 51.7 | 17 | 19.3 | 11 | 51.3 | 16 | 31.1 | 9 |
| 三 重 | 1327.7 | 26 | 748.0 | 11 | 375.5 | 36 | 181.0 | 42 | 95.1 | 18 | 21.6 | 44 | 48.7 | 22 | 17.9 | 20 | 50.6 | 18 | 27.2 | 33 |
| 滋 賀 | 1214.7 | 46 | 679.2 | 40 | 372.0 | 38 | 186.4 | 32 | 100.0 | 9 | 28.4 | 7 | 48.3 | 26 | 16.8 | 33 | 40.7 | 42 | 29.1 | 20 |
| 京 都 | 1254.5 | 44 | 674.2 | 42 | 389.6 | 24 | 190.6 | 29 | 98.5 | 12 | 28.2 | 11 | 48.7 | 22 | 18.0 | 18 | 49.6 | 21 | 29.5 | 15 |
| 大 阪 | 1403.6 | 5 | 741.3 | 16 | 423.3 | 5 | 206.0 | 6 | 107.8 | 3 | 32.9 | 2 | 53.0 | 13 | 20.2 | 7 | 49.8 | 20 | 29.2 | 18 |
| 兵 庫 | 1308.3 | 32 | 701.7 | 31 | 402.2 | 15 | 190.7 | 28 | 99.6 | 10 | 28.0 | 15 | 53.8 | 11 | 18.0 | 18 | 45.0 | 34 | 27.3 | 32 |
| 奈 良 | 1242.6 | 45 | 689.3 | 38 | 380.1 | 34 | 196.1 | 16 | 93.9 | 21 | 31.8 | 4 | 52.1 | 14 | 21.4 | 3 | 41.9 | 40 | 26.7 | 37 |
| 和歌山 | 1388.4 | 7 | 753.8 | 7 | 409.9 | 11 | 196.1 | 16 | 104.2 | 5 | 32.0 | 3 | 49.0 | 21 | 17.5 | 25 | 49.6 | 21 | 28.7 | 24 |
| 鳥 取 | 1313.0 | 29 | 662.2 | 47 | 400.8 | 16 | 183.6 | 37 | 97.7 | 15 | 23.8 | 35 | 45.6 | 38 | 18.3 | 17 | 44.7 | 35 | 26.2 | 40 |
| 島 根 | 1300.2 | 24 | 690.0 | 37 | 385.6 | 29 | 185.6 | 33 | 85.4 | 41 | 23.0 | 41 | 45.7 | 37 | 18.8 | 13 | 40.3 | 44 | 28.7 | 24 |
| 岡 山 | 1284.4 | 40 | 674.2 | 42 | 372.2 | 37 | 177.3 | 45 | 95.0 | 20 | 23.4 | 36 | 46.2 | 34 | 16.2 | 37 | 40.5 | 43 | 26.1 | 41 |
| 広 島 | 1263.8 | 42 | 676.3 | 41 | 369.5 | 41 | 183.4 | 39 | 87.9 | 32 | 23.9 | 33 | 44.6 | 41 | 16.6 | 34 | 44.5 | 36 | 26.7 | 37 |
| 山 口 | 1378.4 | 9 | 718.5 | 26 | 398.9 | 17 | 185.0 | 35 | 88.8 | 30 | 26.3 | 19 | 51.9 | 15 | 17.1 | 27 | 51.5 | 14 | 26.9 | 35 |
| 徳 島 | 1333.5 | 24 | 744.0 | 15 | 381.4 | 33 | 183.6 | 37 | 98.0 | 14 | 22.3 | 43 | 48.0 | 28 | 15.7 | 39 | 41.3 | 41 | 25.7 | 42 |
| 香 川 | 1342.1 | 19 | 725.9 | 23 | 367.2 | 42 | 186.7 | 31 | 93.6 | 22 | 26.1 | 20 | 47.9 | 30 | 19.3 | 11 | 38.8 | 45 | 27.0 | 34 |
| 愛 媛 | 1348.0 | 16 | 749.5 | 9 | 383.1 | 31 | 194.1 | 21 | 87.9 | 32 | 23.1 | 39 | 51.9 | 15 | 17.3 | 26 | 46.7 | 29 | 28.3 | 27 |
| 高 知 | 1350.5 | 15 | 691.7 | 35 | 402.6 | 14 | 181.9 | 40 | 90.5 | 29 | 28.1 | 14 | 46.2 | 34 | 16.2 | 37 | 49.1 | 24 | 19.7 | 47 |
| 福 岡 | 1332.9 | 25 | 705.7 | 29 | 423.8 | 4 | 206.2 | 5 | 105.5 | 4 | 30.2 | 5 | 48.1 | 27 | 16.9 | 31 | 51.6 | 13 | 31.7 | 7 |
| 佐 賀 | 1350.8 | 14 | 714.1 | 27 | 418.2 | 6 | 194.1 | 21 | 100.9 | 8 | 27.3 | 16 | 48.4 | 25 | 17.1 | 27 | 45.5 | 32 | 29.7 | 14 |
| 長 崎 | 1375.5 | 10 | 748.1 | 10 | 416.7 | 7 | 214.1 | 4 | 101.5 | 7 | 29.0 | 6 | 45.9 | 36 | 15.2 | 43 | 53.1 | 9 | 33.4 | 5 |
| 熊 本 | 1267.8 | 41 | 668.6 | 45 | 357.1 | 44 | 181.3 | 41 | 86.3 | 40 | 25.0 | 29 | 33.5 | 46 | 10.9 | 46 | 37.0 | 46 | 23.9 | 44 |
| 大 分 | 1296.9 | 36 | 680.6 | 39 | 365.8 | 43 | 175.8 | 46 | 87.7 | 35 | 25.5 | 25 | 45.1 | 40 | 15.3 | 41 | 32.9 | 47 | 23.9 | 44 |
| 宮 崎 | 1359.6 | 12 | 726.0 | 22 | 386.1 | 27 | 191.3 | 26 | 82.2 | 44 | 27.1 | 17 | 45.5 | 39 | 14.1 | 44 | 55.1 | 6 | 23.9 | 44 |
| 鹿児島 | 1346.3 | 18 | 727.5 | 20 | 390.3 | 23 | 184.8 | 36 | 92.0 | 28 | 23.4 | 36 | 36.7 | 45 | 14.0 | 45 | 44.0 | 38 | 26.6 | 39 |
| 沖 縄 | 1292.1 | 37 | 662.7 | 46 | 352.9 | 46 | 184.9 | 35 | 79.6 | 46 | 20.8 | 46 | 29.0 | 47 | 10.9 | 46 | 52.3 | 12 | 33.6 | 4 |

注：1）都道府県の順位は高率順である。
　　2）全国の丸数字は、「平成22年 人口動態統計（確定数）」の男女別にみた粗死亡率の高率順である。

| 心疾患 | | | | 急性心筋梗塞 | | | | 脳卒中 | | | | 脳梗塞 | | | | 慢性閉塞性肺疾患 | | | | 糖尿病 | | | |
|---|---|---|---|---|---|---|---|---|---|---|---|---|---|---|---|---|---|---|---|---|---|---|---|
| 男 | | 女 | | 男 | | 女 | | 男 | | 女 | | 男 | | 女 | | 男 | | 女 | | 男 | | 女 | |
| 年齢調整死亡率 | 順位 | 年齢調整死亡率 | 順位 | 年齢調整死亡率 | 順位 | 年齢調整死亡率 | 順位 | 年齢調整死亡率 | 順位 | 年齢調整死亡率 | 順位 | 年齢調整死亡率 | 順位 | 年齢調整死亡率 | 順位 | 年齢調整死亡率 | 順位 | 年齢調整死亡率 | 順位 | 年齢調整死亡率 | 順位 | 年齢調整死亡率 | 順位 |
| **190.1** | | **109.2** | | **32.5** | | **14.0** | | **93.8** | | **56.4** | | **52.5** | | **29.3** | | **25.7** | | **2.9** | | **13.9** | | **6.9** | |
| 180.0 | 34 | 108.4 | 29 | 27.1 | 34 | 13.2 | 27 | 88.9 | 31 | 56.6 | 24 | 50.3 | 36 | 29.3 | 25 | 25.6 | 28 | 3.1 | 16 | 16.0 | 14 | 8.6 | 7 |
| 219.0 | 3 | 126.5 | 3 | 33.3 | 24 | 11.5 | 36 | 116.7 | 5 | 69.7 | 8 | 73.4 | 2 | 37.6 | 8 | 30.3 | 8 | 2.4 | 33 | 18.9 | 4 | 8.8 | 4 |
| 213.0 | 6 | 121.6 | 6 | 22.2 | 41 | 9.8 | 39 | 147.2 | 1 | 84.3 | 1 | 80.2 | 1 | 42.2 | 2 | 26.5 | 24 | 2.7 | 26 | 14.6 | 22 | 8.7 | 5 |
| 196.7 | 18 | 109.8 | 27 | 20.0 | 45 | 9.6 | 40 | 110.7 | 9 | 71.0 | 7 | 56.4 | 21 | 34.4 | 11 | 22.0 | 43 | 1.4 | 44 | 12.6 | 36 | 6.5 | 25 |
| 182.2 | 31 | 99.3 | 37 | 21.2 | 43 | 9.0 | 44 | 124.1 | 2 | 78.2 | 2 | 63.3 | 6 | 40.0 | 4 | 24.1 | 32 | 1.3 | 46 | 19.5 | 3 | 8.0 | 14 |
| 203.4 | 11 | 111.5 | 25 | 56.1 | 2 | 24.2 | 5 | 114.6 | 8 | 71.4 | 6 | 70.8 | 3 | 42.8 | 1 | 28.0 | 16 | 1.9 | 41 | 9.7 | 45 | 6.0 | 35 |
| 212.9 | 8 | 118.9 | 10 | 49.6 | 7 | 20.6 | 8 | 109.6 | 10 | 75.2 | 3 | 64.1 | 5 | 41.2 | 3 | 27.5 | 18 | 3.1 | 16 | 17.9 | 5 | 10.1 | 1 |
| 194.7 | 20 | 116.0 | 17 | 54.2 | 4 | 23.0 | 7 | 116.9 | 4 | 71.5 | 5 | 62.7 | 7 | 38.2 | 6 | 30.7 | 6 | 2.8 | 22 | 16.1 | 12 | 8.0 | 14 |
| 213.0 | 6 | 118.7 | 11 | 36.3 | 18 | 15.7 | 16 | 119.7 | 3 | 74.5 | 4 | 61.8 | 9 | 36.8 | 10 | 26.6 | 23 | 2.8 | 22 | 16.6 | 10 | 8.7 | 5 |
| 203.8 | 10 | 117.6 | 13 | 26.1 | 35 | 12.3 | 31 | 101.1 | 15 | 59.7 | 16 | 60.9 | 11 | 31.6 | 16 | 30.3 | 6 | 3.8 | 4 | 17.5 | 7 | 8.1 | 13 |
| 199.8 | 15 | 118.5 | 12 | 35.5 | 21 | 17.2 | 13 | 86.3 | 38 | 56.3 | 26 | 50.4 | 34 | 29.3 | 25 | 24.0 | 35 | 2.6 | 29 | 12.5 | 37 | 7.4 | 19 |
| 200.2 | 14 | 116.3 | 16 | 32.4 | 25 | 14.1 | 22 | 91.2 | 27 | 55.5 | 28 | 52.8 | 26 | 28.3 | 31 | 22.9 | 41 | 2.5 | 31 | 16.5 | 11 | 7.7 | 16 |
| 194.4 | 21 | 105.2 | 32 | 23.0 | 39 | 9.4 | 42 | 89.3 | 30 | 52.6 | 32 | 47.9 | 38 | 25.5 | 38 | 23.7 | 37 | 2.9 | 20 | 13.7 | 27 | 5.7 | 40 |
| 189.9 | 25 | 98.8 | 40 | 28.7 | 31 | 9.2 | 43 | 82.1 | 44 | 49.6 | 39 | 43.9 | 46 | 24.5 | 45 | 21.7 | 45 | 3.5 | 10 | 9.6 | 47 | 5.8 | 38 |
| 170.1 | 42 | 99.2 | 38 | 26.1 | 35 | 12.2 | 32 | 116.3 | 6 | 68.8 | 9 | 65.6 | 4 | 39.0 | 5 | 25.2 | 30 | 1.1 | 47 | 12.7 | 34 | 6.9 | 22 |
| 151.7 | 45 | 91.1 | 44 | 37.5 | 17 | 15.3 | 17 | 101.8 | 14 | 64.6 | 11 | 59.9 | 13 | 32.6 | 15 | 23.7 | 37 | 1.8 | 43 | 13.7 | 27 | 6.0 | 35 |
| 183.2 | 28 | 104.0 | 33 | 38.8 | 12 | 13.7 | 25 | 97.3 | 22 | 57.1 | 22 | 62.4 | 8 | 32.9 | 14 | 22.1 | 42 | 3.6 | 9 | 13.5 | 29 | 6.3 | 29 |
| 202.7 | 12 | 121.4 | 7 | 55.1 | 3 | 24.4 | 4 | 95.0 | 24 | 58.5 | 18 | 54.8 | 23 | 33.1 | 13 | 24.1 | 32 | 1.9 | 41 | 13.5 | 29 | 7.2 | 20 |
| 170.9 | 41 | 99.0 | 39 | 33.4 | 23 | 13.6 | 26 | 104.3 | 12 | 56.4 | 25 | 58.9 | 15 | 30.8 | 19 | 29.2 | 14 | 2.7 | 26 | 16.7 | 9 | 5.4 | 41 |
| 168.6 | 43 | 92.4 | 43 | 36.0 | 19 | 14.6 | 20 | 95.4 | 23 | 65.5 | 10 | 51.4 | 29 | 37.4 | 9 | 23.7 | 37 | 2.0 | 38 | 11.7 | 40 | 6.3 | 29 |
| 173.5 | 39 | 109.6 | 28 | 38.4 | 14 | 18.9 | 11 | 87.0 | 36 | 57.7 | 20 | 50.4 | 34 | 30.0 | 20 | 25.5 | 29 | 2.0 | 38 | 10.3 | 43 | 4.7 | 47 |
| 182.5 | 30 | 101.5 | 35 | 35.7 | 20 | 15.0 | 18 | 114.7 | 7 | 64.2 | 12 | 56.8 | 20 | 29.2 | 27 | 27.8 | 17 | 2.2 | 36 | 15.8 | 16 | 7.5 | 18 |
| 156.8 | 44 | 93.0 | 42 | 27.8 | 33 | 12.1 | 33 | 87.6 | 35 | 52.0 | 34 | 48.5 | 37 | 27.4 | 32 | 20.6 | 47 | 2.0 | 38 | 10.1 | 44 | 5.0 | 45 |
| 191.3 | 23 | 111.8 | 24 | 41.9 | 9 | 19.5 | 10 | 91.4 | 26 | 56.7 | 23 | 44.5 | 44 | 28.8 | 29 | 30.5 | 5 | 2.2 | 36 | 13.4 | 31 | 8.5 | 8 |
| 178.5 | 36 | 107.1 | 31 | 51.5 | 6 | 25.1 | 2 | 76.2 | 47 | 48.0 | 43 | 41.7 | 47 | 26.8 | 33 | 27.2 | 20 | 2.5 | 31 | 12.1 | 39 | 5.8 | 38 |
| 198.4 | 16 | 114.8 | 19 | 25.7 | 38 | 11.5 | 36 | 83.3 | 43 | 47.2 | 45 | 46.6 | 42 | 23.7 | 46 | 24.1 | 32 | 2.9 | 20 | 11.5 | 42 | 5.3 | 44 |
| 217.6 | 4 | 122.7 | 5 | 29.5 | 27 | 12.1 | 33 | 78.6 | 45 | 45.5 | 47 | 44.2 | 45 | 24.8 | 42 | 28.2 | 15 | 3.7 | 8 | 14.4 | 23 | 6.3 | 29 |
| 188.4 | 26 | 112.1 | 23 | 38.5 | 14 | 16.1 | 14 | 88.7 | 32 | 51.4 | 36 | 47.1 | 41 | 25.2 | 40 | 27.3 | 19 | 4.1 | 3 | 15.0 | 19 | 6.5 | 25 |
| 194.4 | 21 | 113.3 | 21 | 20.6 | 44 | 8.3 | 47 | 77.0 | 46 | 46.5 | 46 | 45.0 | 43 | 25.2 | 40 | 21.8 | 44 | 3.5 | 10 | 14.1 | 25 | 6.1 | 34 |
| 219.8 | 2 | 124.2 | 4 | 45.8 | 8 | 18.3 | 12 | 87.9 | 34 | 48.5 | 42 | 52.0 | 27 | 25.8 | 37 | 30.2 | 12 | 3.0 | 18 | 9.7 | 45 | 5.0 | 45 |
| 148.1 | 46 | 82.7 | 47 | 35.3 | 22 | 14.9 | 19 | 102.1 | 13 | 57.7 | 20 | 58.9 | 15 | 29.5 | 24 | 20.9 | 46 | 1.4 | 44 | 15.9 | 15 | 6.8 | 23 |
| 185.6 | 27 | 93.6 | 41 | 13.8 | 47 | 8.6 | 45 | 88.0 | 33 | 63.8 | 13 | 50.6 | 32 | 37.8 | 7 | 23.1 | 40 | 2.8 | 22 | 15.3 | 18 | 5.4 | 41 |
| 180.7 | 32 | 112.2 | 22 | 70.4 | 1 | 31.4 | 1 | 91.0 | 28 | 50.9 | 38 | 51.6 | 28 | 26.6 | 34 | 26.0 | 27 | 2.8 | 22 | 13.9 | 26 | 6.7 | 24 |
| 196.8 | 17 | 115.3 | 18 | 29.3 | 29 | 12.8 | 29 | 86.2 | 39 | 48.8 | 40 | 47.3 | 39 | 24.8 | 42 | 26.9 | 22 | 2.4 | 33 | 11.6 | 41 | 7.1 | 21 |
| 215.7 | 5 | 126.7 | 2 | 26.1 | 35 | 13.1 | 28 | 99.0 | 21 | 56.2 | 27 | 59.9 | 13 | 31.4 | 17 | 25.2 | 30 | 3.0 | 18 | 15.0 | 19 | 8.4 | 11 |
| 171.9 | 40 | 108.2 | 30 | 28.2 | 32 | 14.1 | 22 | 92.9 | 25 | 51.8 | 35 | 53.8 | 24 | 25.3 | 39 | 32.1 | 3 | 3.5 | 10 | 17.5 | 7 | 8.5 | 8 |
| 205.3 | 9 | 119.6 | 9 | 22.5 | 40 | 11.1 | 38 | 90.6 | 29 | 48.6 | 41 | 53.2 | 25 | 28.7 | 30 | 32.3 | 2 | 4.2 | 2 | 21.2 | 1 | 8.5 | 8 |
| 234.4 | 1 | 129.1 | 1 | 21.3 | 42 | 9.5 | 41 | 100.2 | 18 | 58.3 | 19 | 57.9 | 17 | 29.7 | 22 | 26.2 | 25 | 3.8 | 4 | 15.4 | 17 | 9.0 | 3 |
| 195.1 | 19 | 117.6 | 13 | 53.3 | 5 | 24.5 | 3 | 100.4 | 17 | 53.2 | 30 | 61.5 | 10 | 26.0 | 36 | 30.9 | 5 | 2.4 | 33 | 13.3 | 32 | 5.9 | 37 |
| 143.7 | 47 | 89.7 | 45 | 29.5 | 27 | 12.4 | 30 | 86.7 | 37 | 47.7 | 44 | 51.1 | 30 | 24.8 | 42 | 23.8 | 36 | 3.2 | 15 | 15.0 | 19 | 7.6 | 17 |
| 176.2 | 37 | 109.9 | 26 | 30.0 | 26 | 12.0 | 35 | 85.1 | 42 | 52.7 | 31 | 50.5 | 33 | 29.2 | 27 | 30.3 | 6 | 3.8 | 4 | 14.2 | 24 | 6.5 | 25 |
| 190.5 | 24 | 114.1 | 20 | 38.8 | 12 | 14.1 | 22 | 85.4 | 40 | 54.4 | 29 | 47.2 | 40 | 30.0 | 20 | 29.7 | 13 | 2.7 | 26 | 13.0 | 33 | 5.4 | 41 |
| 179.5 | 35 | 101.2 | 36 | 18.1 | 46 | 8.5 | 46 | 85.2 | 41 | 51.2 | 37 | 50.8 | 31 | 26.5 | 35 | 26.1 | 26 | 3.5 | 10 | 12.7 | 34 | 6.4 | 28 |
| 182.8 | 29 | 103.9 | 34 | 41.6 | 10 | 20.6 | 8 | 100.7 | 16 | 59.4 | 17 | 57.6 | 18 | 29.3 | 22 | 27.2 | 20 | 2.6 | 29 | 12.2 | 38 | 6.3 | 29 |
| 202.7 | 12 | 119.8 | 8 | 38.1 | 16 | 15.8 | 15 | 105.2 | 11 | 61.4 | 14 | 60.9 | 11 | 33.2 | 12 | 30.3 | 6 | 3.8 | 4 | 17.8 | 6 | 6.2 | 33 |
| 180.2 | 33 | 116.4 | 15 | 41.5 | 11 | 23.3 | 6 | 100.0 | 19 | 61.1 | 15 | 57.5 | 19 | 31.4 | 17 | 31.9 | 4 | 3.4 | 14 | 16.1 | 12 | 8.2 | 12 |
| 175.1 | 38 | 87.1 | 46 | 28.9 | 30 | 14.2 | 21 | 99.9 | 20 | 52.4 | 33 | 55.1 | 22 | 22.0 | 47 | 34.3 | 1 | 4.4 | 1 | 20.8 | 2 | 9.7 | 2 |

〔資料〕厚生労働省「令和2年都道府県別年齢調整死亡率（人口動態統計特殊報告）」

147

| | | 総数 | 30~34(歳) | 35~39 | 40~44 | 45~49 | 50~54 | 55~59 | 60~64 | 65~69 | 70~74 | 75~79 | 80歳以上 |
|---|---|---|---|---|---|---|---|---|---|---|---|---|---|
| 総数 | 昭和35年 | 19,859 | 271 | 325 | 464 | 795 | 1,339 | 2,085 | 2,623 | 2,992 | 3,293 | 2,767 | 2,508 |
| | 40 | 28,034 | 238 | 422 | 516 | 840 | 1,408 | 2,313 | 3,502 | 4,384 | 4,782 | 4,638 | 4,749 |
| | 45 | 39,086 | 198 | 442 | 718 | 943 | 1,508 | 2,696 | 4,197 | 5,992 | 7,138 | 6,715 | 8,311 |
| | 50 | 43,820 | 164 | 314 | 646 | 1,015 | 1,375 | 2,130 | 3,701 | 5,712 | 7,768 | 8,561 | 12,264 |
| | 55 | 48,347 | 145 | 256 | 570 | 1,111 | 1,730 | 2,366 | 3,497 | 5,643 | 8,161 | 9,767 | 14,996 |
| | 60 | 49,484 | 99 | 240 | 472 | 818 | 1,568 | 2,385 | 3,230 | 4,713 | 7,564 | 9,577 | 18,708 |
| | 平成2年 | 51,437 | 92 | 167 | 428 | 806 | 1,230 | 2,199 | 3,566 | 4,403 | 6,441 | 9,598 | 22,410 |
| | 7 | 75,573 | 152 | 295 | 662 | 1,359 | 1,919 | 2,909 | 4,860 | 6,846 | 8,754 | 11,762 | 35,886 |
| | 12 | 70,183 | 180 | 300 | 510 | 1,088 | 2,175 | 2,890 | 4,185 | 6,324 | 8,796 | 10,548 | 33,006 |
| | 17 | 76,503 | 179 | 349 | 611 | 975 | 1,861 | 3,439 | 4,433 | 5,861 | 8,843 | 11,919 | 37,863 |
| | 22 | 77,217 | 140 | 341 | 564 | 978 | 1,485 | 2,682 | 4,648 | 5,728 | 7,591 | 11,365 | 41,585 |
| | 27 | 71,673 | 77 | 230 | 599 | 942 | 1,449 | 1,922 | 3,555 | 5,739 | 7,060 | 9,511 | 40,502 |
| | 令和元年 | 67,326 | 49 | 166 | 398 | 890 | 1,396 | 1,951 | 2,848 | 4,925 | 7,118 | 9,370 | 38,149 |
| | 2 | 67,305 | 58 | 156 | 412 | 893 | 1,462 | 1,996 | 2,753 | 4,607 | 7,536 | 9,307 | 38,053 |
| | 3 | 68,001 | 66 | 129 | 337 | 847 | 1,540 | 2,001 | 2,829 | 4,306 | 8,076 | 8,854 | 38,948 |
| | 4 | 73,185 | 66 | 135 | 347 | 868 | 1,567 | 2,026 | 2,936 | 4,298 | 8,550 | 9,566 | 42,774 |
| 男 | 昭和35年 | 11,926 | 175 | 207 | 304 | 532 | 899 | 1,437 | 1,748 | 1,924 | 1,944 | 1,436 | 1,088 |
| | 40 | 16,458 | 174 | 319 | 342 | 531 | 963 | 1,625 | 2,348 | 2,755 | 2,863 | 2,432 | 1,948 |
| | 45 | 22,441 | 147 | 346 | 551 | 657 | 999 | 1,829 | 2,752 | 3,733 | 4,141 | 3,566 | 3,552 |
| | 50 | 24,106 | 126 | 240 | 517 | 765 | 969 | 1,492 | 2,417 | 3,567 | 4,483 | 4,373 | 5,034 |
| | 55 | 26,887 | 121 | 208 | 454 | 862 | 1,373 | 1,736 | 2,376 | 3,489 | 4,712 | 5,084 | 6,392 |
| | 60 | 26,869 | 83 | 189 | 398 | 630 | 1,257 | 1,846 | 2,229 | 2,896 | 4,327 | 4,991 | 7,937 |
| | 平成2年 | 27,349 | 68 | 135 | 347 | 666 | 984 | 1,721 | 2,631 | 2,805 | 3,749 | 4,974 | 9,192 |
| | 7 | 40,060 | 115 | 237 | 532 | 1,080 | 1,541 | 2,246 | 3,628 | 4,719 | 5,106 | 6,130 | 14,583 |
| | 12 | 37,875 | 143 | 247 | 426 | 899 | 1,816 | 2,355 | 3,207 | 4,512 | 5,740 | 5,625 | 12,755 |
| | 17 | 41,970 | 157 | 281 | 511 | 815 | 1,566 | 2,825 | 3,493 | 4,300 | 5,913 | 7,106 | 14,869 |
| | 22 | 42,750 | 108 | 280 | 455 | 821 | 1,220 | 2,223 | 3,735 | 4,370 | 5,236 | 6,942 | 17,281 |
| | 27 | 41,076 | 66 | 190 | 505 | 792 | 1,199 | 1,620 | 2,955 | 4,532 | 5,009 | 6,100 | 18,041 |
| | 令和元年 | 39,587 | 38 | 140 | 328 | 731 | 1,183 | 1,651 | 2,365 | 3,891 | 5,265 | 6,167 | 23,944 |
| | 2 | 40,194 | 47 | 124 | 338 | 771 | 1,248 | 1,741 | 2,288 | 3,652 | 5,615 | 6,181 | 18,137 |
| | 3 | 40,744 | 53 | 117 | 275 | 727 | 1,327 | 1,736 | 2,384 | 3,414 | 6,109 | 5,869 | 18,684 |
| | 4 | 44,228 | 55 | 114 | 294 | 749 | 1,353 | 1,726 | 2,432 | 3,485 | 6,446 | 6,557 | 20,976 |
| 女 | 昭和35年 | 7,933 | 96 | 118 | 160 | 263 | 440 | 648 | 875 | 1,068 | 1,349 | 1,331 | 1,420 |
| | 40 | 11,576 | 64 | 103 | 174 | 309 | 445 | 688 | 1,154 | 1,629 | 1,919 | 2,206 | 2,801 |
| | 45 | 16,645 | 51 | 96 | 167 | 286 | 509 | 867 | 1,445 | 2,259 | 2,997 | 3,149 | 4,759 |
| | 50 | 19,714 | 38 | 74 | 129 | 250 | 406 | 638 | 1,284 | 2,145 | 3,285 | 4,188 | 7,230 |
| | 55 | 21,460 | 24 | 48 | 116 | 249 | 357 | 630 | 1,121 | 2,154 | 3,449 | 4,683 | 8,604 |
| | 60 | 22,615 | 16 | 51 | 74 | 188 | 311 | 539 | 1,001 | 1,817 | 3,237 | 4,586 | 10,771 |
| | 平成2年 | 24,088 | 24 | 32 | 81 | 140 | 246 | 478 | 935 | 1,598 | 2,692 | 4,624 | 13,218 |
| | 7 | 35,513 | 37 | 58 | 130 | 279 | 378 | 663 | 1,232 | 2,127 | 3,648 | 5,632 | 21,303 |
| | 12 | 32,308 | 37 | 53 | 84 | 189 | 359 | 535 | 978 | 1,812 | 3,056 | 4,923 | 20,251 |
| | 17 | 34,533 | 22 | 68 | 100 | 160 | 295 | 614 | 940 | 1,561 | 2,930 | 4,813 | 22,994 |
| | 22 | 34,467 | 32 | 61 | 109 | 157 | 265 | 459 | 913 | 1,358 | 2,355 | 4,423 | 24,304 |
| | 27 | 30,597 | 11 | 40 | 94 | 150 | 250 | 302 | 600 | 1,207 | 2,051 | 3,411 | 22,461 |
| | 令和元年 | 27,739 | 11 | 26 | 70 | 159 | 213 | 300 | 483 | 1,034 | 1,853 | 3,203 | 20,372 |
| | 2 | 27,111 | 11 | 32 | 74 | 122 | 214 | 255 | 465 | 955 | 1,921 | 3,126 | 19,916 |
| | 3 | 27,257 | 13 | 12 | 62 | 120 | 213 | 265 | 445 | 892 | 1,967 | 2,985 | 20,264 |
| | 4 | 28,975 | 11 | 21 | 53 | 119 | 214 | 300 | 504 | 813 | 2,104 | 3,009 | 21,798 |

〔資料〕厚生労働省「人口動態統計」

## 12 虚血性心疾患の病類別死亡率(人口10万対)の年次推移

| | 死　　亡　　率 | | | | 年　齢　調　整　死　亡　率 | | | |
|---|---|---|---|---|---|---|---|---|
| | 虚血性心疾患 | | 急性心筋梗塞(再) | | 虚血性心疾患 | | 急性心筋梗塞(再) | |
| | 男 | 女 | 男 | 女 | 男 | 女 | 男 | 女 |
| 昭和45年 | 44.3 | 31.7 | 25.7 | 16.6 | 75.7 | 43.7 | 41.9 | 22.5 |
| 50 | 44.0 | 34.9 | 25.7 | 17.3 | 70.4 | 42.8 | 38.7 | 20.9 |
| 55 | 47.0 | 36.3 | 30.6 | 20.1 | 65.5 | 37.4 | 41.1 | 20.7 |
| 60 | 45.5 | 36.9 | 29.9 | 21.1 | 54.7 | 30.9 | 35.3 | 17.9 |
| 平成2年 | 45.4 | 38.6 | 29.7 | 22.5 | 46.3 | 25.6 | 30.1 | 15.4 |
| 7 | 65.8 | 56.0 | 46.6 | 38.1 | 57.1 | 29.9 | 40.5 | 20.8 |
| 12 | 61.6 | 50.4 | 40.6 | 32.6 | 45.0 | 21.7 | 29.7 | 14.2 |
| 17 | 68.1 | 53.5 | 41.8 | 33.2 | 42.2 | 18.6 | 25.9 | 11.5 |
| 22 | 69.4 | 53.2 | 38.2 | 29.5 | 36.9 | 15.3 | 20.4 | 8.4 |
| 26 | 68.7 | 49.6 | 35.7 | 26.7 | 32.8 | 12.7 | 17.2 | 6.7 |
| 27 | 67.3 | 47.5 | 34.6 | 25.0 | 31.3 | 11.7 | 16.2 | 6.1 |
| 30 | 67.6 | 45.8 | 31.8 | 22.4 | 29.0 | 10.5 | 13.9 | 5.1 |
| 令和元年 | 65.7 | 43.7 | 30.1 | 21.1 | 27.8 | 9.8 | 12.9 | 4.6 |
| 2 | 67.1 | 42.8 | 29.9 | 19.9 | 73.0 | 30.2 | 32.5 | 14.0 |
| 3 | 68.3 | 43.2 | 30.0 | 20.1 | 72.8 | 29.3 | 32.0 | 13.7 |
| 4 | 74.6 | 46.2 | 32.2 | 20.6 | 77.4 | 30.7 | 33.4 | 13.6 |

〔資料〕厚生労働省「人口動態統計」

## 13 年齢階級別脳卒中死亡数の年次推移

| | | 総　数 | 30～34 (歳) | 35～39 | 40～44 | 45～49 | 50～54 | 55～59 | 60～64 | 65～69 | 70～74 | 75～79 | 80歳以上 |
|---|---|---|---|---|---|---|---|---|---|---|---|---|---|
| 総数 | 昭和35年 | 128,268 | 494 | 892 | 1,923 | 4,429 | 8,221 | 13,436 | 18,725 | 23,864 | 28,396 | 25,835 | 23,175 |
| | 40 | 150,109 | 620 | 1,251 | 2,169 | 4,013 | 7,559 | 12,202 | 19,880 | 27,135 | 32,462 | 32,103 | 32,681 |
| | 45 | 172,773 | 602 | 1,487 | 2,763 | 3,775 | 6,010 | 10,440 | 17,020 | 26,545 | 34,882 | 35,346 | 41,586 |
| | 50 | 181,315 | 565 | 1,220 | 2,790 | 4,326 | 5,300 | 7,567 | 13,335 | 20,832 | 31,161 | 36,500 | 50,067 |
| | 55 | 174,367 | 483 | 1,130 | 2,090 | 4,112 | 5,473 | 6,384 | 9,376 | 16,583 | 25,353 | 34,435 | 56,385 |
| | 60 | 162,317 | 316 | 876 | 1,749 | 2,752 | 4,690 | 5,840 | 7,091 | 10,322 | 18,090 | 25,944 | 56,901 |
| | 平成2年 | 134,994 | 233 | 620 | 1,618 | 2,468 | 3,557 | 5,137 | 6,884 | 8,292 | 12,726 | 21,318 | 58,741 |
| | 7 | 121,944 | 273 | 483 | 1,177 | 2,475 | 3,499 | 4,747 | 7,447 | 10,638 | 14,667 | 21,482 | 79,320 |
| | 12 | 146,552 | 229 | 458 | 858 | 1,907 | 3,456 | 4,322 | 5,833 | 9,125 | 14,000 | 18,842 | 73,227 |
| | 17 | 129,055 | 217 | 510 | 844 | 1,467 | 2,647 | 4,439 | 5,455 | 7,569 | 12,630 | 19,254 | 77,564 |
| | 22 | 123,461 | 193 | 466 | 841 | 1,294 | 1,946 | 3,185 | 5,180 | 6,615 | 9,741 | 16,421 | 77,369 |
| | 27 | 111,973 | 130 | 311 | 817 | 1,208 | 1,673 | 2,171 | 3,632 | 5,979 | 8,573 | 12,830 | 76,690 |
| | 令和元年 | 106,552 | 131 | 274 | 664 | 1,344 | 1,671 | 2,016 | 2,924 | 5,164 | 8,091 | 12,314 | 71,850 |
| | 2 | 102,978 | 93 | 267 | 657 | 1,317 | 1,738 | 2,007 | 2,783 | 4,757 | 8,396 | 11,858 | 68,981 |
| | 3 | 104,595 | 92 | 268 | 544 | 1,231 | 1,809 | 1,996 | 2,645 | 4,464 | 9,062 | 11,488 | 70,886 |
| | 4 | 107,481 | 103 | 229 | 593 | 1,184 | 1,832 | 2,066 | 2,835 | 4,342 | 9,224 | 11,961 | 72,993 |
| 男 | 昭和35年 | 78,965 | 302 | 493 | 1,116 | 2,474 | 4,746 | 8,342 | 11,478 | 13,807 | 14,752 | 12,003 | 9,042 |
| | 40 | 92,723 | 434 | 863 | 1,380 | 2,360 | 4,536 | 7,606 | 12,497 | 16,130 | 18,064 | 15,678 | 12,766 |
| | 45 | 96,910 | 400 | 1,106 | 1,980 | 2,337 | 3,553 | 6,380 | 10,501 | 16,012 | 19,655 | 17,820 | 16,636 |
| | 50 | 89,924 | 382 | 864 | 2,007 | 2,995 | 3,141 | 4,435 | 7,863 | 12,307 | 17,230 | 18,202 | 20,076 |
| | 55 | 81,650 | 333 | 785 | 1,452 | 2,747 | 3,585 | 3,782 | 5,342 | 9,440 | 13,923 | 17,373 | 22,558 |
| | 60 | 65,287 | 210 | 586 | 1,169 | 1,771 | 3,022 | 3,772 | 4,046 | 5,704 | 9,696 | 12,842 | 22,212 |
| | 平成2年 | 57,627 | 163 | 440 | 1,044 | 1,590 | 2,338 | 3,444 | 4,426 | 4,599 | 6,629 | 10,350 | 22,371 |
| | 7 | 69,587 | 169 | 327 | 766 | 1,617 | 2,323 | 3,111 | 4,888 | 6,766 | 8,074 | 10,685 | 30,637 |
| | 12 | 63,127 | 153 | 309 | 558 | 1,293 | 2,268 | 2,878 | 3,956 | 5,929 | 8,583 | 9,808 | 11,204 |
| | 17 | 63,657 | 143 | 365 | 579 | 1,001 | 1,806 | 3,055 | 3,691 | 5,009 | 8,044 | 11,298 | 28,497 |
| | 22 | 60,186 | 138 | 317 | 611 | 873 | 1,296 | 2,337 | 3,634 | 4,537 | 6,458 | 10,074 | 29,777 |
| | 27 | 53,576 | 81 | 210 | 565 | 840 | 1,158 | 1,561 | 2,586 | 4,208 | 5,723 | 7,872 | 29,012 |
| | 令和元年 | 51,768 | 91 | 186 | 465 | 919 | 1,141 | 1,418 | 2,119 | 3,677 | 5,522 | 7,655 | 28,515 |
| | 2 | 50,390 | 64 | 188 | 460 | 878 | 1,144 | 1,392 | 1,962 | 3,387 | 5,759 | 7,464 | 27,615 |
| | 3 | 51,594 | 55 | 187 | 392 | 831 | 1,250 | 1,425 | 1,849 | 3,224 | 6,246 | 7,311 | 28,752 |
| | 4 | 53,188 | 70 | 158 | 413 | 775 | 1,253 | 1,460 | 2,080 | 3,148 | 6,361 | 7,594 | 29,793 |
| 女 | 昭和35年 | 71,144 | 192 | 399 | 807 | 1,955 | 3,475 | 5,094 | 7,247 | 10,057 | 13,644 | 13,832 | 14,133 |
| | 40 | 80,050 | 186 | 388 | 789 | 1,653 | 3,023 | 4,596 | 7,383 | 11,005 | 14,398 | 16,425 | 19,915 |
| | 45 | 84,405 | 202 | 381 | 783 | 1,438 | 2,457 | 4,060 | 6,519 | 10,533 | 15,227 | 17,526 | 24,950 |
| | 50 | 84,443 | 183 | 356 | 783 | 1,331 | 2,159 | 3,132 | 5,472 | 8,525 | 13,931 | 18,298 | 29,991 |
| | 55 | 80,667 | 150 | 345 | 638 | 1,365 | 1,888 | 2,602 | 4,034 | 7,143 | 11,430 | 17,062 | 33,827 |
| | 60 | 69,707 | 106 | 290 | 580 | 981 | 1,668 | 2,068 | 3,045 | 4,618 | 8,394 | 13,102 | 34,689 |
| | 平成2年 | 64,317 | 70 | 180 | 574 | 878 | 1,219 | 1,693 | 2,458 | 3,693 | 6,097 | 10,968 | 36,370 |
| | 7 | 76,965 | 104 | 156 | 411 | 858 | 1,176 | 1,636 | 2,559 | 3,872 | 6,593 | 10,797 | 48,683 |
| | 12 | 69,402 | 76 | 149 | 300 | 614 | 1,188 | 1,444 | 1,877 | 3,196 | 5,417 | 9,034 | 46,001 |
| | 17 | 69,190 | 74 | 145 | 265 | 466 | 841 | 1,384 | 1,764 | 2,560 | 4,586 | 7,956 | 49,067 |
| | 22 | 63,275 | 55 | 149 | 230 | 421 | 650 | 848 | 1,546 | 2,078 | 3,283 | 6,347 | 47,592 |
| | 27 | 58,397 | 49 | 101 | 252 | 368 | 515 | 610 | 1,046 | 1,771 | 2,850 | 4,958 | 47,678 |
| | 令和元年 | 54,784 | 40 | 88 | 199 | 425 | 530 | 598 | 805 | 1,487 | 2,569 | 4,659 | 43,335 |
| | 2 | 52,588 | 29 | 79 | 197 | 439 | 594 | 615 | 821 | 1,370 | 2,637 | 4,394 | 41,366 |
| | 3 | 53,001 | 37 | 81 | 152 | 400 | 559 | 571 | 796 | 1,240 | 2,816 | 4,177 | 42,134 |
| | 4 | 54,293 | 33 | 71 | 180 | 409 | 579 | 606 | 755 | 1,194 | 2,863 | 4,367 | 43,200 |

〔資料〕厚生労働省「人口動態統計」

## 14 脳卒中の病類別死亡率(人口10万対)の年次推移

| | 死　亡　率 | | | | | | | | 年 齢 調 整 死 亡 率 | | | | | | | |
|---|---|---|---|---|---|---|---|---|---|---|---|---|---|---|---|---|
| | 脳卒中 | | くも膜下出血 | | 脳内出血 | | 脳梗塞 | | 脳卒中 | | くも膜下出血 | | 脳内出血 | | 脳梗塞 | |
| | 男 | 女 | 男 | 女 | 男 | 女 | 男 | 女 | 男 | 女 | 男 | 女 | 男 | 女 | 男 | 女 |
| 昭和35年 | 172.1 | 149.7 | 4.0 | 3.8 | 132.4 | 114.6 | 22.7 | 20.1 | 341.1 | 242.7 | 6.1 | 5.5 | 258.5 | 185.5 | 50.0 | 33.5 |
| 40 | 192.2 | 160.0 | 4.8 | 4.4 | 117.3 | 95.0 | 46.1 | 40.8 | 361.0 | 243.8 | 7.0 | 6.0 | 212.2 | 143.4 | 96.0 | 64.1 |
| 45 | 191.5 | 160.7 | 5.3 | 5.0 | 92.6 | 73.6 | 60.5 | 54.1 | 333.8 | 222.6 | 7.1 | 6.1 | 152.0 | 100.1 | 115.5 | 77.1 |
| 50 | 164.3 | 149.4 | 5.8 | 6.0 | 63.9 | 52.7 | 62.4 | 60.9 | 265.0 | 183.0 | 7.3 | 6.9 | 95.7 | 63.3 | 108.7 | 76.1 |
| 55 | 142.7 | 136.4 | 6.4 | 7.5 | 46.8 | 39.6 | 65.0 | 64.5 | 202.0 | 140.9 | 7.4 | 7.7 | 61.9 | 40.8 | 96.9 | 66.7 |
| 60 | 110.6 | 113.9 | 7.0 | 10.0 | 32.0 | 27.8 | 55.0 | 57.0 | 134.0 | 95.3 | 7.5 | 9.1 | 36.9 | 24.0 | 68.9 | 46.6 |
| 平成2年 | 95.6 | 103.0 | 8.1 | 11.9 | 26.3 | 22.0 | 50.5 | 54.7 | 97.9 | 68.6 | 7.8 | 9.4 | 26.1 | 15.7 | 52.7 | 34.6 |
| 7 | 114.2 | 121.4 | 9.0 | 14.1 | 29.0 | 24.5 | 70.1 | 73.7 | 99.3 | 64.0 | 7.9 | 9.6 | 25.0 | 14.3 | 61.1 | 35.8 |
| 12 | 102.7 | 108.2 | 9.0 | 14.5 | 27.3 | 22.2 | 63.5 | 68.0 | 74.2 | 45.7 | 7.1 | 8.4 | 20.3 | 10.8 | 44.7 | 25.0 |
| 17 | 103.3 | 107.1 | 9.2 | 14.2 | 29.7 | 23.4 | 61.7 | 66.5 | 61.9 | 36.1 | 6.7 | 7.2 | 19.0 | 9.3 | 34.5 | 18.6 |
| 22 | 97.7 | 97.6 | 8.5 | 12.9 | 30.5 | 23.0 | 56.1 | 59.2 | 49.5 | 26.9 | 5.7 | 5.7 | 17.1 | 7.6 | 25.4 | 12.8 |
| 27 | 87.8 | 90.8 | 7.6 | 12.2 | 28.7 | 22.7 | 49.3 | 53.6 | 37.8 | 21.0 | 4.7 | 4.8 | 14.1 | 6.3 | 18.1 | 9.3 |
| 令和元年 | 86.0 | 86.2 | 7.2 | 11.7 | 29.8 | 23.3 | 49.0 | 49.0 | 33.2 | 18.0 | 4.2 | 4.2 | 13.4 | 5.9 | 14.8 | 7.4 |
| 2 | 84.1 | 83.1 | 6.9 | 11.5 | 29.7 | 22.4 | 45.4 | 46.8 | 93.8 | 56.4 | 7.1 | 9.2 | 31.9 | 16.3 | 53.0 | 29.3 |
| 3 | 86.4 | 84.0 | 6.8 | 10.9 | 30.0 | 22.7 | 47.3 | 47.9 | 93.7 | 55.1 | 7.0 | 8.5 | 31.4 | 16.1 | 52.8 | 28.9 |
| 4 | 89.7 | 86.6 | 7.3 | 11.4 | 31.1 | 23.9 | 48.6 | 48.7 | 94.3 | 55.2 | 7.3 | 8.8 | 32.0 | 16.5 | 52.2 | 28.4 |

〔注〕年齢調整死亡率は「昭和60年モデル人口」を基準人口に使用した。

〔資料〕厚生労働省「人口動態統計」

全国がん推定罹患数、推定罹患率及び年齢調整罹患率—令和元年—

| 性 | 部　位 | 推定罹患数 | 推定罹患率 | 年齢調整罹患率<br>昭和60年モデル人口 |
|---|---|---|---|---|
| 男 | 全　が　ん | 566,460 | 922.4 | 445.7 |
| | 口腔・咽頭がん | 16,463 | 26.8 | 14.9 |
| | 食　道　が　ん | 21,719 | 35.4 | 17.6 |
| | 胃　が　ん | 85,325 | 138.9 | 63.4 |
| | 結　腸　が　ん | 54,875 | 89.4 | 43.4 |
| | 直　腸　が　ん*1 | 32,997 | 53.7 | 29.8 |
| | 大　腸　が　ん*1 | 87,872 | 143.1 | 73.2 |
| | 肝　臓　が　ん | 25,339 | 41.3 | 19.0 |
| | 胆のう・胆管がん | 11,964 | 19.5 | 8.0 |
| | 膵　臓　が　ん | 22,285 | 36.3 | 17.3 |
| | 喉　頭　が　ん | 4,688 | 7.6 | 3.6 |
| | 肺　が　ん | 84,325 | 137.3 | 61.9 |
| | 皮　膚　が　ん | 12,815 | 20.9 | 9.2 |
| | 前　立　腺　が　ん | 94,748 | 154.3 | 68.2 |
| | 膀　胱　が　ん | 17,498 | 28.5 | 12.2 |
| | 腎・尿路のがん | 20,678 | 33.7 | 17.8 |
| | 脳・中枢神経系のがん | 3,116 | 5.1 | 3.7 |
| | 甲　状　腺　が　ん | 4,888 | 8.0 | 5.8 |
| | 悪　性　リ　ン　パ　腫 | 19,311 | 31.4 | 16.8 |
| | 多　発　性　骨　髄　腫 | 4,052 | 6.6 | 3.1 |
| | 白　血　病 | 8,396 | 13.7 | 8.9 |
| 女 | 全　が　ん | 432,607 | 668.1 | 346.7 |
| | 口腔・咽頭がん | 7,208 | 11.1 | 5.7 |
| | 食　道　が　ん | 4,663 | 7.2 | 3.4 |
| | 胃　が　ん | 38,994 | 60.2 | 23.1 |
| | 結　腸　が　ん | 48,463 | 74.8 | 30.0 |
| | 直　腸　が　ん*1 | 19,290 | 29.8 | 14.9 |
| | 大　腸　が　ん*1 | 67,753 | 104.6 | 44.9 |
| | 肝　臓　が　ん | 11,957 | 18.5 | 6.0 |
| | 胆嚢・胆管がん | 10,195 | 15.7 | 4.6 |
| | 膵　臓　が　ん | 21,579 | 33.3 | 12.3 |
| | 喉　頭　が　ん | 423 | 0.7 | 0.3 |
| | 肺　が　ん | 42,221 | 65.2 | 26.1 |
| | 皮　膚　が　ん | 12,432 | 19.2 | 6.9 |
| | 乳　房　が　ん*2 | 97,142 | 150.0 | 100.5 |
| | 子　宮　が　ん | 29,136 | 45.0 | 34.3 |
| | 子　宮　頸　が　ん | 10,879 | 16.8 | 13.9 |
| | 子　宮　体　が　ん | 17,880 | 27.6 | 20.2 |
| | 卵　巣　が　ん | 13,388 | 20.7 | 15.7 |
| | 膀　胱　が　ん | 5,885 | 9.1 | 2.9 |
| | 腎・尿路のがん | 9,780 | 15.1 | 6.6 |
| | 脳・中枢神経系のがん | 2,733 | 4.2 | 2.9 |
| | 甲　状　腺　が　ん | 13,892 | 21.5 | 16.8 |
| | 悪　性　リ　ン　パ　腫 | 17,325 | 26.8 | 12.9 |
| | 多　発　性　骨　髄　腫 | 3,539 | 5.5 | 2.1 |
| | 白　血　病 | 5,922 | 9.1 | 5.7 |

*1　乳房、子宮頸部の上皮内がんを含まない。
*2　悪性黒色腫を含む。

〔資料〕国立がん研究センターがん対策情報センター（地域がん登録全国推計値）
http://ganjoho.jp/professional/statistics/statistics.html

| 部　位 | 0～4(歳) | 5～9 | 10～14 | 15～19 | 20～24 | 25～29 | 30～34 | 35～39 | 40～44 | 45～49 | 50～54 | 55～59 | 60～64 | 65～69 | 70～74 | 75～79 | 80～84 | 85歳以上 |
|---|---|---|---|---|---|---|---|---|---|---|---|---|---|---|---|---|---|---|
| **男** | | | | | | | | | | | | | | | | | | |
| 全がん | 19.8 | 11.6 | 13.3 | 15.9 | 21.2 | 31.5 | 48.0 | 76.1 | 123.6 | 194.7 | 357.2 | 673.0 | 1,209.4 | 1,965.0 | 2,700.1 | 3,358.4 | 3,730.4 | 3,949.1 |
| 口腔・咽頭がん | 0.1 | 0.1 | 0.2 | 0.5 | 0.8 | 1.5 | 2.7 | 4.2 | 6.9 | 11.3 | 18.9 | 32.4 | 49.6 | 65.7 | 75.7 | 80.7 | 72.4 | 68.9 |
| 食道がん | 0.0 | 0.0 | 0.0 | 0.0 | 0.0 | 0.1 | 0.1 | 1.0 | 2.2 | 5.2 | 14.8 | 31.7 | 62.1 | 90.0 | 114.3 | 133.5 | 118.3 | 94.5 |
| 胃がん | 0.2 | 0.0 | 0.0 | 0.1 | 0.3 | 0.7 | 1.9 | 5.7 | 11.0 | 18.6 | 37.0 | 85.0 | 172.4 | 295.1 | 421.1 | 542.0 | 631.4 | 605.7 |
| 結腸がん | 0.0 | 0.0 | 0.2 | 0.3 | 0.5 | 1.5 | 3.4 | 7.2 | 12.6 | 22.4 | 40.9 | 73.6 | 121.4 | 192.7 | 255.8 | 312.6 | 360.9 | 377.2 |
| 直腸がん*1 | 0.0 | 0.0 | 0.1 | 0.0 | 0.6 | 1.2 | 3.5 | 7.7 | 14.1 | 22.4 | 41.4 | 65.4 | 97.5 | 140.4 | 148.6 | 155.5 | 154.1 | 131.4 |
| 大腸がん*1 | 0.0 | 0.0 | 0.3 | 0.3 | 1.2 | 2.8 | 6.8 | 14.9 | 26.7 | 44.8 | 82.2 | 139.0 | 218.8 | 333.1 | 404.4 | 468.1 | 515.0 | 508.6 |
| 肝臓がん | 0.8 | 0.3 | 0.1 | 0.1 | 0.3 | 0.3 | 0.6 | 1.3 | 3.5 | 6.3 | 14.0 | 30.2 | 53.4 | 84.0 | 112.6 | 150.1 | 188.9 | 207.1 |
| 胆のう・胆管がん | 0.0 | 0.0 | 0.0 | 0.0 | 0.1 | 0.1 | 0.2 | 0.3 | 0.6 | 2.0 | 4.7 | 8.5 | 15.7 | 32.6 | 47.3 | 76.8 | 104.9 | 140.4 |
| 膵臓がん | 0.0 | 0.0 | 0.1 | 0.2 | 0.2 | 0.4 | 1.1 | 2.0 | 4.1 | 8.0 | 15.6 | 28.0 | 47.7 | 75.8 | 105.3 | 129.6 | 150.4 | 164.1 |
| 喉頭がん | 0.0 | 0.0 | 0.0 | 0.0 | 0.0 | 0.0 | 0.0 | 0.1 | 0.2 | 1.1 | 2.3 | 6.4 | 11.2 | 19.1 | 24.8 | 29.4 | 27.1 | 26.8 |
| 肺がん | 0.0 | 0.0 | 0.0 | 0.2 | 0.4 | 0.7 | 1.6 | 3.6 | 9.0 | 19.0 | 38.8 | 79.1 | 159.2 | 290.2 | 426.8 | 540.2 | 579.7 | 657.7 |
| 皮膚がん | 0.0 | 0.1 | 0.1 | 0.1 | 0.5 | 0.7 | 1.6 | 2.6 | 4.1 | 5.0 | 7.8 | 12.5 | 18.0 | 28.0 | 40.9 | 68.1 | 107.6 | 176.1 |
| 前立腺がん | 0.1 | 0.0 | 0.0 | 0.0 | 0.0 | 0.0 | 0.0 | 0.1 | 0.8 | 3.7 | 23.3 | 75.3 | 187.6 | 348.7 | 538.1 | 660.8 | 648.6 | 608.5 |
| 膀胱がん | 0.1 | 0.0 | 0.0 | 0.1 | 0.1 | 0.2 | 0.2 | 0.7 | 1.4 | 3.7 | 7.5 | 15.0 | 29.9 | 53.4 | 76.8 | 101.6 | 132.9 | 194.1 |
| 腎・尿路のがん | 0.7 | 0.1 | 0.1 | 0.1 | 0.2 | 0.8 | 1.6 | 4.4 | 8.9 | 13.9 | 24.0 | 35.4 | 53.5 | 72.5 | 89.6 | 102.8 | 118.3 | 122.7 |
| 脳・中枢神経系のがん | 2.3 | 1.9 | 2.6 | 2.0 | 2.0 | 1.8 | 2.0 | 3.3 | 3.6 | 3.8 | 4.4 | 5.5 | 6.0 | 7.3 | 9.5 | 11.6 | 12.3 | 13.5 |
| 甲状腺がん | 0.0 | 0.1 | 0.3 | 1.2 | 1.6 | 2.5 | 3.9 | 5.9 | 8.1 | 8.7 | 9.5 | 10.9 | 12.4 | 15.3 | 14.9 | 15.3 | 14.6 | 10.8 |
| 悪性リンパ腫 | 1.6 | 2.0 | 2.4 | 2.3 | 3.0 | 3.2 | 4.2 | 6.3 | 7.7 | 11.0 | 16.3 | 28.7 | 45.6 | 58.8 | 78.8 | 100.1 | 126.4 | 129.1 |
| 多発性骨髄腫 | 0.0 | 0.0 | 0.0 | 0.0 | 0.0 | 0.2 | 0.1 | 0.3 | 0.8 | 1.7 | 3.1 | 5.1 | 7.8 | 11.7 | 17.6 | 23.6 | 31.3 | 33.8 |
| 白血病 | 8.0 | 4.9 | 3.3 | 3.7 | 4.1 | 3.8 | 4.3 | 4.5 | 5.9 | 7.7 | 9.4 | 12.1 | 16.1 | 22.5 | 27.4 | 35.8 | 45.5 | 51.2 |
| **女** | | | | | | | | | | | | | | | | | | |
| 全がん | 19.1 | 10.1 | 10.4 | 17.3 | 29.8 | 55.2 | 110.0 | 192.0 | 326.8 | 483.8 | 579.7 | 692.0 | 841.2 | 1,063.3 | 1,286.2 | 1,493.8 | 1,705.2 | 1,889.3 |
| 口腔・咽頭がん | 0.0 | 0.0 | 0.3 | 0.4 | 1.4 | 1.8 | 2.8 | 3.5 | 5.3 | 6.6 | 9.0 | 11.9 | 13.3 | 16.1 | 18.5 | 25.0 | 29.5 | 36.2 |
| 食道がん | 0.0 | 0.0 | 0.0 | 0.0 | 0.0 | 0.1 | 0.2 | 0.6 | 1.2 | 2.8 | 4.5 | 9.0 | 11.6 | 15.4 | 16.4 | 19.3 | 19.4 | 15.8 |
| 胃がん | 0.1 | 0.0 | 0.0 | 0.1 | 0.5 | 1.2 | 3.2 | 6.1 | 9.9 | 14.5 | 19.2 | 33.9 | 55.6 | 93.0 | 131.0 | 172.5 | 215.7 | 230.7 |
| 結腸がん | 0.0 | 0.1 | 0.1 | 0.1 | 0.5 | 1.4 | 3.1 | 7.3 | 12.9 | 21.6 | 35.8 | 53.0 | 77.7 | 118.7 | 155.7 | 195.4 | 249.4 | 289.8 |
| 直腸がん*1 | 0.0 | 0.0 | 0.0 | 0.0 | 0.3 | 1.2 | 2.6 | 5.7 | 9.9 | 16.3 | 24.7 | 33.0 | 45.2 | 57.1 | 62.4 | 67.9 | 78.7 | 75.5 |
| 大腸がん*1 | 0.0 | 0.1 | 0.1 | 0.2 | 0.8 | 2.6 | 5.7 | 13.0 | 22.7 | 37.9 | 60.5 | 86.1 | 122.8 | 175.8 | 218.1 | 263.3 | 328.1 | 365.2 |
| 肝臓がん | 0.9 | 0.2 | 0.2 | 0.0 | 0.2 | 0.3 | 0.2 | 0.8 | 1.1 | 2.2 | 3.8 | 6.4 | 12.5 | 21.6 | 33.6 | 53.5 | 78.6 | 91.6 |
| 胆のう・胆管がん | 0.0 | 0.0 | 0.0 | 0.0 | 0.0 | 0.0 | 0.1 | 0.2 | 0.7 | 1.3 | 2.4 | 5.1 | 9.9 | 17.4 | 24.3 | 39.4 | 61.1 | 99.0 |
| 膵臓がん | 0.0 | 0.1 | 0.3 | 0.0 | 0.6 | 0.9 | 1.6 | 1.7 | 3.7 | 5.9 | 10.1 | 20.1 | 30.5 | 46.9 | 70.2 | 94.7 | 117.5 | 142.0 |
| 喉頭がん | 0.0 | 0.0 | 0.0 | 0.0 | 0.0 | 0.0 | 0.0 | 0.0 | 0.1 | 0.3 | 0.5 | 0.6 | 0.8 | 1.3 | 1.7 | 2.1 | 1.9 | 1.2 |
| 肺がん | 0.0 | 0.0 | 0.0 | 0.1 | 0.3 | 0.7 | 1.9 | 3.5 | 7.1 | 13.9 | 25.6 | 42.5 | 71.8 | 113.4 | 166.5 | 195.1 | 204.0 | 211.7 |
| 皮膚がん | 0.0 | 0.0 | 0.2 | 0.5 | 0.7 | 1.3 | 2.2 | 2.8 | 3.7 | 5.4 | 7.4 | 9.5 | 14.8 | 19.7 | 30.5 | 43.2 | 59.5 | 113.8 |
| 乳がん*2 | 0.0 | 0.0 | 0.0 | 0.2 | 1.4 | 7.2 | 28.2 | 65.9 | 148.9 | 232.9 | 224.7 | 227.4 | 246.9 | 262.0 | 262.5 | 244.8 | 220.1 | 185.2 |
| 子宮がん | 0.0 | 0.0 | 0.0 | 0.2 | 0.8 | 7.7 | 21.9 | 39.0 | 48.8 | 65.8 | 88.5 | 95.1 | 73.3 | 67.2 | 61.0 | 54.3 | 48.8 | 40.7 |
| 子宮頸がん | 0.0 | 0.0 | 0.0 | 0.0 | 0.4 | 5.3 | 16.2 | 26.7 | 27.8 | 27.8 | 26.0 | 24.0 | 20.9 | 21.4 | 20.0 | 18.0 | 17.4 | 16.2 |
| 子宮体がん | 0.0 | 0.0 | 0.0 | 0.2 | 0.5 | 2.4 | 5.8 | 12.3 | 20.8 | 37.8 | 62.3 | 70.6 | 52.1 | 45.1 | 40.4 | 35.4 | 29.7 | 20.2 |
| 卵巣がん | 0.2 | 0.9 | 1.1 | 3.3 | 6.1 | 7.5 | 10.1 | 13.1 | 19.5 | 29.3 | 37.5 | 35.6 | 34.7 | 33.2 | 28.3 | 25.4 | 23.6 | 22.0 |
| 膀胱がん | 0.0 | 0.0 | 0.0 | 0.0 | 0.0 | 0.1 | 0.2 | 0.3 | 0.7 | 1.0 | 2.2 | 3.7 | 5.8 | 10.6 | 16.3 | 24.7 | 33.8 | 50.6 |
| 腎・尿路のがん | 0.7 | 0.2 | 0.1 | 0.1 | 0.2 | 0.3 | 0.8 | 1.9 | 4.1 | 5.9 | 9.1 | 12.3 | 17.5 | 24.1 | 30.9 | 38.7 | 48.0 | 51.3 |
| 脳・中枢神経系のがん | 2.6 | 2.3 | 1.2 | 1.7 | 1.5 | 1.6 | 2.7 | 2.2 | 2.9 | 3.0 | 3.3 | 3.1 | 5.1 | 5.4 | 6.4 | 8.9 | 9.1 | 9.0 |
| 甲状腺がん | 0.0 | 0.0 | 0.7 | 3.3 | 8.1 | 12.8 | 16.4 | 22.2 | 25.6 | 25.8 | 29.5 | 29.1 | 31.0 | 32.1 | 37.1 | 31.0 | 24.1 | 17.6 |
| 悪性リンパ腫 | 1.5 | 0.9 | 1.4 | 1.8 | 2.5 | 3.3 | 4.1 | 5.5 | 6.0 | 10.0 | 15.2 | 24.7 | 36.6 | 46.1 | 57.9 | 69.8 | 78.1 | 72.9 |
| 多発性骨髄腫 | 0.0 | 0.0 | 0.0 | 0.0 | 0.0 | 0.0 | 0.1 | 0.3 | 0.6 | 1.4 | 1.9 | 3.5 | 5.6 | 9.4 | 12.0 | 16.7 | 18.6 | 19.1 |
| 白血病 | 6.8 | 3.8 | 2.8 | 2.3 | 2.6 | 2.5 | 2.9 | 3.5 | 4.5 | 5.0 | 5.9 | 9.0 | 10.6 | 12.9 | 15.5 | 18.0 | 21.7 | 25.0 |

*1　乳房、子宮頸部の上皮内がんを含まない。
*2　皮膚の黒色腫を含む。

〔資料〕国立がん研究センターがん対策情報センター（地域がん登録全国推計値）
http://ganjoho.jp/professional/statistics/statistics.html

# 17 部位別・年齢階級別がん死亡数及び死亡率(人口10万対)の年次推移

| 部位 | 性別 | | 総数 | 30〜34(歳) | 35〜39 | 40〜44 | 45〜49 | 50〜54 | 55〜59 | 60〜64 | 65〜69 | 70〜74 | 75〜79 | 80歳以上 |
|---|---|---|---|---|---|---|---|---|---|---|---|---|---|---|
| 全 | 総数 | 昭和45年 | 119,977 (116.3) | 1,882 (22.6) | 3,182 (38.9) | 4,894 (67.0) | 6,596 (113.0) | 8,695 (182.0) | 13,018 (295.7) | 16,948 (456.8) | 20,013 (673.0) | 18,760 (881.7) | 13,191 (1,042.0) | 8,755 (927.9) |
| | | 50 | 136,383 (122.6) | 2,026 (22.0) | 3,027 (36.1) | 5,080 (62.0) | 7,850 (107.1) | 9,801 (170.5) | 12,846 (276.4) | 17,633 (413.6) | 21,702 (631.7) | 22,574 (879.2) | 17,434 (1,065.1) | 12,519 (1,045.5) |
| | | 55 | 161,764 (139.1) | 2,040 (19.1) | 3,175 (34.7) | 4,693 (56.6) | 8,384 (104.0) | 12,717 (177.4) | 14,627 (262.0) | 18,239 (410.6) | 24,088 (610.2) | 26,771 (888.8) | 23,472 (1,155.8) | 20,265 (1,251.3) |
| | | 60 | 187,714 (156.1) | 1,530 (16.9) | 3,238 (30.3) | 4,955 (54.8) | 7,640 (93.2) | 13,439 (170.8) | 18,977 (272.5) | 21,137 (394.4) | 24,151 (579.8) | 29,767 (842.7) | 28,856 (1,185.3) | 31,403 (1,415.3) |
| | | 平成2年 | 217,413 (177.2) | 1,109 (14.4) | 2,611 (29.2) | 5,250 (49.4) | 8,030 (89.3) | 12,091 (149.9) | 20,997 (272.2) | 28,002 (415.7) | 28,670 (563.2) | 30,559 (802.1) | 33,102 (1,098.1) | 44,763 (1,515.4) |
| | | 7 | 263,022 (211.6) | 1,046 (13.1) | 1,976 (25.6) | 4,343 (48.7) | 9,354 (88.7) | 13,682 (154.3) | 19,600 (247.7) | 31,211 (419.2) | 39,670 (622.5) | 38,633 (826.5) | 37,058 (1,130.9) | 64,489 (1,666.4) |
| | | 12 | 295,484 (235.2) | 1,051 (12.2) | 1,838 (23.0) | 3,417 (44.3) | 7,385 (83.5) | 15,217 (146.4) | 20,787 (239.0) | 28,149 (365.0) | 41,873 (590.5) | 49,047 (832.7) | 44,742 (1,080.8) | 80,368 (1,660.4) |
| | | 17 | 325,941 (258.3) | 983 (10.2) | 1,670 (19.4) | 2,859 (35.9) | 5,373 (70.2) | 11,764 (134.5) | 22,297 (218.1) | 29,322 (343.9) | 37,370 (503.4) | 51,693 (779.1) | 57,251 (1,088.2) | 104,122 (1,643.5) |
| | | 22 | 353,499 (279.7) | 760 (9.3) | 1,598 (16.5) | 2,779 (32.1) | 4,731 (59.4) | 8,690 (114.2) | 17,815 (205.8) | 31,925 (317.5) | 39,677 (482.1) | 48,049 (687.7) | 60,681 (1,016.1) | 135,708 (1,659.6) |
| | | 27 | 370,346 (295.4) | 654 (9.2) | 1,284 (15.7) | 2,848 (29.5) | 4,519 (52.5) | 7,764 (98.3) | 13,123 (175.1) | 25,325 (299.8) | 43,689 (451.4) | 51,643 (666.2) | 58,149 (917.3) | 160,386 (1,601.9) |
| | | 令和2年 | 378,385 (307.0) | 495 (7.9) | 1,012 (14.1) | 2,140 (26.1) | 4,552 (47.2) | 7,263 (85.1) | 11,457 (147.1) | 18,254 (248.4) | 34,324 (419.2) | 56,040 (610.6) | 62,691 (886.2) | 179,406 (1,548.5) |
| | | 3 | 381,505 (310.7) | 517 (8.3) | 946 (13.4) | 2,037 (25.6) | 4,296 (45.0) | 7,445 (82.0) | 11,365 (147.8) | 17,660 (242.0) | 31,941 (409.5) | 59,736 (620.9) | 60,029 (898.8) | 184,777 (1,550.0) |
| | | 4 | 385,797 (316.1) | 482 (7.9) | 977 (14.1) | 1,957 (25.4) | 4,374 (47.2) | 7,631 (82.4) | 11,185 (141.0) | 17,799 (242.2) | 30,175 (404.3) | 58,964 (635.1) | 61,357 (877.3) | 190,138 (1,546.8) |
| が | 男 | 昭和45年 | 67,074 (132.6) | 862 (20.7) | 1,477 (36.0) | 2,297 (63.0) | 3,034 (114.2) | 4,392 (205.2) | 7,249 (357.3) | 10,119 (579.5) | 12,567 (902.0) | 11,279 (1,176.9) | 7,396 (1,393.5) | 4,234 (1,283.7) |
| | | 50 | 76,922 (140.6) | 887 (19.3) | 1,401 (33.4) | 2,493 (60.7) | 4,096 (112.6) | 4,873 (187.6) | 7,116 (345.8) | 10,415 (541.2) | 13,352 (853.9) | 13,810 (1,207.6) | 10,079 (1,468.8) | 6,290 (1,464.2) |
| | | 55 | 93,501 (163.5) | 933 (17.3) | 1,493 (32.7) | 2,311 (55.8) | 4,757 (118.4) | 7,569 (214.3) | 8,322 (333.7) | 10,801 (558.8) | 14,752 (850.5) | 16,366 (1,247.3) | 13,822 (1,634.1) | 10,591 (1,800.2) |
| | | 60 | 110,660 (187.4) | 685 (15.1) | 1,559 (28.9) | 2,434 (54.2) | 4,183 (103.2) | 8,322 (213.5) | 12,339 (363.9) | 12,840 (546.7) | 14,821 (836.9) | 18,199 (1,224.6) | 17,251 (1,730.8) | 16,571 (2,086.2) |
| | | 平成2年 | 130,395 (216.4) | 482 (12.4) | 1,187 (26.4) | 2,625 (49.2) | 4,397 (98.3) | 7,259 (181.9) | 14,088 (372.5) | 19,302 (596.8) | 18,140 (828.6) | 18,681 (1,200.1) | 19,628 (1,640.4) | 23,313 (2,250.7) |
| | | 7 | 159,623 (262.0) | 476 (11.8) | 890 (22.9) | 2,116 (47.2) | 4,977 (94.1) | 8,058 (183.4) | 12,707 (327.0) | 21,634 (601.3) | 27,531 (921.6) | 24,549 (1,271.1) | 22,156 (1,766.3) | 33,353 (2,566.6) |
| | | 12 | 179,140 (291.3) | 485 (11.1) | 771 (19.1) | 1,625 (41.9) | 3,858 (87.0) | 8,753 (168.8) | 13,262 (310.2) | 19,032 (508.9) | 29,153 (869.5) | 33,482 (1,255.9) | 27,321 (1,685.3) | 40,518 (2,587.3) |
| | | 17 | 196,603 (319.1) | 401 (8.2) | 689 (15.9) | 1,234 (30.7) | 2,727 (71.1) | 6,562 (150.5) | 13,771 (271.9) | 19,672 (474.2) | 25,537 (720.8) | 35,297 (1,160.7) | 37,755 (1,672.9) | 52,262 (2,572.1) |
| | | 22 | 211,435 (343.4) | 321 (7.7) | 624 (12.7) | 1,185 (27.0) | 2,257 (56.2) | 4,678 (122.9) | 10,735 (249.9) | 20,891 (423.2) | 26,942 (684.9) | 32,435 (1,002.5) | 39,917 (1,539.3) | 70,832 (2,573.6) |
| | | 27 | 219,508 (359.8) | 260 (7.1) | 521 (12.5) | 1,225 (25.0) | 2,035 (46.8) | 3,923 (98.9) | 7,622 (204.4) | 16,179 (389.8) | 29,367 (628.3) | 34,860 (967.0) | 37,820 (1,344.5) | 85,165 (2,425.7) |
| | | 令和2年 | 220,989 (368.7) | 232 (7.2) | 406 (11.2) | 852 (20.4) | 1,947 (39.9) | 3,421 (79.4) | 6,241 (160.0) | 11,224 (309.0) | 22,597 (568.9) | 37,324 (861.5) | 40,944 (1,295.0) | 95,361 (2,270.0) |
| | | 3 | 222,467 (372.7) | 222 (7.0) | 395 (11.0) | 779 (19.3) | 1,865 (38.5) | 3,470 (75.6) | 6,141 (159.4) | 10,834 (299.6) | 20,809 (548.5) | 39,910 (878.9) | 39,124 (1,314.6) | 98,476 (2,275.4) |
| | | 4 | 223,291 (376.5) | 187 (6.0) | 378 (10.7) | 769 (19.6) | 1,816 (38.5) | 3,561 (76.0) | 6,004 (150.8) | 10,673 (292.9) | 19,377 (533.2) | 38,931 (888.7) | 39,830 (1,270.3) | 101,383 (2,258.8) |
| ん | 女 | 昭和45年 | 52,903 (100.7) | 1,020 (24.5) | 1,705 (41.9) | 2,597 (71.0) | 3,562 (111.9) | 4,303 (163.2) | 5,769 (243.1) | 6,829 (347.7) | 7,446 (471.1) | 7,481 (639.7) | 5,795 (788.3) | 4,521 (736.6) |
| | | 50 | 59,461 (105.2) | 1,139 (24.8) | 1,626 (38.8) | 2,587 (63.4) | 3,754 (101.7) | 4,928 (156.4) | 5,730 (221.2) | 7,218 (308.6) | 8,350 (446.1) | 8,764 (615.4) | 7,355 (773.8) | 6,229 (811.3) |
| | | 55 | 68,263 (115.5) | 1,107 (20.8) | 1,682 (36.7) | 2,382 (57.3) | 3,627 (89.8) | 5,148 (141.5) | 6,305 (204.2) | 7,438 (296.4) | 9,336 (421.8) | 10,405 (612.1) | 9,650 (814.4) | 9,674 (938.1) |
| | | 60 | 77,054 (125.9) | 845 (18.8) | 1,679 (31.8) | 2,521 (55.4) | 3,457 (83.5) | 5,117 (128.9) | 6,638 (185.7) | 8,297 (275.6) | 9,330 (389.7) | 11,568 (565.3) | 11,605 (807.2) | 14,832 (1,041.1) |
| | | 平成2年 | 87,018 (139.3) | 627 (16.4) | 1,424 (32.0) | 2,625 (49.7) | 3,633 (80.4) | 4,832 (118.5) | 6,909 (175.7) | 8,700 (248.5) | 10,530 (362.9) | 11,878 (527.1) | 13,474 (741.2) | 21,450 (1,118.3) |
| | | 7 | 103,399 (163.1) | 570 (14.5) | 1,086 (28.4) | 2,227 (50.2) | 4,377 (83.3) | 5,624 (125.7) | 6,893 (171.2) | 9,577 (248.9) | 12,139 (358.5) | 14,084 (513.4) | 14,902 (736.9) | 31,136 (1,211.3) |
| | | 12 | 116,344 (181.4) | 566 (13.3) | 1,067 (27.1) | 1,792 (46.9) | 3,527 (80.0) | 6,464 (124.2) | 7,525 (170.1) | 9,117 (229.6) | 12,720 (340.2) | 15,565 (482.9) | 17,421 (691.7) | 39,850 (1,217.1) |
| | | 17 | 129,338 (200.3) | 582 (12.3) | 981 (23.1) | 1,625 (41.2) | 2,646 (69.4) | 5,202 (118.7) | 8,526 (165.3) | 9,650 (220.4) | 11,833 (305.0) | 16,396 (456.2) | 19,496 (648.9) | 51,860 (1,205.1) |
| | | 22 | 142,064 (219.2) | 439 (10.9) | 974 (20.5) | 1,594 (37.3) | 2,474 (62.6) | 4,012 (105.6) | 7,080 (162.4) | 11,034 (215.6) | 12,735 (296.4) | 15,614 (416.1) | 20,764 (614.5) | 64,876 (1,195.9) |
| | | 27 | 150,838 (234.4) | 394 (11.2) | 763 (18.9) | 1,623 (34.1) | 2,484 (58.3) | 3,841 (97.8) | 5,501 (146.1) | 9,146 (212.9) | 14,322 (286.1) | 16,783 (404.7) | 20,329 (576.5) | 75,221 (1,157.2) |
| | | 令和2年 | 157,396 (248.6) | 263 (8.5) | 606 (17.2) | 1,288 (30.9) | 2,605 (54.9) | 3,842 (90.9) | 5,216 (134.2) | 7,030 (189.2) | 11,727 (278.2) | 18,716 (386.2) | 21,747 (555.8) | 84,045 (1,138.0) |
| | | 3 | 159,038 (252.1) | 295 (9.7) | 551 (15.8) | 1,258 (32.2) | 2,431 (51.8) | 3,975 (88.6) | 5,224 (136.2) | 6,826 (185.3) | 11,132 (277.9) | 19,826 (390.3) | 20,905 (564.6) | 86,301 (1,136.7) |
| | | 4 | 162,506 (259.1) | 295 (9.9) | 599 (17.6) | 1,188 (31.3) | 2,558 (56.0) | 4,070 (89.0) | 5,181 (131.0) | 7,126 (192.4) | 10,798 (282.0) | 20,033 (408.6) | 21,527 (557.9) | 88,755 (1,137.3) |

| 部位 | 性別 | | 総数 | 30～34(歳) | 35～39 | 40～44 | 45～49 | 50～54 | 55～59 | 60～64 | 65～69 | 70～74 | 75～79 | 80歳以上 |
|---|---|---|---|---|---|---|---|---|---|---|---|---|---|---|
| 食道がん | 総数 | 昭和45年 | 4,823 (4.7) | 11 (0.1) | 35 (0.4) | 73 (1.0) | 145 (2.5) | 224 (4.7) | 506 (11.5) | 763 (20.6) | 984 (33.1) | 973 (45.7) | 627 (49.5) | 477 (50.6) |
| | | 50 | 4,997 (4.5) | 5 (0.1) | 16 (0.2) | 82 (1.0) | 167 (2.3) | 297 (5.2) | 440 (9.5) | 750 (17.6) | 962 (28.0) | 958 (37.3) | 768 (46.9) | 548 (45.8) |
| | | 55 | 5,733 (4.9) | 4 (0.0) | 12 (0.1) | 53 (0.6) | 185 (2.3) | 410 (5.7) | 535 (9.6) | 695 (15.6) | 1,028 (26.0) | 1,077 (35.8) | 919 (45.3) | 813 (50.2) |
| | | 60 | 6,197 (5.2) | 5 (0.1) | 21 (0.2) | 69 (0.8) | 191 (2.3) | 471 (6.0) | 774 (11.1) | 802 (15.0) | 903 (21.7) | 1,003 (28.4) | 984 (40.4) | 972 (43.8) |
| | | 平成2年 | 7,274 (5.9) | 7 (0.1) | 23 (0.3) | 76 (0.7) | 230 (2.6) | 478 (5.9) | 898 (11.6) | 1,142 (17.0) | 1,110 (21.8) | 1,089 (28.6) | 1,051 (34.9) | 1,170 (39.6) |
| | | 7 | 8,638 (6.9) | 3 (0.0) | 11 (0.1) | 58 (0.7) | 289 (2.7) | 604 (6.8) | 926 (11.7) | 1,255 (16.9) | 1,614 (25.3) | 1,249 (26.7) | 1,054 (32.2) | 1,571 (40.6) |
| | | 12 | 10,256 (8.2) | 2 (0.0) | 14 (0.2) | 63 (0.8) | 246 (2.8) | 638 (6.1) | 1,160 (13.3) | 1,440 (18.7) | 1,777 (25.1) | 1,786 (30.3) | 1,306 (31.5) | 1,820 (37.6) |
| | | 17 | 11,182 (8.9) | 3 (0.0) | 9 (0.1) | 44 (0.6) | 171 (2.2) | 471 (5.4) | 1,106 (10.8) | 1,720 (20.2) | 1,741 (23.5) | 1,926 (29.0) | 1,769 (33.6) | 2,221 (35.1) |
| | | 22 | 11,867 (9.4) | 7 (0.1) | 13 (0.1) | 42 (0.5) | 125 (1.6) | 341 (4.5) | 870 (10.1) | 1,630 (16.2) | 2,086 (25.3) | 1,985 (28.4) | 1,909 (32.0) | 2,858 (35.0) |
| | | 27 | 11,739 (9.4) | 4 (0.1) | 17 (0.2) | 49 (0.5) | 101 (1.2) | 282 (3.6) | 618 (8.2) | 1,142 (13.5) | 1,993 (20.6) | 2,221 (28.7) | 1,948 (30.7) | 3,360 (33.6) |
| | | 令和2年 | 10,981 (8.9) | 17 (0.3) | 32 (0.4) | 53 (0.6) | 109 (1.1) | 195 (2.3) | 314 (4.0) | 495 (6.7) | 855 (10.4) | 1,242 (13.5) | 1,295 (18.3) | 3,206 (27.7) |
| | | 3 | 10,958 (8.9) | 1 (0.0) | 8 (0.1) | 27 (0.3) | 112 (1.2) | 242 (2.7) | 403 (5.2) | 803 (11.0) | 1,219 (15.6) | 2,214 (23.0) | 2,082 (31.2) | 3,846 (32.3) |
| | | 4 | 10,918 (8.9) | 1 (0.0) | 7 (0.1) | 28 (0.4) | 103 (1.1) | 222 (2.4) | 430 (5.4) | 734 (10.0) | 1,208 (16.2) | 2,157 (23.2) | 1,999 (28.6) | 4,027 (32.8) |
| | 男 | 昭和45年 | 3,673 (7.3) | 6 (0.1) | 23 (0.6) | 54 (1.5) | 108 (4.1) | 170 (7.9) | 401 (19.8) | 635 (36.4) | 779 (55.9) | 746 (77.8) | 437 (82.3) | 311 (94.3) |
| | | 50 | 3,862 (7.1) | 3 (0.1) | 12 (0.3) | 63 (1.5) | 140 (3.8) | 236 (9.1) | 353 (17.2) | 616 (32.0) | 786 (50.3) | 748 (65.4) | 573 (83.5) | 329 (76.6) |
| | | 55 | 4,490 (7.8) | 3 (0.1) | 10 (0.2) | 36 (0.9) | 171 (4.3) | 362 (10.3) | 456 (18.3) | 565 (29.2) | 835 (48.1) | 830 (63.3) | 688 (81.3) | 534 (90.8) |
| | | 60 | 5,046 (8.5) | 5 (0.1) | 20 (0.4) | 65 (1.4) | 172 (4.2) | 431 (11.1) | 705 (20.8) | 700 (29.8) | 741 (41.8) | 807 (54.3) | 756 (75.9) | 643 (81.0) |
| | | 平成2年 | 6,004 (10.0) | 5 (0.1) | 16 (0.4) | 64 (1.2) | 201 (4.5) | 427 (10.7) | 807 (21.3) | 1,041 (32.2) | 972 (44.4) | 899 (57.8) | 801 (66.9) | 771 (74.4) |
| | | 7 | 7,253 (11.9) | 2 (0.0) | 8 (0.2) | 50 (1.1) | 262 (5.0) | 549 (12.5) | 838 (21.6) | 1,160 (32.2) | 1,461 (48.9) | 1,071 (55.5) | 820 (65.4) | 1,030 (79.3) |
| | | 12 | 8,706 (14.2) | 1 (0.0) | 11 (0.3) | 51 (1.3) | 209 (4.7) | 568 (11.0) | 1,056 (24.7) | 1,299 (34.7) | 1,603 (47.8) | 1,601 (60.0) | 1,107 (68.3) | 1,198 (76.5) |
| | | 17 | 9,465 (15.4) | 2 (0.0) | 5 (0.1) | 32 (0.8) | 144 (3.8) | 406 (9.3) | 989 (19.5) | 1,525 (36.8) | 1,575 (44.5) | 1,711 (56.3) | 1,544 (68.4) | 1,532 (75.4) |
| | | 22 | 9,992 (16.2) | 6 (0.1) | 9 (0.2) | 35 (0.8) | 104 (2.6) | 277 (7.3) | 750 (17.5) | 1,447 (29.3) | 1,874 (47.6) | 1,756 (54.3) | 1,669 (64.4) | 2,064 (75.0) |
| | | 27 | 9,774 (16.0) | 1 (0.0) | 8 (0.2) | 33 (0.7) | 74 (1.7) | 219 (5.5) | 519 (13.9) | 1,007 (24.3) | 1,748 (37.4) | 1,971 (54.7) | 1,679 (59.7) | 2,511 (71.5) |
| | | 令和2年 | 8,978 (15.0) | 12 (0.4) | 18 (0.5) | 28 (0.7) | 82 (1.7) | 152 (3.5) | 236 (6.0) | 415 (11.4) | 719 (18.1) | 1,061 (24.5) | 1,032 (32.6) | 1,785 (42.5) |
| | | 3 | 8,864 (14.9) | 1 (0.0) | 6 (0.2) | 18 (0.4) | 76 (1.6) | 182 (4.0) | 323 (8.4) | 660 (18.3) | 1,021 (26.9) | 1,895 (41.7) | 1,774 (59.6) | 2,907 (67.2) |
| | | 4 | 8,790 (14.8) | − (−) | 6 (0.1) | 15 (0.4) | 65 (1.4) | 170 (3.7) | 328 (8.2) | 597 (16.4) | 1,021 (28.1) | 1,817 (41.5) | 1,700 (54.2) | 3,070 (68.4) |
| | 女 | 昭和45年 | 1,150 (2.2) | 5 (0.1) | 12 (0.3) | 19 (0.5) | 37 (1.2) | 54 (2.0) | 105 (4.4) | 128 (6.5) | 205 (13.0) | 227 (19.4) | 190 (25.8) | 166 (27.0) |
| | | 50 | 1,135 (2.0) | 2 (0.0) | 4 (0.1) | 19 (0.5) | 27 (0.7) | 61 (1.9) | 87 (3.4) | 134 (5.7) | 176 (9.4) | 210 (14.7) | 195 (20.5) | 219 (28.5) |
| | | 55 | 1,243 (2.1) | 1 (0.0) | 2 (0.0) | 17 (0.4) | 14 (0.3) | 48 (1.3) | 79 (2.6) | 130 (5.2) | 193 (8.7) | 247 (14.5) | 231 (19.5) | 279 (27.1) |
| | | 60 | 1,151 (1.9) | − (−) | 1 (0.0) | 4 (0.1) | 19 (0.5) | 40 (1.0) | 69 (1.9) | 102 (3.4) | 162 (6.8) | 196 (9.6) | 228 (15.9) | 329 (23.1) |
| | | 平成2年 | 1,270 (2.0) | 2 (0.1) | 7 (0.2) | 12 (0.2) | 29 (0.6) | 51 (1.3) | 91 (2.3) | 101 (2.9) | 138 (4.8) | 190 (8.4) | 250 (13.8) | 399 (20.8) |
| | | 7 | 1,385 (2.2) | 1 (0.0) | 3 (0.1) | 8 (0.2) | 27 (0.5) | 55 (1.2) | 88 (2.2) | 95 (2.5) | 153 (4.5) | 178 (6.5) | 234 (11.6) | 541 (21.0) |
| | | 12 | 1,550 (2.4) | 1 (0.0) | 3 (0.1) | 12 (0.3) | 37 (0.8) | 70 (1.3) | 104 (2.4) | 141 (3.6) | 174 (4.7) | 185 (5.7) | 199 (7.9) | 622 (19.0) |
| | | 17 | 1,717 (2.7) | 1 (0.0) | 4 (0.1) | 12 (0.3) | 27 (0.7) | 65 (1.5) | 117 (2.3) | 195 (4.5) | 166 (4.3) | 215 (6.0) | 225 (7.5) | 689 (16.0) |
| | | 22 | 1,875 (2.9) | 1 (0.0) | 4 (0.1) | 7 (0.2) | 21 (0.5) | 64 (1.7) | 120 (2.8) | 183 (3.6) | 212 (4.9) | 229 (6.1) | 240 (7.1) | 794 (14.6) |
| | | 27 | 1,965 (3.1) | 3 (0.1) | 9 (0.2) | 16 (0.3) | 27 (0.6) | 63 (1.6) | 99 (2.6) | 135 (3.1) | 245 (4.9) | 250 (6.0) | 269 (7.6) | 849 (13.1) |
| | | 令和2年 | 2,003 (3.2) | 5 (0.2) | 14 (0.4) | 25 (0.6) | 27 (0.6) | 43 (1.0) | 78 (2.0) | 80 (2.2) | 136 (3.2) | 181 (3.7) | 263 (6.7) | 1,421 (19.2) |
| | | 3 | 2,094 (3.3) | − (−) | 2 (0.1) | 9 (0.2) | 36 (0.8) | 60 (1.3) | 80 (2.1) | 143 (3.9) | 198 (4.9) | 319 (6.3) | 308 (8.3) | 939 (12.4) |
| | | 4 | 2,128 (3.4) | 1 (0.0) | 1 (0.0) | 13 (0.3) | 38 (0.8) | 52 (1.1) | 102 (2.6) | 137 (3.7) | 187 (4.9) | 340 (6.9) | 299 (7.7) | 957 (12.3) |

| 部位 | 性別 | | 総数 | 30～34(歳) | 35～39 | 40～44 | 45～49 | 50～54 | 55～59 | 60～64 | 65～69 | 70～74 | 75～79 | 80歳以上 |
|---|---|---|---|---|---|---|---|---|---|---|---|---|---|---|
| 胃が ん | 総数 | 昭和45年 | 48,823 (47.3) | 727 (8.7) | 1,278 (15.6) | 1,940 (26.6) | 2,583 (44.2) | 3,418 (71.6) | 5,169 (117.4) | 6,975 (188.0) | 8,464 (284.6) | 8,203 (385.5) | 5,820 (459.8) | 3,651 (386.9) |
| | | 50 | 49,857 (44.8) | 772 (8.4) | 1,191 (14.2) | 1,875 (22.9) | 2,787 (38.0) | 3,343 (58.2) | 4,528 (97.4) | 6,475 (151.9) | 8,058 (234.6) | 8,602 (335.0) | 6,783 (414.4) | 4,897 (409.0) |
| | | 55 | 50,443 (43.4) | 735 (6.9) | 1,145 (12.5) | 1,543 (18.6) | 2,586 (32.1) | 3,761 (52.5) | 4,263 (76.4) | 5,634 (126.8) | 7,590 (192.3) | 8,413 (279.3) | 7,716 (379.9) | 6,694 (413.3) |
| | | 60 | 48,902 (40.7) | 487 (5.4) | 1,015 (9.5) | 1,414 (15.6) | 2,062 (25.2) | 3,319 (42.2) | 4,673 (67.1) | 5,368 (100.2) | 6,199 (148.8) | 7,657 (216.8) | 7,565 (310.7) | 8,885 (400.4) |
| | | 平成2年 | 47,471 (38.7) | 280 (3.6) | 703 (7.9) | 1,319 (12.4) | 1,815 (20.2) | 2,707 (33.5) | 4,172 (54.1) | 5,844 (86.8) | 6,072 (119.3) | 6,468 (169.8) | 7,339 (243.5) | 10,579 (358.1) |
| | | 7 | 50,076 (40.3) | 204 (2.6) | 445 (5.8) | 944 (10.6) | 1,857 (17.6) | 2,445 (27.6) | 3,663 (46.3) | 5,466 (73.4) | 7,121 (111.7) | 7,208 (154.2) | 7,116 (217.2) | 13,461 (347.8) |
| | | 12 | 50,650 (40.3) | 168 (2.0) | 303 (3.8) | 611 (7.9) | 1,318 (14.9) | 2,499 (24.0) | 3,445 (39.6) | 4,695 (60.9) | 6,874 (96.9) | 8,139 (138.2) | 7,466 (180.4) | 15,022 (310.4) |
| | | 17 | 50,311 (39.9) | 148 (1.5) | 276 (3.2) | 380 (4.8) | 754 (9.9) | 1,753 (20.0) | 3,257 (31.9) | 4,328 (50.8) | 5,839 (78.7) | 7,800 (117.6) | 8,496 (161.5) | 17,210 (271.6) |
| | | 22 | 50,136 (39.7) | 88 (1.1) | 220 (2.3) | 332 (3.8) | 536 (6.7) | 1,088 (14.3) | 2,400 (27.7) | 4,424 (44.0) | 5,526 (67.1) | 7,029 (100.6) | 8,454 (141.6) | 19,983 (244.4) |
| | | 27 | 46,679 (37.2) | 82 (1.1) | 141 (1.7) | 282 (2.9) | 467 (5.4) | 803 (10.2) | 1,428 (19.1) | 3,002 (35.5) | 5,460 (56.4) | 6,556 (84.6) | 7,495 (118.2) | 20,914 (208.9) |
| | | 令和2年 | 42,319 (34.3) | 61 (1.0) | 110 (1.5) | 203 (2.5) | 366 (3.8) | 573 (6.7) | 979 (12.6) | 1,849 (25.2) | 3,827 (46.7) | 6,278 (68.4) | 6,873 (97.2) | 21,165 (182.7) |
| | | 3 | 41,624 (33.9) | 64 (1.0) | 94 (1.3) | 198 (2.5) | 350 (3.7) | 565 (6.2) | 908 (11.8) | 1,782 (24.4) | 3,465 (44.4) | 6,410 (66.6) | 6,473 (96.9) | 21,279 (178.5) |
| | | 4 | 40,711 (33.4) | 47 (0.8) | 104 (1.5) | 170 (2.2) | 347 (3.7) | 590 (6.4) | 836 (10.5) | 1,560 (21.2) | 3,057 (41.0) | 6,212 (66.9) | 6,520 (93.2) | 21,244 (172.8) |
| | 男 | 昭和45年 | 29,653 (58.6) | 347 (8.3) | 629 (15.3) | 1,003 (27.5) | 1,388 (52.2) | 1,990 (93.0) | 3,213 (158.4) | 4,637 (265.6) | 5,699 (409.0) | 5,228 (545.5) | 3,459 (651.7) | 1,804 (547.0) |
| | | 50 | 30,403 (55.6) | 308 (6.7) | 563 (13.4) | 1,001 (24.4) | 1,637 (45.0) | 1,923 (74.0) | 2,871 (139.5) | 4,201 (218.3) | 5,333 (341.1) | 5,593 (489.1) | 4,131 (602.0) | 2,610 (607.6) |
| | | 55 | 30,845 (53.9) | 305 (5.7) | 526 (11.5) | 797 (19.3) | 1,582 (39.4) | 2,465 (69.8) | 2,630 (105.5) | 3,603 (186.4) | 5,012 (289.0) | 5,472 (417.0) | 4,743 (560.7) | 3,572 (607.1) |
| | | 60 | 30,146 (51.1) | 194 (4.3) | 452 (8.4) | 720 (16.0) | 1,191 (29.4) | 2,202 (56.5) | 3,252 (95.9) | 3,466 (147.6) | 4,082 (230.5) | 4,951 (333.2) | 4,701 (471.7) | 4,825 (607.5) |
| | | 平成2年 | 29,909 (49.6) | 101 (2.6) | 317 (7.0) | 644 (12.1) | 1,099 (24.6) | 1,770 (44.4) | 2,993 (79.1) | 4,262 (131.8) | 4,081 (186.4) | 4,257 (273.5) | 4,613 (385.5) | 5,697 (550.0) |
| | | 7 | 32,015 (52.6) | 77 (1.9) | 207 (5.3) | 495 (11.0) | 1,028 (19.4) | 1,624 (37.0) | 2,590 (66.7) | 4,033 (112.1) | 5,210 (174.4) | 4,869 (252.1) | 4,571 (364.4) | 7,239 (557.0) |
| | | 12 | 32,798 (53.3) | 71 (1.6) | 141 (3.5) | 304 (7.8) | 724 (16.3) | 1,609 (31.0) | 2,460 (57.5) | 3,406 (91.1) | 5,238 (156.2) | 6,007 (225.3) | 4,858 (299.7) | 7,928 (506.2) |
| | | 17 | 32,643 (53.0) | 62 (1.3) | 120 (2.8) | 183 (4.6) | 432 (11.3) | 1,147 (26.3) | 2,293 (45.3) | 3,209 (77.4) | 4,393 (124.0) | 5,776 (189.9) | 5,971 (264.6) | 9,014 (443.6) |
| | | 22 | 32,943 (53.5) | 46 (1.1) | 97 (2.0) | 168 (3.8) | 305 (7.6) | 698 (18.3) | 1,689 (39.3) | 3,274 (66.3) | 4,214 (107.1) | 5,276 (163.1) | 6,137 (236.7) | 11,004 (399.8) |
| | | 27 | 30,809 (50.5) | 30 (0.8) | 66 (1.6) | 141 (2.9) | 256 (5.9) | 524 (13.2) | 992 (26.6) | 2,199 (53.0) | 4,108 (87.9) | 4,939 (137.0) | 5,504 (195.7) | 12,022 (342.4) |
| | | 令和2年 | 27,771 (46.3) | 30 (0.9) | 51 (1.4) | 106 (2.5) | 211 (4.3) | 377 (8.7) | 674 (17.3) | 1,303 (35.9) | 2,814 (70.8) | 4,706 (108.6) | 5,066 (160.2) | 12,411 (295.4) |
| | | 3 | 27,196 (45.6) | 33 (1.0) | 47 (1.3) | 88 (2.2) | 189 (3.9) | 355 (7.7) | 619 (16.1) | 1,307 (36.1) | 2,567 (67.7) | 4,759 (104.8) | 4,732 (159.0) | 12,481 (288.4) |
| | | 4 | 26,455 (44.6) | 18 (0.6) | 51 (1.4) | 90 (2.3) | 195 (4.1) | 384 (8.2) | 579 (14.5) | 1,123 (30.8) | 2,247 (61.8) | 4,568 (104.3) | 4,740 (151.2) | 12,451 (277.4) |
| | 女 | 昭和45年 | 19,170 (36.5) | 380 (9.1) | 649 (16.0) | 937 (25.6) | 1,195 (37.5) | 1,428 (54.2) | 1,956 (82.4) | 2,338 (119.1) | 2,765 (175.0) | 2,975 (254.4) | 2,361 (321.2) | 1,847 (300.9) |
| | | 50 | 19,454 (34.4) | 464 (10.1) | 628 (15.0) | 874 (21.4) | 1,150 (31.2) | 1,420 (45.1) | 1,657 (64.0) | 2,274 (97.2) | 2,725 (145.6) | 3,009 (211.3) | 2,652 (279.0) | 2,287 (297.9) |
| | | 55 | 19,598 (33.2) | 430 (8.1) | 619 (13.5) | 746 (17.9) | 1,004 (24.8) | 1,296 (35.6) | 1,633 (52.9) | 2,031 (80.9) | 2,578 (116.5) | 2,941 (173.9) | 2,973 (250.9) | 3,122 (302.7) |
| | | 60 | 18,756 (30.6) | 293 (6.5) | 563 (10.6) | 694 (15.2) | 871 (21.0) | 1,117 (28.1) | 1,421 (39.8) | 1,902 (63.2) | 2,117 (88.4) | 2,706 (132.2) | 2,864 (199.2) | 4,060 (285.0) |
| | | 平成2年 | 17,562 (28.1) | 179 (4.7) | 386 (8.7) | 675 (12.8) | 716 (15.8) | 937 (23.0) | 1,179 (30.0) | 1,582 (45.2) | 1,991 (68.6) | 2,211 (98.1) | 2,726 (150.0) | 4,882 (254.5) |
| | | 7 | 18,061 (28.5) | 127 (3.2) | 238 (6.2) | 449 (10.1) | 829 (15.8) | 821 (18.4) | 1,073 (26.6) | 1,433 (37.2) | 1,911 (56.4) | 2,339 (85.3) | 2,545 (125.8) | 6,222 (242.1) |
| | | 12 | 17,852 (27.8) | 97 (2.3) | 162 (4.1) | 307 (8.0) | 594 (13.5) | 890 (17.1) | 985 (22.3) | 1,289 (32.5) | 1,636 (43.8) | 2,132 (66.1) | 2,608 (103.6) | 7,094 (216.7) |
| | | 17 | 17,668 (27.4) | 86 (1.8) | 156 (3.7) | 197 (5.0) | 322 (8.4) | 606 (13.8) | 964 (18.7) | 1,119 (25.6) | 1,446 (37.3) | 2,024 (56.3) | 2,525 (84.0) | 8,196 (190.4) |
| | | 22 | 17,193 (26.5) | 42 (1.0) | 123 (2.6) | 164 (3.8) | 231 (5.8) | 390 (10.3) | 711 (16.3) | 1,150 (22.5) | 1,312 (30.5) | 1,753 (46.7) | 2,317 (68.6) | 8,979 (165.5) |
| | | 27 | 15,870 (24.7) | 52 (1.5) | 75 (1.9) | 141 (3.0) | 211 (5.0) | 279 (7.1) | 436 (11.6) | 803 (18.7) | 1,352 (27.0) | 1,617 (39.0) | 1,991 (56.5) | 8,892 (136.8) |
| | | 令和2年 | 14,548 (23.0) | 31 (1.0) | 59 (1.7) | 97 (2.4) | 155 (3.3) | 196 (4.6) | 305 (7.8) | 546 (14.7) | 1,013 (24.0) | 1,572 (32.4) | 1,807 (46.2) | 8,754 (118.5) |
| | | 3 | 14,428 (22.9) | 31 (1.0) | 47 (1.4) | 110 (2.8) | 161 (3.4) | 210 (4.7) | 289 (7.5) | 475 (12.9) | 898 (22.4) | 1,651 (32.5) | 1,741 (47.0) | 8,798 (115.9) |
| | | 4 | 14,256 (22.7) | 29 (1.0) | 53 (1.6) | 80 (2.1) | 152 (3.3) | 206 (4.5) | 257 (6.5) | 437 (11.8) | 810 (21.2) | 1,644 (33.5) | 1,780 (46.1) | 8,793 (112.7) |

| 部位 | 性別 | | 総数 | 30〜34(歳) | 35〜39 | 40〜44 | 45〜49 | 50〜54 | 55〜59 | 60〜64 | 65〜69 | 70〜74 | 75〜79 | 80歳以上 |
|---|---|---|---|---|---|---|---|---|---|---|---|---|---|---|
| 結腸がん | 総数 | 昭和45年 | 3,818 (3.7) | 81 (1.0) | 117 (1.4) | 165 (2.3) | 198 (3.4) | 246 (5.1) | 367 (8.3) | 436 (11.8) | 605 (20.3) | 606 (28.5) | 528 (41.7) | 367 (38.9) |
| | | 50 | 5,573 (5.0) | 90 (1.0) | 155 (1.8) | 243 (3.0) | 295 (4.0) | 388 (6.8) | 498 (10.7) | 629 (14.8) | 808 (23.5) | 902 (35.1) | 791 (48.3) | 685 (57.2) |
| | | 55 | 7,932 (6.8) | 111 (1.0) | 180 (2.0) | 218 (2.6) | 382 (4.7) | 548 (7.6) | 686 (12.3) | 827 (18.6) | 1,121 (28.4) | 1,301 (43.2) | 1,239 (61.0) | 1,244 (76.8) |
| | | 60 | 11,225 (9.3) | 85 (0.9) | 162 (1.5) | 291 (3.2) | 443 (5.4) | 772 (9.8) | 1,092 (15.7) | 1,213 (22.6) | 1,311 (31.5) | 1,759 (49.8) | 1,788 (73.4) | 2,243 (101.1) |
| | | 平成2年 | 15,509 (12.6) | 68 (0.9) | 143 (1.6) | 340 (3.2) | 544 (6.1) | 814 (10.1) | 1,425 (18.5) | 1,906 (28.3) | 1,969 (38.7) | 2,102 (55.2) | 2,319 (76.9) | 3,819 (129.3) |
| | | 7 | 20,286 (16.3) | 65 (0.8) | 131 (1.7) | 263 (2.9) | 610 (5.8) | 995 (11.2) | 1,440 (18.2) | 2,176 (29.2) | 2,771 (43.5) | 2,894 (61.9) | 2,867 (87.5) | 6,035 (155.9) |
| | | 12 | 23,637 (18.8) | 70 (0.8) | 98 (3.8) | 210 (7.9) | 439 (5.0) | 1,062 (10.2) | 1,551 (17.8) | 2,133 (27.7) | 2,964 (41.8) | 3,756 (63.8) | 3,516 (84.9) | 7,786 (160.9) |
| | | 17 | 27,121 (21.5) | 76 (0.8) | 114 (1.3) | 211 (2.6) | 364 (4.8) | 830 (9.5) | 1,594 (15.6) | 2,136 (25.1) | 2,942 (39.6) | 3,754 (56.6) | 4,550 (86.5) | 10,511 (165.9) |
| | | 22 | 30,040 (23.8) | 61 (0.7) | 115 (1.2) | 234 (2.7) | 357 (4.5) | 607 (8.0) | 1,284 (14.8) | 2,390 (23.8) | 2,866 (34.8) | 3,773 (54.0) | 4,789 (80.2) | 13,530 (165.5) |
| | | 27 | 34,338 (27.4) | 44 (0.6) | 127 (1.5) | 283 (2.9) | 361 (4.2) | 652 (8.3) | 1,087 (14.5) | 2,133 (25.3) | 3,524 (36.4) | 4,254 (54.9) | 5,004 (78.9) | 16,829 (168.1) |
| | | 令和2年 | 36,204 (29.4) | 54 (0.9) | 97 (1.4) | 195 (2.4) | 421 (4.4) | 636 (7.4) | 1,001 (12.9) | 1,538 (20.9) | 3,065 (37.4) | 4,814 (52.4) | 5,422 (76.6) | 18,932 (163.4) |
| | | 3 | 36,773 (30.0) | 46 (0.7) | 88 (1.2) | 190 (2.4) | 363 (3.8) | 694 (7.6) | 1,039 (13.5) | 1,559 (21.4) | 2,854 (36.6) | 5,101 (53.0) | 5,170 (77.4) | 19,641 (164.8) |
| | | 4 | 37,236 (30.5) | 40 (0.7) | 97 (1.4) | 177 (2.3) | 386 (4.2) | 747 (8.1) | 1,045 (13.2) | 1,661 (22.6) | 2,646 (35.5) | 5,314 (57.2) | 5,159 (73.8) | 19,933 (162.2) |
| | 男 | 昭和45年 | 1,766 (3.5) | 46 (1.1) | 61 (1.5) | 83 (2.3) | 94 (3.5) | 109 (5.1) | 186 (9.2) | 206 (11.8) | 316 (22.7) | 263 (27.4) | 216 (40.7) | 121 (36.7) |
| | | 50 | 2,662 (4.9) | 39 (0.8) | 78 (1.9) | 127 (3.1) | 146 (4.0) | 175 (6.7) | 245 (11.9) | 318 (16.5) | 419 (26.8) | 417 (36.5) | 364 (53.0) | 280 (65.2) |
| | | 55 | 3,842 (6.7) | 63 (1.2) | 101 (2.2) | 112 (2.7) | 201 (5.0) | 262 (7.4) | 333 (13.4) | 398 (20.6) | 573 (33.0) | 664 (50.6) | 574 (67.9) | 526 (89.4) |
| | | 60 | 5,522 (9.4) | 50 (1.1) | 72 (1.3) | 134 (3.0) | 221 (5.5) | 391 (10.0) | 618 (18.2) | 625 (26.6) | 638 (36.0) | 896 (60.3) | 878 (88.1) | 965 (121.5) |
| | | 平成2年 | 7,791 (12.9) | 32 (0.8) | 70 (1.6) | 169 (3.2) | 277 (6.2) | 444 (11.1) | 817 (21.6) | 1,135 (35.1) | 1,040 (47.5) | 1,027 (66.0) | 1,085 (90.7) | 1,659 (160.2) |
| | | 7 | 10,420 (17.1) | 43 (1.1) | 57 (1.5) | 126 (2.8) | 304 (5.7) | 530 (12.1) | 828 (21.3) | 1,290 (35.9) | 1,691 (56.6) | 1,570 (81.3) | 1,449 (115.5) | 2,505 (192.8) |
| | | 12 | 12,139 (19.7) | 35 (0.8) | 51 (3.5) | 114 (7.8) | 230 (5.2) | 558 (10.8) | 884 (20.7) | 1,302 (34.8) | 1,799 (53.7) | 2,201 (82.5) | 1,799 (111.0) | 3,138 (200.4) |
| | | 17 | 13,436 (21.8) | 40 (0.8) | 60 (1.4) | 95 (2.4) | 184 (4.8) | 443 (10.2) | 865 (17.1) | 1,249 (30.1) | 1,746 (49.3) | 2,222 (73.1) | 2,535 (112.3) | 3,975 (195.6) |
| | | 22 | 14,947 (24.3) | 34 (0.8) | 49 (1.0) | 106 (2.4) | 180 (4.5) | 329 (8.6) | 715 (16.6) | 1,453 (29.4) | 1,750 (44.5) | 2,208 (68.2) | 2,705 (104.3) | 5,393 (195.9) |
| | | 27 | 17,063 (28.0) | 30 (0.8) | 66 (1.6) | 148 (3.0) | 177 (4.1) | 353 (8.9) | 603 (16.2) | 1,257 (30.3) | 2,155 (46.1) | 2,577 (71.5) | 2,849 (101.3) | 6,826 (194.4) |
| | | 令和2年 | 17,965 (30.0) | 24 (0.7) | 45 (1.2) | 97 (2.3) | 219 (4.5) | 332 (7.7) | 584 (15.0) | 933 (25.7) | 1,916 (48.2) | 2,947 (68.2) | 3,104 (98.2) | 7,746 (184.4) |
| | | 3 | 18,183 (30.5) | 25 (0.8) | 44 (1.2) | 92 (2.3) | 189 (3.9) | 363 (7.9) | 599 (15.5) | 949 (26.2) | 1,715 (45.2) | 3,126 (68.8) | 2,979 (100.1) | 8,086 (164.8) |
| | | 4 | 18,215 (30.7) | 24 (0.8) | 52 (1.5) | 91 (2.3) | 189 (4.0) | 396 (8.5) | 590 (14.8) | 979 (26.9) | 1,626 (44.7) | 3,215 (73.4) | 2,957 (94.3) | 8,081 (180.0) |
| | 女 | 昭和45年 | 2,052 (3.9) | 35 (0.8) | 56 (1.4) | 82 (2.2) | 104 (3.3) | 137 (5.2) | 181 (7.6) | 230 (11.7) | 289 (18.3) | 343 (29.3) | 312 (42.4) | 246 (40.1) |
| | | 50 | 2,911 (5.1) | 51 (1.1) | 77 (1.8) | 116 (2.8) | 149 (4.0) | 213 (6.8) | 253 (9.8) | 311 (13.3) | 389 (20.8) | 485 (34.1) | 427 (44.9) | 405 (52.7) |
| | | 55 | 4,090 (6.9) | 48 (0.9) | 79 (1.7) | 106 (2.5) | 181 (4.5) | 286 (7.9) | 353 (11.4) | 429 (17.1) | 548 (24.8) | 637 (37.5) | 665 (56.1) | 718 (69.6) |
| | | 60 | 5,703 (9.3) | 35 (0.8) | 90 (1.7) | 157 (3.4) | 222 (5.4) | 381 (9.6) | 474 (13.3) | 588 (19.5) | 673 (28.1) | 863 (42.2) | 910 (63.3) | 1,278 (89.7) |
| | | 平成2年 | 7,718 (12.4) | 36 (0.9) | 73 (1.6) | 171 (3.2) | 267 (5.9) | 370 (9.1) | 608 (15.5) | 771 (22.0) | 929 (32.0) | 1,075 (47.7) | 1,234 (67.9) | 2,160 (112.6) |
| | | 7 | 9,866 (15.6) | 22 (0.6) | 74 (1.9) | 137 (3.1) | 306 (5.8) | 465 (10.4) | 612 (15.2) | 886 (23.0) | 1,080 (31.9) | 1,324 (48.3) | 1,418 (70.1) | 3,530 (137.3) |
| | | 12 | 11,498 (17.9) | 35 (0.8) | 47 (4.1) | 96 (8.0) | 209 (4.7) | 504 (9.7) | 667 (15.1) | 831 (20.9) | 1,165 (31.2) | 1,555 (48.2) | 1,717 (68.2) | 4,648 (142.0) |
| | | 17 | 13,685 (21.2) | 36 (0.8) | 54 (1.3) | 116 (2.9) | 180 (4.7) | 387 (8.8) | 729 (14.1) | 887 (20.3) | 1,196 (30.8) | 1,532 (42.6) | 2,015 (67.1) | 6,536 (151.9) |
| | | 22 | 15,093 (23.3) | 27 (0.7) | 66 (1.4) | 128 (3.0) | 177 (4.5) | 278 (7.3) | 569 (13.1) | 937 (18.3) | 1,116 (26.0) | 1,565 (41.7) | 2,084 (61.7) | 8,137 (150.0) |
| | | 27 | 17,275 (26.8) | 14 (0.4) | 61 (1.5) | 135 (2.8) | 184 (4.3) | 299 (7.6) | 484 (12.9) | 876 (20.4) | 1,369 (27.3) | 1,677 (40.4) | 2,155 (61.1) | 10,003 (153.9) |
| | | 令和2年 | 18,239 (28.8) | 30 (1.0) | 52 (1.5) | 98 (2.4) | 202 (4.3) | 304 (7.2) | 417 (10.7) | 605 (16.3) | 1,149 (27.3) | 1,867 (38.5) | 2,318 (59.2) | 11,186 (151.5) |
| | | 3 | 18,590 (29.5) | 21 (0.7) | 44 (1.3) | 98 (2.5) | 174 (3.7) | 331 (7.4) | 440 (11.5) | 610 (16.6) | 1,139 (28.4) | 1,975 (38.9) | 2,191 (59.2) | 11,555 (152.2) |
| | | 4 | 19,021 (30.3) | 16 (0.5) | 45 (1.3) | 86 (2.3) | 197 (4.3) | 351 (7.7) | 455 (11.5) | 682 (18.4) | 1,020 (26.6) | 2,099 (42.8) | 2,202 (57.1) | 11,852 (151.9) |

| 部位 | 性別 | | 総数 | 30～34(歳) | 35～39 | 40～44 | 45～49 | 50～54 | 55～59 | 60～64 | 65～69 | 70～74 | 75～79 | 80歳以上 |
|---|---|---|---|---|---|---|---|---|---|---|---|---|---|---|
| 直腸がん | 総数 | 昭和45年 | 4,717(4.6) | 104(1.2) | 152(1.9) | 187(2.6) | 224(3.8) | 336(7.0) | 441(10.0) | 568(15.3) | 731(24.6) | 740(34.8) | 623(49.2) | 489(51.8) |
| | | 50 | 5,904(5.3) | 130(1.4) | 176(2.1) | 238(2.9) | 337(4.6) | 359(6.2) | 501(10.8) | 670(15.7) | 854(24.9) | 978(38.1) | 840(51.3) | 752(62.8) |
| | | 55 | 6,917(5.9) | 92(0.9) | 173(1.9) | 263(3.2) | 400(5.0) | 538(7.5) | 543(9.7) | 673(15.1) | 904(22.9) | 1,120(37.2) | 1,065(52.4) | 1,104(68.2) |
| | | 60 | 7,934(6.6) | 53(0.6) | 134(1.3) | 258(2.9) | 387(4.7) | 636(8.1) | 836(12.0) | 835(15.6) | 937(22.5) | 1,184(33.5) | 1,159(47.6) | 1,488(67.1) |
| | | 平成2年 | 9,270(7.6) | 43(0.6) | 108(1.2) | 238(2.2) | 460(5.1) | 681(8.4) | 979(12.7) | 1,206(17.9) | 1,160(22.8) | 1,147(30.1) | 1,256(41.7) | 1,979(67.0) |
| | | 7 | 10,988(8.8) | 36(0.5) | 68(0.9) | 188(2.1) | 466(4.4) | 724(8.2) | 1,062(13.4) | 1,463(19.6) | 1,730(27.1) | 1,444(30.9) | 1,278(39.0) | 2,512(64.9) |
| | | 12 | 12,311(9.8) | 35(0.4) | 55(0.7) | 135(1.8) | 363(4.1) | 826(7.9) | 1,144(13.2) | 1,507(19.5) | 1,857(26.2) | 1,953(33.2) | 1,534(37.1) | 2,872(59.3) |
| | | 17 | 13,709(10.9) | 35(0.4) | 75(0.9) | 139(1.7) | 273(3.6) | 670(7.7) | 1,218(11.9) | 1,517(17.8) | 1,815(24.5) | 2,166(32.6) | 2,069(39.3) | 3,725(58.8) |
| | | 22 | 14,198(11.2) | 26(0.3) | 65(0.7) | 143(1.7) | 230(2.9) | 509(6.7) | 980(11.3) | 1,657(16.5) | 1,913(23.2) | 2,062(29.5) | 2,124(35.6) | 4,477(54.7) |
| | | 27 | 15,361(12.3) | 20(0.3) | 46(0.6) | 140(1.4) | 253(2.9) | 452(5.7) | 788(10.5) | 1,508(17.9) | 2,211(22.8) | 2,286(29.5) | 2,305(36.4) | 5,334(53.3) |
| | | 令和2年 | 15,584(12.6) | 16(0.3) | 56(0.8) | 112(1.4) | 254(2.6) | 448(5.2) | 670(8.6) | 1,110(15.1) | 1,950(23.8) | 2,644(28.8) | 2,474(35.0) | 5,836(50.4) |
| | | 3 | 15,645(12.7) | 18(0.3) | 51(0.7) | 95(1.2) | 273(2.9) | 442(4.9) | 710(9.2) | 1,030(14.1) | 1,760(22.6) | 2,909(30.2) | 2,375(35.6) | 5,974(50.1) |
| | | 4 | 15,852(13.0) | 20(0.3) | 53(0.8) | 103(3.3) | 256(2.8) | 460(5.0) | 678(8.5) | 981(13.4) | 1,656(45.6) | 2,868(30.9) | 2,477(35.4) | 6,291(51.2) |
| | 男 | 昭和45年 | 2,555(5.0) | 50(1.2) | 87(2.1) | 102(2.8) | 118(4.4) | 152(7.1) | 243(12.0) | 335(19.2) | 425(30.5) | 423(44.1) | 316(59.5) | 229(69.4) |
| | | 50 | 3,148(5.8) | 68(1.5) | 92(2.2) | 133(3.2) | 177(4.9) | 167(6.4) | 252(12.2) | 383(19.9) | 503(32.2) | 540(47.2) | 450(65.6) | 343(79.8) |
| | | 55 | 3,933(6.9) | 51(0.9) | 97(2.1) | 147(3.6) | 241(6.0) | 321(9.1) | 299(12.0) | 386(20.0) | 557(32.1) | 674(51.4) | 586(69.3) | 551(93.7) |
| | | 60 | 4,643(7.9) | 29(0.6) | 86(1.6) | 150(3.3) | 223(5.5) | 403(10.3) | 548(16.2) | 495(21.1) | 562(31.7) | 697(46.9) | 683(68.5) | 752(94.7) |
| | | 平成2年 | 5,569(9.2) | 25(0.6) | 63(1.4) | 152(2.9) | 265(5.9) | 415(10.4) | 655(17.3) | 812(25.1) | 734(33.5) | 692(44.5) | 720(60.2) | 1,027(99.1) |
| | | 7 | 6,892(11.3) | 17(0.4) | 42(1.1) | 97(2.2) | 282(5.3) | 479(10.9) | 750(19.3) | 1,056(29.4) | 1,221(40.9) | 934(48.4) | 722(57.6) | 1,281(98.6) |
| | | 12 | 7,229(12.6) | 22(0.5) | 30(0.7) | 84(2.2) | 228(5.1) | 536(10.3) | 781(18.3) | 1,034(27.6) | 1,341(40.0) | 1,306(49.0) | 923(56.9) | 1,424(90.9) |
| | | 17 | 8,710(14.1) | 16(0.3) | 41(0.9) | 88(2.2) | 169(4.4) | 431(9.9) | 841(16.6) | 1,076(25.9) | 1,288(36.4) | 1,520(50.0) | 1,383(61.3) | 1,852(91.1) |
| | | 22 | 8,974(14.6) | 17(0.4) | 29(0.6) | 94(2.1) | 149(3.7) | 323(8.5) | 690(16.1) | 1,178(23.9) | 1,375(35.0) | 1,485(45.9) | 1,428(55.1) | 2,202(80.0) |
| | | 27 | 9,755(16.0) | 13(0.4) | 30(0.7) | 89(1.8) | 161(3.7) | 296(7.5) | 547(14.7) | 1,083(26.1) | 1,611(34.5) | 1,616(44.8) | 1,561(55.5) | 2,737(78.0) |
| | | 令和2年 | 9,753(16.3) | 9(0.3) | 32(0.9) | 67(1.6) | 159(3.3) | 281(6.5) | 458(11.7) | 784(21.6) | 1,399(35.2) | 1,864(43.0) | 1,714(54.2) | 2,976(70.8) |
| | | 3 | 9,897(16.6) | 9(0.3) | 34(0.9) | 51(1.3) | 190(3.9) | 286(6.2) | 500(13.0) | 747(20.7) | 1,286(33.9) | 2,110(46.5) | 1,609(54.1) | 3,069(70.9) |
| | | 4 | 9,884(16.7) | 7(0.2) | 30(0.8) | 60(1.5) | 169(3.6) | 282(6.0) | 466(11.7) | 702(19.3) | 1,178(32.4) | 2,078(47.4) | 1,679(53.5) | 3,228(71.9) |
| | 女 | 昭和45年 | 2,162(4.1) | 54(1.3) | 65(1.6) | 85(2.3) | 106(3.3) | 184(7.0) | 198(8.3) | 233(11.9) | 306(19.4) | 317(27.1) | 307(41.8) | 260(42.4) |
| | | 50 | 2,756(4.9) | 62(1.3) | 84(2.0) | 105(2.6) | 160(4.3) | 192(6.1) | 249(9.6) | 287(12.3) | 351(18.8) | 438(30.8) | 390(41.0) | 409(53.3) |
| | | 55 | 2,984(5.0) | 41(0.8) | 76(1.7) | 116(2.8) | 159(3.9) | 217(6.0) | 244(7.9) | 287(11.4) | 347(15.7) | 446(26.2) | 479(40.4) | 553(53.6) |
| | | 60 | 3,291(5.4) | 24(0.5) | 48(0.9) | 108(2.4) | 164(4.0) | 233(5.9) | 288(8.1) | 340(11.3) | 375(15.7) | 487(23.8) | 476(33.1) | 736(51.7) |
| | | 平成2年 | 3,701(5.9) | 18(0.5) | 45(1.0) | 86(1.6) | 195(4.3) | 266(6.5) | 324(8.2) | 394(11.3) | 426(14.7) | 455(20.2) | 536(29.5) | 952(49.6) |
| | | 7 | 4,096(6.5) | 19(0.5) | 26(0.7) | 91(2.1) | 184(3.5) | 245(5.5) | 312(7.7) | 407(10.6) | 509(15.0) | 510(18.6) | 556(27.5) | 1,231(47.9) |
| | | 12 | 4,582(7.1) | 13(0.3) | 25(0.6) | 51(1.3) | 135(3.1) | 290(5.6) | 363(8.2) | 473(11.9) | 516(13.8) | 647(20.1) | 611(24.3) | 1,448(44.2) |
| | | 17 | 4,999(7.7) | 19(0.4) | 34(0.8) | 51(1.3) | 104(2.7) | 239(5.5) | 377(7.3) | 441(10.1) | 527(13.6) | 646(18.0) | 686(22.8) | 1,873(43.5) |
| | | 22 | 5,224(8.1) | 9(0.2) | 36(0.8) | 49(1.1) | 81(2.1) | 186(4.9) | 290(6.7) | 479(9.4) | 538(12.5) | 577(15.4) | 696(20.6) | 2,275(41.9) |
| | | 27 | 5,606(8.7) | 7(0.2) | 16(0.4) | 51(1.1) | 92(2.2) | 156(4.0) | 241(6.4) | 425(9.9) | 600(12.0) | 670(16.2) | 744(21.1) | 2,597(41.0) |
| | | 令和2年 | 5,831(9.2) | 7(0.2) | 24(0.7) | 45(1.1) | 95(2.0) | 167(4.0) | 212(5.5) | 326(8.8) | 551(13.1) | 780(16.1) | 760(19.4) | 2,860(38.7) |
| | | 3 | 5,748(9.1) | 9(0.3) | 17(0.5) | 44(1.1) | 83(1.8) | 156(3.5) | 210(5.5) | 283(7.7) | 474(11.8) | 799(15.7) | 766(20.7) | 2,905(38.3) |
| | | 4 | 5,968(9.5) | 13(0.4) | 23(0.7) | 43(1.1) | 87(1.9) | 178(3.9) | 212(5.4) | 279(7.5) | 478(12.5) | 790(16.1) | 798(20.7) | 3,063(39.3) |

［注］直腸がんは、直腸、直腸S状結腸移行部及び肛門の悪性新生物をいう。ただし平成7年からは直腸S状結腸移行部及び直腸。

| 部位 | 性別 | | 総　数 | 30〜34(歳) | 35〜39 | 40〜44 | 45〜49 | 50〜54 | 55〜59 | 60〜64 | 65〜69 | 70〜74 | 75〜79 | 80歳以上 |
|---|---|---|---|---|---|---|---|---|---|---|---|---|---|---|
| 大腸がん（再掲） | 総数 | 昭和45年 | 8,499 (8.2) | 185 (2.2) | 268 (3.3) | 351 (4.8) | 421 (7.2) | 581 (12.2) | 801 (18.2) | 1,000 (27.0) | 1,329 (44.7) | 1,339 (62.9) | 1,147 (90.6) | 854 (90.5) |
| | | 50 | 11,453 (10.3) | 220 (2.4) | 330 (3.9) | 479 (5.8) | 630 (8.6) | 747 (13.0) | 998 (21.5) | 1,296 (30.4) | 1,656 (48.2) | 1,880 (73.2) | 1,628 (99.5) | 1,432 (119.6) |
| | | 55 | 14,739 (12.7) | 203 (1.9) | 352 (3.8) | 478 (5.8) | 777 (9.6) | 1,080 (15.1) | 1,223 (21.9) | 1,478 (33.3) | 2,013 (51.0) | 2,406 (79.9) | 2,285 (112.5) | 2,329 (143.8) |
| | | 60 | 19,038 (15.8) | 138 (1.5) | 294 (2.8) | 548 (6.0) | 829 (10.1) | 1,403 (17.8) | 1,917 (27.5) | 2,034 (37.8) | 2,230 (53.4) | 2,921 (82.3) | 2,931 (117.9) | 3,701 (166.8) |
| | | 平成2年 | 24,632 (20.1) | 111 (1.4) | 251 (2.8) | 575 (5.4) | 1,000 (11.1) | 1,492 (18.5) | 2,393 (31.0) | 3,091 (45.9) | 3,114 (61.2) | 3,232 (84.8) | 3,551 (117.8) | 5,749 (194.6) |
| | | 7 | 31,274 (25.2) | 101 (1.3) | 199 (2.6) | 451 (5.1) | 1,076 (10.2) | 1,719 (19.4) | 2,502 (31.6) | 3,639 (48.9) | 4,501 (70.6) | 4,338 (92.8) | 4,145 (126.5) | 8,547 (220.9) |
| | | 12 | 35,948 (28.6) | 105 (1.2) | 153 (1.9) | 345 (4.5) | 802 (9.1) | 1,888 (18.2) | 2,695 (31.0) | 3,640 (47.2) | 4,821 (68.0) | 5,709 (96.9) | 5,050 (122.0) | 10,658 (220.2) |
| | | 17 | 40,830 (32.4) | 111 (1.2) | 189 (2.2) | 350 (4.3) | 637 (8.4) | 1,500 (17.2) | 2,812 (27.5) | 3,653 (42.9) | 4,757 (64.1) | 5,920 (89.2) | 6,619 (125.8) | 14,236 (224.7) |
| | | 22 | 44,238 (35.0) | 87 (1.1) | 180 (1.9) | 377 (4.4) | 587 (7.4) | 1,116 (14.7) | 2,264 (26.2) | 4,047 (40.3) | 4,779 (58.1) | 5,835 (83.5) | 6,913 (115.8) | 18,007 (220.2) |
| | | 27 | 49,699 (39.6) | 60 (0.8) | 173 (2.1) | 423 (4.4) | 614 (7.1) | 1,104 (14.0) | 1,875 (25.0) | 3,641 (43.1) | 5,735 (59.3) | 6,540 (84.4) | 7,309 (115.3) | 22,163 (221.4) |
| | | 令和2年 | 51,788 (42.0) | 70 (1.1) | 153 (2.1) | 307 (3.7) | 675 (7.0) | 1,084 (12.7) | 1,671 (21.5) | 2,648 (36.0) | 5,015 (61.2) | 7,458 (81.3) | 7,896 (111.6) | 24,768 (213.8) |
| | | 3 | 52,418 (42.7) | 64 (1.0) | 139 (2.0) | 285 (3.6) | 636 (6.7) | 1,136 (12.5) | 1,749 (22.7) | 2,589 (35.5) | 4,614 (59.2) | 8,010 (83.3) | 7,545 (113.0) | 25,614 (214.9) |
| | | 4 | 53,088 (43.5) | 60 (1.0) | 150 (2.2) | 280 (3.6) | 642 (6.9) | 1,207 (13.0) | 1,723 (21.7) | 2,642 (36.0) | 4,302 (57.6) | 8,182 (88.1) | 7,636 (109.2) | 26,224 (213.3) |
| | 男 | 昭和45年 | 4,303 (8.5) | 96 (2.3) | 147 (3.6) | 185 (5.1) | 211 (7.9) | 260 (12.2) | 425 (20.9) | 537 (30.8) | 740 (53.1) | 683 (71.3) | 531 (100.0) | 349 (105.8) |
| | | 50 | 5,799 (10.6) | 107 (2.3) | 169 (4.0) | 259 (6.3) | 322 (8.8) | 342 (13.2) | 496 (24.1) | 701 (36.4) | 918 (58.7) | 957 (83.7) | 812 (118.3) | 623 (145.0) |
| | | 55 | 7,724 (13.5) | 114 (2.1) | 198 (4.3) | 257 (6.2) | 439 (10.9) | 580 (16.4) | 629 (25.2) | 771 (39.9) | 1,125 (64.9) | 1,332 (101.5) | 1,151 (136.1) | 1,071 (182.0) |
| | | 60 | 10,112 (17.1) | 79 (1.7) | 157 (2.9) | 284 (6.3) | 444 (11.0) | 791 (20.3) | 1,161 (34.2) | 1,112 (47.3) | 1,193 (67.4) | 1,585 (106.7) | 1,555 (156.0) | 1,702 (214.3) |
| | | 平成2年 | 13,286 (22.1) | 57 (1.5) | 133 (3.0) | 319 (6.0) | 539 (12.1) | 858 (21.5) | 1,466 (38.8) | 1,931 (59.7) | 1,765 (80.6) | 1,710 (109.9) | 1,799 (150.4) | 2,664 (257.2) |
| | | 7 | 17,312 (28.4) | 60 (1.5) | 99 (2.5) | 223 (5.0) | 586 (11.1) | 1,009 (23.0) | 1,578 (40.6) | 2,346 (65.2) | 2,912 (97.5) | 2,504 (129.7) | 2,171 (173.1) | 3,786 (291.3) |
| | | 12 | 19,868 (32.3) | 57 (1.3) | 81 (2.0) | 198 (5.1) | 458 (10.3) | 1,094 (21.1) | 1,665 (39.0) | 2,336 (62.5) | 3,140 (93.7) | 3,507 (131.5) | 2,722 (167.9) | 4,562 (291.3) |
| | | 17 | 22,146 (35.9) | 56 (1.1) | 101 (2.3) | 183 (4.6) | 353 (9.2) | 874 (20.1) | 1,706 (33.7) | 2,325 (56.0) | 3,034 (85.7) | 3,742 (123.1) | 3,918 (173.6) | 5,827 (286.7) |
| | | 22 | 23,921 (38.9) | 60 (1.4) | 78 (1.6) | 200 (4.6) | 329 (8.2) | 652 (17.1) | 1,405 (32.7) | 2,631 (53.3) | 3,125 (79.4) | 3,693 (114.1) | 4,133 (159.4) | 7,595 (276.0) |
| | | 27 | 26,818 (44.0) | 43 (1.2) | 96 (2.3) | 237 (4.8) | 338 (7.8) | 649 (16.4) | 1,150 (30.8) | 2,340 (56.4) | 3,766 (80.6) | 4,193 (116.3) | 4,410 (156.8) | 9,563 (272.4) |
| | | 令和2年 | 27,718 (46.2) | 33 (1.0) | 77 (2.1) | 164 (3.9) | 378 (7.7) | 613 (14.2) | 1,042 (26.7) | 1,717 (47.3) | 3,315 (83.5) | 4,811 (111.0) | 4,818 (152.4) | 10,722 (255.2) |
| | | 3 | 28,080 (47.0) | 34 (1.1) | 78 (2.2) | 143 (3.5) | 379 (7.8) | 649 (14.1) | 1,099 (28.5) | 1,696 (46.9) | 3,001 (79.1) | 5,236 (115.3) | 4,588 (154.2) | 11,155 (257.8) |
| | | 4 | 28,099 (47.4) | 31 (1.0) | 82 (2.3) | 151 (3.8) | 358 (7.6) | 678 (14.5) | 1,056 (26.5) | 1,681 (46.1) | 2,804 (77.2) | 5,293 (120.8) | 4,636 (147.9) | 11,309 (249.7) |
| | 女 | 昭和45年 | 4,196 (8.0) | 89 (2.1) | 121 (3.0) | 166 (4.5) | 210 (6.6) | 321 (12.2) | 376 (15.8) | 463 (23.6) | 589 (37.3) | 656 (56.1) | 616 (83.8) | 505 (82.3) |
| | | 50 | 5,654 (10.0) | 113 (2.5) | 161 (3.8) | 220 (5.4) | 308 (8.3) | 405 (12.9) | 502 (19.4) | 595 (25.4) | 738 (39.4) | 923 (64.8) | 816 (85.8) | 809 (105.4) |
| | | 55 | 7,015 (11.9) | 89 (1.7) | 154 (3.4) | 221 (5.3) | 338 (8.4) | 500 (13.7) | 594 (19.2) | 707 (28.2) | 888 (40.1) | 1,074 (63.2) | 1,134 (95.7) | 1,258 (122.0) |
| | | 60 | 8,926 (14.6) | 59 (1.3) | 137 (2.6) | 264 (5.8) | 385 (9.3) | 612 (15.4) | 756 (21.2) | 922 (30.6) | 1,037 (43.3) | 1,336 (65.3) | 1,376 (95.7) | 1,999 (140.3) |
| | | 平成2年 | 11,346 (18.2) | 54 (1.4) | 118 (2.7) | 256 (4.8) | 461 (10.2) | 634 (15.5) | 927 (23.6) | 1,160 (33.1) | 1,349 (46.5) | 1,522 (67.5) | 1,752 (96.4) | 3,085 (160.8) |
| | | 7 | 13,962 (22.0) | 41 (1.0) | 100 (2.6) | 228 (5.1) | 490 (9.3) | 710 (15.9) | 924 (22.9) | 1,293 (33.6) | 1,589 (46.9) | 1,834 (66.9) | 1,974 (97.6) | 4,761 (185.2) |
| | | 12 | 16,080 (25.1) | 48 (1.1) | 72 (1.8) | 147 (3.8) | 344 (7.8) | 794 (15.3) | 1,030 (23.3) | 1,304 (32.8) | 1,681 (4.5) | 2,202 (68.3) | 2,328 (92.4) | 6,096 (186.2) |
| | | 17 | 18,684 (28.9) | 55 (1.2) | 88 (2.1) | 167 (4.2) | 284 (7.4) | 626 (14.3) | 1,106 (21.4) | 1,328 (30.4) | 1,723 (44.4) | 2,178 (60.6) | 2,701 (89.9) | 8,409 (195.4) |
| | | 22 | 20,317 (31.3) | 36 (1.0) | 102 (2.1) | 177 (4.1) | 258 (6.5) | 464 (12.2) | 859 (19.7) | 1,416 (27.7) | 1,654 (38.5) | 2,142 (57.1) | 2,780 (82.3) | 10,412 (191.9) |
| | | 27 | 22,881 (35.6) | 21 (0.6) | 77 (1.9) | 186 (3.9) | 276 (6.5) | 455 (11.6) | 725 (19.3) | 1,301 (30.3) | 1,969 (39.3) | 2,347 (56.6) | 2,899 (82.2) | 12,600 (193.8) |
| | | 令和2年 | 24,070 (38.0) | 37 (1.2) | 76 (2.2) | 143 (3.5) | 297 (6.3) | 471 (11.1) | 629 (16.2) | 931 (25.1) | 1,700 (40.3) | 2,647 (54.6) | 3,078 (78.7) | 14,046 (190.2) |
| | | 3 | 24,338 (38.6) | 30 (1.0) | 61 (1.8) | 142 (3.6) | 257 (5.5) | 487 (10.9) | 650 (16.9) | 893 (24.2) | 1,613 (40.3) | 2,774 (54.6) | 2,957 (79.9) | 14,460 (190.5) |
| | | 4 | 24,989 (39.8) | 29 (1.0) | 68 (2.0) | 129 (3.4) | 284 (6.2) | 529 (11.6) | 567 (16.9) | 961 (25.9) | 1,498 (39.1) | 2,889 (58.9) | 3,000 (77.8) | 14,915 (191.1) |

[注] 大腸がんは、結腸、直腸S状結腸移行部及び直腸の悪性新生物をいう。

| 部位 | 性別 | | 総数 | 30〜34(歳) | 35〜39 | 40〜44 | 45〜49 | 50〜54 | 55〜59 | 60〜64 | 65〜69 | 70〜74 | 75〜79 | 80歳以上 |
|---|---|---|---|---|---|---|---|---|---|---|---|---|---|---|
| 肝 | 総数 | 昭和45年 | 9,516 (9.2) | 66 (0.8) | 177 (2.2) | 332 (4.5) | 498 (8.5) | 754 (15.8) | 1,126 (25.6) | 1,353 (36.5) | 1,654 (55.6) | 1,541 (72.4) | 1,157 (91.4) | 750 (79.5) |
| | | 50 | 10,588 (9.5) | 81 (0.9) | 161 (1.9) | 383 (4.7) | 658 (9.0) | 856 (14.9) | 1,139 (24.5) | 1,470 (34.5) | 1,774 (51.6) | 1,733 (67.5) | 1,260 (77.0) | 959 (80.1) |
| | | 55 | 14,510 (12.5) | 88 (0.8) | 192 (2.1) | 356 (4.3) | 990 (12.3) | 1,581 (22.0) | 1,687 (30.2) | 1,904 (42.9) | 2,136 (54.1) | 2,262 (75.1) | 1,760 (86.7) | 1,479 (91.3) |
| | | 60 | 19,871 (16.5) | 68 (0.8) | 235 (2.2) | 409 (4.5) | 876 (10.7) | 2,287 (29.1) | 3,006 (43.2) | 2,837 (52.9) | 2,587 (62.1) | 2,774 (78.5) | 2,398 (98.5) | 2,322 (104.6) |
| | | 平成2年 | 25,352 (20.7) | 41 (0.5) | 149 (1.7) | 451 (4.2) | 804 (8.9) | 1,632 (20.2) | 4,149 (53.8) | 4,685 (69.6) | 3,778 (74.2) | 3,248 (85.3) | 2,908 (96.5) | 3,460 (117.1) |
| | | 7 | 31,707 (25.5) | 30 (0.4) | 94 (1.2) | 344 (3.9) | 953 (9.0) | 1,713 (19.3) | 2,996 (37.9) | 6,269 (84.2) | 6,318 (99.1) | 4,811 (102.9) | 3,626 (110.7) | 4,494 (116.1) |
| | | 12 | 33,981 (27.1) | 41 (0.5) | 81 (1.0) | 211 (2.7) | 623 (7.0) | 1,649 (15.9) | 2,593 (29.8) | 4,192 (54.4) | 7,217 (101.8) | 6,692 (113.6) | 4,753 (114.8) | 5,871 (121.3) |
| | | 17 | 34,268 (27.2) | 27 (0.3) | 84 (1.0) | 145 (1.8) | 357 (4.7) | 1,122 (12.8) | 2,266 (22.2) | 3,387 (39.7) | 4,833 (65.1) | 7,557 (113.9) | 6,663 (126.6) | 7,795 (123.0) |
| | | 22 | 32,765 (25.9) | 26 (0.3) | 55 (0.6) | 115 (1.3) | 270 (3.4) | 629 (8.3) | 1,478 (17.1) | 3,058 (30.4) | 3,964 (48.2) | 5,271 (75.4) | 7,191 (120.4) | 10,683 (130.6) |
| | | 27 | 28,889 (23.0) | 6 (0.1) | 34 (0.4) | 93 (1.0) | 203 (2.4) | 442 (5.6) | 876 (11.7) | 1,817 (21.5) | 3,339 (34.5) | 4,326 (55.8) | 5,101 (80.5) | 12,632 (126.2) |
| | | 令和2年 | 24,839 (20.2) | 6 (0.1) | 28 (0.4) | 69 (0.8) | 165 (1.7) | 301 (3.5) | 598 (7.7) | 1,133 (15.4) | 2,141 (26.1) | 3,656 (39.8) | 4,170 (58.9) | 12,552 (108.3) |
| | | 3 | 24,102 (19.6) | 10 (0.2) | 29 (0.4) | 54 (0.7) | 114 (1.2) | 304 (3.3) | 584 (7.6) | 1,078 (14.8) | 1,912 (24.5) | 3,794 (39.4) | 3,757 (56.3) | 12,455 (104.5) |
| | | 4 | 23,620 (19.4) | 7 (0.1) | 15 (0.2) | 57 (0.7) | 121 (1.3) | 289 (3.1) | 564 (7.1) | 1,030 (14.0) | 1,832 (24.5) | 3,449 (37.2) | 3,798 (54.3) | 12,437 (101.2) |
| が | 男 | 昭和45年 | 5,908 (11.7) | 38 (0.9) | 126 (3.1) | 234 (6.4) | 330 (12.4) | 506 (23.6) | 754 (37.2) | 883 (50.6) | 1,068 (76.7) | 906 (94.5) | 624 (117.6) | 374 (113.4) |
| | | 50 | 6,795 (12.4) | 65 (1.4) | 111 (2.6) | 284 (6.9) | 493 (13.5) | 609 (23.4) | 800 (38.9) | 982 (51.0) | 1,158 (74.1) | 1,056 (92.3) | 693 (101.0) | 480 (111.7) |
| | | 55 | 10,038 (17.5) | 68 (1.3) | 141 (3.1) | 269 (6.5) | 845 (21.0) | 1,344 (38.1) | 1,284 (51.5) | 1,391 (72.0) | 1,429 (82.4) | 1,448 (110.4) | 1,005 (118.8) | 760 (129.2) |
| | | 60 | 14,287 (24.2) | 48 (1.1) | 198 (3.7) | 336 (7.5) | 733 (18.1) | 2,016 (51.7) | 2,511 (74.0) | 2,117 (90.1) | 1,796 (101.4) | 1,809 (121.7) | 1,451 (145.6) | 1,229 (154.7) |
| | | 平成2年 | 18,393 (30.5) | 27 (0.7) | 124 (2.8) | 397 (7.4) | 698 (15.6) | 1,414 (35.4) | 3,620 (95.7) | 3,804 (117.6) | 2,663 (121.6) | 2,078 (133.5) | 1,766 (147.6) | 1,775 (171.4) |
| | | 7 | 22,773 (37.4) | 24 (0.6) | 84 (2.2) | 298 (6.6) | 837 (15.8) | 1,489 (33.9) | 2,527 (65.0) | 5,102 (141.8) | 4,768 (159.6) | 3,156 (163.4) | 2,122 (169.2) | 2,321 (178.6) |
| | | 12 | 23,602 (38.4) | 30 (0.7) | 61 (1.5) | 185 (4.8) | 551 (12.4) | 1,429 (27.6) | 2,192 (51.3) | 3,342 (89.4) | 5,524 (164.8) | 4,613 (173.0) | 2,795 (172.4) | 2,840 (181.4) |
| | | 17 | 23,203 (37.7) | 21 (0.4) | 73 (1.7) | 119 (3.0) | 320 (8.3) | 975 (22.4) | 1,930 (38.1) | 2,731 (65.8) | 3,628 (102.4) | 5,341 (175.6) | 4,252 (188.4) | 3,787 (186.4) |
| | | 22 | 21,510 (34.9) | 20 (0.5) | 40 (0.8) | 100 (2.3) | 229 (5.7) | 549 (14.4) | 1,258 (29.3) | 2,462 (49.9) | 2,993 (76.1) | 3,665 (113.3) | 4,752 (183.3) | 5,427 (197.2) |
| | | 27 | 19,008 (31.2) | 5 (0.1) | 23 (0.6) | 71 (1.4) | 168 (3.9) | 372 (9.4) | 749 (20.1) | 1,487 (35.8) | 2,632 (56.3) | 3,173 (88.0) | 3,448 (122.6) | 6,871 (195.7) |
| | | 令和2年 | 16,271 (27.1) | 2 (0.1) | 19 (0.5) | 52 (1.2) | 123 (2.5) | 236 (5.5) | 503 (12.9) | 924 (25.4) | 1,726 (43.5) | 2,750 (63.5) | 2,941 (93.0) | 6,987 (166.3) |
| | | 3 | 15,913 (26.7) | 5 (0.2) | 18 (0.5) | 36 (0.9) | 88 (1.8) | 235 (5.1) | 473 (12.3) | 896 (24.8) | 1,543 (40.7) | 2,883 (63.5) | 2,642 (88.8) | 7,088 (163.8) |
| | | 4 | 15,717 (26.5) | 5 (0.2) | 10 (0.3) | 38 (1.0) | 86 (1.8) | 238 (5.1) | 463 (11.6) | 851 (23.4) | 1,439 (39.6) | 2,600 (59.4) | 2,761 (88.1) | 7,217 (160.8) |
| ん | 女 | 昭和45年 | 3,608 (6.9) | 28 (0.7) | 51 (1.3) | 98 (2.7) | 168 (5.3) | 248 (9.4) | 372 (15.7) | 470 (23.9) | 586 (37.1) | 635 (54.3) | 533 (72.5) | 376 (61.3) |
| | | 50 | 3,793 (6.7) | 16 (0.3) | 50 (1.2) | 99 (2.4) | 165 (4.5) | 247 (7.8) | 339 (13.1) | 488 (20.9) | 616 (32.9) | 677 (47.5) | 567 (59.6) | 479 (62.4) |
| | | 55 | 4,472 (7.6) | 20 (0.4) | 51 (1.1) | 87 (2.1) | 145 (3.6) | 237 (6.5) | 403 (13.0) | 513 (20.4) | 707 (31.9) | 814 (47.9) | 755 (63.7) | 719 (69.7) |
| | | 60 | 5,584 (9.1) | 20 (0.4) | 37 (0.7) | 73 (1.6) | 143 (3.5) | 271 (6.8) | 495 (13.9) | 720 (23.9) | 791 (33.0) | 965 (47.2) | 947 (65.9) | 1,093 (76.7) |
| | | 平成2年 | 6,959 (11.1) | 14 (0.4) | 25 (0.6) | 54 (1.0) | 106 (2.3) | 218 (5.3) | 529 (13.5) | 881 (25.2) | 1,115 (38.4) | 1,170 (51.9) | 1,142 (62.8) | 1,685 (87.8) |
| | | 7 | 8,934 (14.1) | 6 (0.2) | 10 (0.3) | 46 (1.0) | 116 (2.2) | 224 (5.0) | 469 (11.6) | 1,167 (30.3) | 1,550 (45.8) | 1,655 (60.3) | 1,504 (74.4) | 2,173 (84.5) |
| | | 12 | 10,379 (16.2) | 11 (0.3) | 20 (0.5) | 26 (0.7) | 72 (1.6) | 220 (4.2) | 401 (9.1) | 850 (21.4) | 1,693 (45.3) | 2,079 (64.5) | 1,958 (77.7) | 3,031 (92.6) |
| | | 17 | 11,065 (17.1) | 6 (0.1) | 11 (0.3) | 26 (0.7) | 37 (1.0) | 147 (3.4) | 336 (6.5) | 656 (15.0) | 1,205 (31.1) | 2,216 (61.7) | 2,411 (80.3) | 4,008 (93.1) |
| | | 22 | 11,255 (17.4) | 6 (0.1) | 15 (0.3) | 15 (0.4) | 41 (1.0) | 80 (2.1) | 220 (5.0) | 596 (11.6) | 971 (22.6) | 1,606 (42.8) | 2,439 (72.2) | 5,256 (96.9) |
| | | 27 | 9,881 (15.4) | 1 (0.0) | 11 (0.3) | 22 (0.5) | 35 (0.8) | 70 (1.8) | 127 (3.4) | 330 (7.7) | 707 (14.1) | 1,153 (27.8) | 1,653 (46.9) | 5,761 (88.6) |
| | | 令和2年 | 8,568 (13.5) | 4 (0.1) | 9 (0.3) | 17 (0.4) | 42 (0.9) | 65 (1.5) | 95 (2.4) | 209 (5.6) | 415 (9.8) | 906 (18.7) | 1,229 (31.4) | 5,565 (75.4) |
| | | 3 | 8,189 (13.0) | 5 (0.2) | 11 (0.3) | 18 (0.5) | 26 (0.6) | 69 (1.5) | 111 (2.9) | 182 (4.9) | 369 (9.2) | 911 (17.9) | 1,115 (30.1) | 5,367 (70.7) |
| | | 4 | 7,903 (12.6) | 2 (0.1) | 5 (0.1) | 19 (0.5) | 35 (0.8) | 51 (1.1) | 101 (2.6) | 179 (4.8) | 393 (10.3) | 849 (17.3) | 1,037 (26.9) | 5,220 (66.9) |

［注］平成7年以降は、肝及び肝内胆管の悪性新生物をいう。

| 部位 | 性別 | 年 | 総数 | 30～34(歳) | 35～39 | 40～44 | 45～49 | 50～54 | 55～59 | 60～64 | 65～69 | 70～74 | 75～79 | 80歳以上 |
|---|---|---|---|---|---|---|---|---|---|---|---|---|---|---|
| 膵が ん | 総数 | 昭和45年 | 4,399 (4.3) | 46 (0.6) | 90 (1.1) | 142 (1.9) | 202 (3.5) | 373 (7.8) | 591 (13.4) | 750 (20.2) | 843 (28.3) | 729 (34.3) | 390 (30.8) | 200 (21.2) |
| | | 50 | 5,635 (5.1) | 30 (0.3) | 70 (0.8) | 146 (1.8) | 318 (4.3) | 460 (8.0) | 610 (13.1) | 874 (20.5) | 1,042 (30.3) | 986 (38.4) | 705 (43.1) | 356 (29.7) |
| | | 55 | 7,835 (6.7) | 39 (0.4) | 87 (1.0) | 181 (2.2) | 364 (4.5) | 601 (8.4) | 762 (13.7) | 1,068 (24.0) | 1,374 (34.8) | 1,441 (47.8) | 1,101 (54.2) | 785 (48.5) |
| | | 60 | 10,441 (8.7) | 31 (0.3) | 82 (0.8) | 200 (2.2) | 380 (4.6) | 645 (8.2) | 1,043 (15.0) | 1,272 (23.7) | 1,534 (36.8) | 1,934 (54.8) | 1,707 (70.1) | 1,600 (72.1) |
| | | 平成2年 | 13,318 (10.9) | 28 (0.4) | 103 (1.2) | 209 (2.0) | 408 (4.5) | 645 (8.0) | 1,080 (14.0) | 1,631 (24.2) | 1,871 (36.8) | 2,063 (54.1) | 2,341 (77.7) | 2,932 (99.3) |
| | | 7 | 16,019 (12.9) | 22 (0.3) | 55 (0.7) | 180 (2.0) | 454 (4.3) | 771 (8.7) | 1,153 (14.6) | 1,862 (25.0) | 2,413 (37.9) | 2,504 (53.6) | 2,479 (75.7) | 4,112 (106.3) |
| | | 12 | 19,094 (15.2) | 28 (0.3) | 54 (0.7) | 149 (1.9) | 415 (4.7) | 906 (8.7) | 1,379 (15.9) | 1,891 (24.5) | 2,697 (38.0) | 3,221 (54.7) | 3,104 (75.0) | 5,241 (108.3) |
| | | 17 | 22,927 (18.2) | 13 (0.1) | 57 (0.7) | 154 (1.9) | 313 (4.1) | 769 (8.8) | 1,702 (16.6) | 2,296 (26.9) | 2,949 (39.7) | 3,720 (56.1) | 3,916 (74.4) | 7,030 (111.0) |
| | | 22 | 28,017 (22.2) | 13 (0.2) | 58 (0.6) | 144 (1.7) | 326 (4.1) | 616 (8.1) | 1,452 (16.8) | 2,907 (28.9) | 3,549 (43.1) | 4,119 (58.9) | 4,849 (81.2) | 9,979 (122.0) |
| | | 27 | 31,866 (25.4) | 15 (0.2) | 53 (0.6) | 157 (1.6) | 310 (3.6) | 585 (7.4) | 1,123 (15.0) | 2,384 (28.2) | 4,237 (43.8) | 4,758 (61.4) | 5,333 (84.1) | 12,907 (128.9) |
| | | 令和2年 | 37,677 (30.6) | 15 (0.2) | 32 (0.4) | 147 (1.8) | 349 (3.6) | 686 (8.0) | 1,236 (15.9) | 2,017 (27.4) | 3,689 (45.1) | 6,137 (66.9) | 6,850 (96.8) | 16,507 (142.5) |
| | | 3 | 38,579 (31.4) | 9 (0.1) | 34 (0.5) | 119 (1.5) | 343 (3.6) | 718 (7.9) | 1,341 (17.4) | 2,001 (27.4) | 3,477 (44.6) | 6,738 (70.0) | 6,679 (100.0) | 17,109 (143.5) |
| | | 4 | 39,468 (32.3) | 14 (0.2) | 41 (0.6) | 110 (1.4) | 326 (3.5) | 730 (7.9) | 1,263 (15.9) | 2,114 (28.8) | 3,372 (45.2) | 6,501 (70.0) | 6,963 (99.6) | 18,025 (146.6) |
| | 男 | 昭和45年 | 2,549 (5.0) | 25 (0.6) | 56 (1.4) | 88 (2.4) | 110 (4.1) | 216 (10.1) | 367 (18.1) | 445 (25.5) | 511 (36.7) | 409 (42.7) | 190 (35.8) | 107 (32.4) |
| | | 50 | 3,155 (5.8) | 17 (0.4) | 44 (1.1) | 89 (2.2) | 189 (5.2) | 253 (9.7) | 350 (17.0) | 512 (26.6) | 607 (38.8) | 544 (47.6) | 357 (52.0) | 167 (38.9) |
| | | 55 | 4,483 (7.8) | 23 (0.4) | 62 (1.4) | 128 (3.1) | 244 (6.1) | 386 (10.9) | 476 (19.1) | 625 (32.3) | 784 (45.2) | 756 (57.6) | 602 (71.2) | 377 (64.1) |
| | | 60 | 5,953 (10.1) | 16 (0.4) | 49 (0.9) | 125 (2.8) | 255 (6.3) | 448 (11.5) | 707 (20.8) | 755 (32.1) | 910 (51.4) | 1,042 (70.1) | 907 (91.0) | 737 (92.8) |
| | | 平成2年 | 7,317 (12.1) | 12 (0.3) | 59 (1.3) | 147 (2.8) | 282 (6.3) | 441 (11.0) | 699 (18.5) | 1,066 (33.0) | 1,073 (49.0) | 1,113 (71.5) | 1,190 (99.5) | 1,233 (119.0) |
| | | 7 | 8,965 (14.7) | 16 (0.4) | 39 (1.0) | 125 (2.8) | 310 (5.9) | 526 (12.0) | 805 (20.7) | 1,188 (33.0) | 1,588 (53.2) | 1,377 (71.3) | 1,266 (100.9) | 1,716 (132.0) |
| | | 12 | 10,380 (16.9) | 20 (0.5) | 36 (0.9) | 95 (2.4) | 272 (6.1) | 617 (11.9) | 906 (21.2) | 1,252 (33.5) | 1,676 (50.0) | 1,903 (71.4) | 1,552 (95.7) | 2,046 (130.6) |
| | | 17 | 12,284 (19.9) | 6 (0.1) | 32 (0.7) | 97 (2.4) | 211 (5.5) | 499 (11.4) | 1,144 (22.6) | 1,490 (35.9) | 1,834 (51.8) | 2,169 (71.3) | 2,090 (92.6) | 2,708 (133.3) |
| | | 22 | 14,569 (23.7) | 4 (0.1) | 37 (0.8) | 75 (1.7) | 217 (5.4) | 388 (10.2) | 950 (22.1) | 1,843 (37.3) | 2,164 (55.0) | 2,415 (74.6) | 2,590 (99.9) | 3,884 (141.1) |
| | | 27 | 16,186 (26.5) | 9 (0.2) | 34 (0.8) | 106 (2.2) | 196 (4.5) | 373 (9.4) | 726 (19.5) | 1,510 (36.4) | 2,564 (54.9) | 2,742 (76.1) | 2,828 (100.5) | 5,095 (145.1) |
| | | 令和2年 | 18,880 (31.5) | 10 (0.3) | 25 (0.7) | 82 (2.0) | 218 (2.3) | 446 (10.3) | 762 (19.5) | 1,225 (33.7) | 2,237 (56.3) | 3,568 (82.4) | 3,667 (116.0) | 6,633 (157.9) |
| | | 3 | 19,334 (32.4) | 5 (0.2) | 18 (0.5) | 67 (1.7) | 208 (4.3) | 468 (10.2) | 816 (21.2) | 1,229 (34.0) | 2,125 (56.0) | 3,921 (86.3) | 3,595 (120.8) | 6,874 (158.8) |
| | | 4 | 19,608 (33.1) | 8 (0.3) | 29 (0.8) | 73 (1.9) | 216 (4.6) | 454 (9.7) | 823 (20.7) | 1,303 (35.8) | 2,022 (55.6) | 3,749 (85.6) | 3,616 (115.3) | 7,308 (162.8) |
| | 女 | 昭和45年 | 1,850 (3.5) | 21 (0.5) | 34 (0.8) | 54 (1.5) | 92 (2.9) | 157 (6.0) | 224 (9.4) | 305 (15.5) | 332 (21.0) | 320 (27.4) | 200 (27.2) | 93 (15.2) |
| | | 50 | 2,480 (4.4) | 13 (0.3) | 26 (0.6) | 57 (1.4) | 129 (3.5) | 207 (6.6) | 260 (10.0) | 362 (15.5) | 435 (23.2) | 442 (31.0) | 348 (36.6) | 189 (24.6) |
| | | 55 | 3,352 (5.7) | 16 (0.3) | 25 (0.5) | 53 (1.3) | 120 (3.0) | 215 (5.9) | 286 (9.3) | 443 (17.7) | 590 (26.7) | 685 (40.3) | 499 (42.1) | 408 (39.6) |
| | | 60 | 4,488 (7.3) | 15 (0.3) | 33 (0.6) | 75 (1.6) | 125 (3.0) | 197 (5.0) | 336 (9.4) | 517 (17.2) | 624 (26.1) | 892 (43.6) | 800 (55.6) | 863 (60.6) |
| | | 平成2年 | 6,001 (9.6) | 16 (0.4) | 44 (1.0) | 62 (1.2) | 126 (2.8) | 204 (5.0) | 381 (9.7) | 565 (16.1) | 798 (27.5) | 950 (42.2) | 1,151 (63.3) | 1,699 (88.6) |
| | | 7 | 7,054 (11.1) | 6 (0.2) | 16 (0.4) | 55 (1.2) | 144 (2.7) | 245 (5.5) | 348 (8.6) | 674 (17.5) | 825 (24.4) | 1,127 (41.1) | 1,213 (60.0) | 2,396 (93.2) |
| | | 12 | 8,714 (13.6) | 8 (0.2) | 18 (0.5) | 54 (1.4) | 143 (3.2) | 289 (5.6) | 473 (10.7) | 639 (16.1) | 1,021 (27.3) | 1,318 (40.9) | 1,552 (61.6) | 3,195 (97.6) |
| | | 17 | 10,643 (16.5) | 7 (0.1) | 25 (0.6) | 57 (1.4) | 102 (2.7) | 270 (6.2) | 558 (10.8) | 806 (18.4) | 1,115 (28.7) | 1,551 (43.2) | 1,826 (60.8) | 4,322 (100.4) |
| | | 22 | 13,448 (20.7) | 9 (0.2) | 21 (0.4) | 69 (1.6) | 109 (2.8) | 228 (6.0) | 502 (11.5) | 1,064 (20.8) | 1,385 (32.2) | 1,704 (45.4) | 2,259 (66.9) | 6,095 (112.3) |
| | | 27 | 15,680 (24.4) | 6 (0.2) | 19 (0.5) | 51 (1.1) | 114 (2.7) | 212 (5.4) | 397 (10.5) | 874 (20.3) | 1,673 (33.4) | 2,016 (48.6) | 2,505 (71.0) | 7,812 (120.2) |
| | | 令和2年 | 18,797 (29.7) | 5 (0.2) | 7 (0.2) | 65 (1.6) | 131 (2.8) | 240 (5.7) | 474 (12.2) | 792 (21.3) | 1,452 (34.4) | 2,569 (53.0) | 3,183 (81.4) | 9,874 (133.7) |
| | | 3 | 19,245 (30.5) | 4 (0.1) | 16 (0.5) | 52 (1.3) | 135 (2.9) | 250 (5.6) | 525 (13.7) | 772 (21.0) | 1,352 (33.7) | 2,817 (55.5) | 3,084 (83.3) | 10,235 (134.8) |
| | | 4 | 19,860 (31.7) | 6 (0.2) | 12 (0.4) | 37 (1.0) | 110 (2.4) | 276 (6.0) | 440 (11.1) | 811 (21.9) | 1,350 (35.3) | 2,752 (56.1) | 3,347 (86.7) | 10,717 (137.3) |

| 部位 | 性別 | | 総数 | 30〜34(歳) | 35〜39 | 40〜44 | 45〜49 | 50〜54 | 55〜59 | 60〜64 | 65〜69 | 70〜74 | 75〜79 | 80歳以上 |
|---|---|---|---|---|---|---|---|---|---|---|---|---|---|---|
| 肺 | 総数 | 昭和45年 | 10,489 (10.2) | 67 (0.8) | 115 (1.4) | 272 (3.7) | 390 (6.7) | 642 (13.4) | 1,162 (26.4) | 1,731 (46.7) | 2,247 (75.6) | 1,984 (93.2) | 1,197 (94.6) | 622 (65.9) |
| | | 50 | 14,759 (13.3) | 74 (0.8) | 151 (1.8) | 301 (3.7) | 616 (8.4) | 837 (14.6) | 1,316 (28.3) | 2,077 (48.7) | 2,850 (83.0) | 3,134 (122.1) | 2,191 (133.9) | 1,158 (96.7) |
| | | 55 | 21,294 (18.3) | 88 (0.8) | 192 (2.1) | 329 (4.0) | 657 (8.2) | 1,280 (17.9) | 1,709 (30.6) | 2,543 (57.2) | 3,658 (92.7) | 4,399 (146.0) | 3,784 (186.3) | 2,607 (161.0) |
| | | 60 | 28,590 (23.8) | 61 (0.7) | 251 (2.4) | 424 (4.7) | 671 (8.2) | 1,357 (17.2) | 2,405 (34.5) | 3,165 (59.1) | 4,215 (101.2) | 5,580 (158.0) | 5,410 (222.2) | 5,017 (226.1) |
| | | 平成2年 | 36,486 (29.7) | 66 (0.9) | 236 (2.6) | 524 (4.9) | 835 (9.3) | 1,341 (16.6) | 2,634 (34.1) | 4,539 (67.4) | 5,405 (106.2) | 6,236 (163.7) | 6,833 (226.7) | 7,804 (264.2) |
| | | 7 | 45,745 (36.8) | 83 (1.0) | 167 (2.2) | 458 (5.1) | 1,137 (10.8) | 1,691 (19.1) | 2,563 (32.4) | 4,782 (64.2) | 7,456 (117.0) | 7,872 (168.4) | 7,907 (241.3) | 11,597 (299.7) |
| | | 12 | 53,724 (42.8) | 87 (1.0) | 171 (2.1) | 436 (5.7) | 893 (10.1) | 2,129 (20.5) | 3,013 (34.6) | 4,420 (57.3) | 7,407 (104.4) | 10,210 (173.3) | 9,785 (236.4) | 15,142 (312.8) |
| | | 17 | 62,063 (49.2) | 71 (0.7) | 148 (1.7) | 316 (4.0) | 710 (9.3) | 1,633 (18.7) | 3,586 (35.1) | 5,206 (61.1) | 6,714 (90.4) | 10,483 (158.0) | 12,837 (244.0) | 20,326 (320.8) |
| | | 22 | 69,813 (55.2) | 42 (0.5) | 150 (1.5) | 272 (3.1) | 611 (7.7) | 1,252 (16.5) | 2,868 (33.1) | 5,983 (59.5) | 8,258 (100.3) | 9,983 (142.9) | 13,035 (218.3) | 27,329 (334.2) |
| | | 27 | 74,378 (59.3) | 21 (0.3) | 98 (1.2) | 310 (3.2) | 545 (6.3) | 1,078 (13.7) | 2,120 (28.3) | 4,769 (56.5) | 9,477 (97.9) | 11,766 (151.8) | 12,462 (196.6) | 31,712 (316.7) |
| | | 令和2年 | 75,585 (61.3) | 18 (0.3) | 70 (1.0) | 174 (2.1) | 489 (5.1) | 850 (10.0) | 1,700 (21.8) | 3,292 (44.8) | 7,049 (86.1) | 12,970 (141.3) | 14,416 (203.8) | 34,542 (298.1) |
| | | 3 | 76,212 (62.1) | 19 (0.3) | 60 (0.8) | 176 (2.2) | 421 (4.4) | 873 (9.6) | 1,608 (20.9) | 3,031 (41.5) | 6,577 (84.3) | 13,746 (142.9) | 13,978 (209.3) | 35,711 (299.6) |
| | | 4 | 76,663 (62.8) | 20 (0.3) | 56 (0.8) | 168 (2.2) | 391 (4.2) | 872 (9.4) | 1,590 (20.0) | 3,115 (42.4) | 6,259 (83.9) | 13,515 (145.6) | 14,271 (204.0) | 36,396 (296.1) |
| が | 男 | 昭和45年 | 7,502 (14.8) | 32 (0.8) | 66 (1.6) | 166 (4.6) | 225 (8.5) | 431 (20.1) | 825 (40.7) | 1,249 (71.5) | 1,741 (125.0) | 1,501 (156.6) | 854 (160.9) | 375 (113.7) |
| | | 50 | 10,711 (19.6) | 40 (0.9) | 78 (1.9) | 201 (4.9) | 416 (11.4) | 541 (20.8) | 903 (43.9) | 1,533 (79.7) | 2,179 (139.4) | 2,407 (210.5) | 1,635 (238.3) | 745 (173.4) |
| | | 55 | 15,438 (27.0) | 47 (0.9) | 114 (2.5) | 208 (5.0) | 450 (11.2) | 931 (26.4) | 1,218 (48.8) | 1,856 (96.0) | 2,726 (157.2) | 3,316 (252.7) | 2,784 (329.1) | 1,755 (298.3) |
| | | 60 | 20,837 (35.3) | 43 (0.9) | 156 (2.9) | 275 (6.1) | 451 (11.1) | 984 (25.2) | 1,818 (53.6) | 2,321 (98.8) | 3,171 (179.1) | 4,228 (284.5) | 4,018 (403.1) | 3,354 (422.3) |
| | | 平成2年 | 26,872 (44.6) | 39 (1.0) | 148 (3.3) | 360 (6.8) | 578 (12.9) | 917 (23.0) | 2,018 (53.4) | 3,654 (113.0) | 4,165 (190.2) | 4,675 (300.3) | 5,022 (419.7) | 5,273 (509.1) |
| | | 7 | 33,389 (54.8) | 47 (1.2) | 101 (2.6) | 289 (6.4) | 757 (14.3) | 1,140 (25.9) | 1,831 (47.1) | 3,761 (104.5) | 6,042 (202.3) | 6,104 (316.1) | 5,702 (454.6) | 7,594 (584.4) |
| | | 12 | 39,053 (63.5) | 56 (1.3) | 97 (2.4) | 289 (7.4) | 634 (14.3) | 1,465 (28.2) | 2,210 (51.7) | 3,352 (89.6) | 5,805 (173.1) | 8,193 (307.2) | 7,326 (451.9) | 9,605 (613.3) |
| | | 17 | 45,189 (73.3) | 37 (0.8) | 83 (1.9) | 232 (5.8) | 514 (13.4) | 1,157 (26.5) | 2,666 (52.6) | 4,055 (97.7) | 5,221 (147.4) | 8,216 (270.2) | 10,055 (445.5) | 12,937 (636.7) |
| | | 22 | 50,395 (81.8) | 20 (0.5) | 94 (1.9) | 172 (3.9) | 434 (10.8) | 926 (24.3) | 2,175 (50.6) | 4,551 (92.2) | 6,420 (163.2) | 7,672 (237.1) | 9,968 (384.4) | 17,944 (652.0) |
| | | 27 | 53,208 (87.2) | 12 (0.3) | 57 (1.4) | 209 (4.3) | 384 (8.8) | 795 (20.0) | 1,564 (41.9) | 3,686 (88.8) | 7,302 (156.2) | 9,098 (252.4) | 9,310 (331.0) | 20,778 (591.8) |
| | | 令和2年 | 53,247 (88.8) | 14 (0.4) | 37 (1.0) | 104 (2.5) | 322 (6.6) | 601 (13.9) | 1,252 (32.1) | 2,527 (69.6) | 5,476 (137.9) | 9,923 (229.0) | 10,747 (339.9) | 22,230 (529.2) |
| | | 3 | 53,278 (89.3) | 12 (0.4) | 34 (0.9) | 114 (2.8) | 285 (5.9) | 594 (12.9) | 1,171 (30.4) | 2,292 (63.4) | 5,052 (133.2) | 10,524 (231.8) | 10,407 (349.7) | 22,786 (526.5) |
| | | 4 | 53,750 (90.6) | 8 (0.3) | 32 (0.9) | 96 (2.4) | 258 (5.5) | 594 (12.7) | 1,178 (29.6) | 2,351 (64.5) | 4,793 (131.9) | 10,415 (237.7) | 10,734 (342.3) | 23,286 (518.8) |
| ん | 女 | 昭和45年 | 2,987 (5.7) | 35 (0.8) | 49 (1.2) | 106 (2.9) | 165 (5.2) | 211 (8.0) | 337 (14.2) | 482 (24.5) | 506 (32.0) | 483 (41.3) | 343 (46.7) | 247 (40.2) |
| | | 50 | 4,048 (7.2) | 34 (0.7) | 73 (1.7) | 100 (2.4) | 200 (5.4) | 296 (9.4) | 413 (15.9) | 544 (23.3) | 671 (35.8) | 727 (51.1) | 556 (58.5) | 413 (53.8) |
| | | 55 | 5,856 (9.9) | 41 (0.8) | 78 (1.7) | 121 (2.9) | 207 (5.1) | 349 (9.6) | 491 (15.9) | 687 (27.4) | 932 (42.1) | 1,083 (63.7) | 1,000 (84.4) | 852 (82.6) |
| | | 60 | 7,753 (12.7) | 18 (0.4) | 95 (1.8) | 149 (3.3) | 220 (5.3) | 373 (9.4) | 587 (16.4) | 844 (28.0) | 1,044 (43.6) | 1,352 (66.1) | 1,392 (96.8) | 1,663 (116.7) |
| | | 平成2年 | 9,614 (15.4) | 27 (0.7) | 88 (2.0) | 164 (3.1) | 257 (5.7) | 424 (10.4) | 616 (15.7) | 885 (25.3) | 1,240 (42.7) | 1,561 (69.3) | 1,811 (99.6) | 2,531 (132.0) |
| | | 7 | 12,356 (19.5) | 36 (0.9) | 66 (1.7) | 169 (3.8) | 380 (7.2) | 551 (12.3) | 732 (18.2) | 1,021 (26.5) | 1,414 (41.8) | 1,768 (64.4) | 2,205 (109.0) | 4,003 (155.7) |
| | | 12 | 14,671 (22.9) | 31 (0.7) | 74 (1.9) | 147 (3.8) | 259 (5.9) | 664 (12.8) | 803 (18.2) | 1,068 (26.9) | 1,602 (42.8) | 2,017 (62.6) | 2,459 (97.6) | 5,537 (169.1) |
| | | 17 | 16,874 (26.1) | 34 (0.7) | 65 (1.5) | 84 (2.1) | 196 (5.1) | 476 (10.9) | 920 (17.8) | 1,151 (26.3) | 1,493 (38.5) | 2,267 (63.1) | 2,782 (92.6) | 7,389 (171.7) |
| | | 22 | 19,418 (30.0) | 22 (0.5) | 56 (1.2) | 100 (2.3) | 177 (4.5) | 326 (8.6) | 693 (15.9) | 1,432 (28.0) | 1,838 (42.8) | 2,311 (61.6) | 3,067 (90.8) | 9,385 (173.0) |
| | | 27 | 21,170 (32.9) | 9 (0.3) | 41 (1.0) | 101 (2.1) | 161 (3.7) | 283 (7.2) | 556 (14.8) | 1,083 (25.2) | 2,175 (43.4) | 2,668 (64.3) | 3,152 (89.4) | 10,934 (168.2) |
| | | 令和2年 | 22,338 (35.3) | 4 (0.1) | 33 (0.9) | 70 (1.7) | 167 (3.5) | 249 (5.9) | 448 (11.5) | 765 (20.6) | 1,573 (37.3) | 3,047 (62.9) | 3,669 (93.8) | 12,312 (166.7) |
| | | 3 | 22,934 (36.3) | 7 (0.2) | 26 (0.7) | 62 (1.6) | 136 (2.9) | 279 (6.2) | 437 (11.4) | 739 (20.1) | 1,525 (38.1) | 3,222 (63.4) | 3,571 (96.4) | 12,925 (170.2) |
| | | 4 | 22,913 (36.5) | 12 (0.4) | 24 (0.7) | 72 (1.9) | 133 (2.9) | 278 (6.1) | 412 (10.4) | 764 (20.6) | 1,466 (38.3) | 3,100 (63.2) | 3,537 (91.7) | 13,110 (168.0) |

[注] 肺がんは、気管、気管支及び肺の悪性新生物をいう。

| 部位 | 性別 | | 総数 | 30～34(歳) | 35～39 | 40～44 | 45～49 | 50～54 | 55～59 | 60～64 | 65～69 | 70～74 | 75～79 | 80歳以上 |
|---|---|---|---|---|---|---|---|---|---|---|---|---|---|---|
| 乳がん | 女 | 昭和40年 | 1,966 (3.9) | 71 (1.7) | 149 (4.0) | 221 (6.8) | 254 (9.4) | 313 (12.6) | 260 (12.6) | 204 (11.9) | 173 (12.9) | 120 (12.6) | 82 (12.7) | 94 (18.2) |
| | | 45 | 2,486 (4.7) | 85 (2.0) | 172 (4.2) | 264 (7.2) | 338 (10.6) | 347 (13.2) | 338 (14.2) | 274 (14.0) | 197 (12.5) | 179 (15.3) | 106 (14.4) | 157 (25.6) |
| | | 50 | 3,262 (5.8) | 105 (2.3) | 194 (4.6) | 352 (8.6) | 453 (12.3) | 538 (17.1) | 425 (16.4) | 370 (15.8) | 274 (14.6) | 211 (14.8) | 146 (15.4) | 156 (20.3) |
| | | 55 | 4,141 (7.0) | 134 (2.5) | 252 (5.5) | 356 (8.6) | 536 (13.3) | 625 (17.2) | 615 (19.9) | 432 (17.2) | 402 (18.2) | 306 (18.0) | 216 (18.2) | 219 (21.2) |
| | | 60 | 4,922 (8.0) | 134 (3.0) | 293 (5.5) | 431 (9.5) | 541 (13.1) | 713 (18.0) | 741 (20.7) | 599 (19.9) | 458 (19.1) | 404 (19.7) | 259 (18.0) | 312 (21.9) |
| | | 平成2年 | 5,848 (9.4) | 99 (2.6) | 285 (6.4) | 569 (10.8) | 713 (15.8) | 784 (19.2) | 884 (22.5) | 706 (20.2) | 568 (19.6) | 452 (20.1) | 337 (18.5) | 419 (21.8) |
| | | 7 | 7,763 (12.2) | 93 (2.4) | 278 (7.3) | 552 (12.4) | 977 (18.6) | 1,192 (26.6) | 1,019 (25.3) | 924 (24.0) | 845 (25.0) | 604 (22.0) | 499 (24.7) | 748 (29.1) |
| | | 12 | 9,171 (14.3) | 98 (2.3) | 287 (7.3) | 478 (12.5) | 889 (20.2) | 1,480 (28.4) | 1,322 (29.9) | 1,051 (26.5) | 985 (26.3) | 795 (24.7) | 699 (27.8) | 1,059 (32.3) |
| | | 17 | 10,721 (16.6) | 124 (2.6) | 254 (6.0) | 480 (12.2) | 749 (19.6) | 1,263 (28.8) | 1,782 (34.5) | 1,363 (31.1) | 1,089 (28.1) | 993 (27.6) | 922 (30.7) | 1,678 (39.0) |
| | | 22 | 12,455 (19.2) | 79 (2.0) | 239 (5.0) | 458 (10.7) | 694 (17.6) | 1,094 (28.8) | 1,654 (37.9) | 1,831 (35.8) | 1,469 (34.2) | 1,166 (31.1) | 1,144 (33.9) | 2,606 (48.0) |
| | | 24 | 12,529 (19.4) | 67 (1.8) | 206 (4.5) | 487 (10.6) | 634 (15.8) | 979 (25.9) | 1,357 (34.2) | 1,823 (35.1) | 1,521 (35.8) | 1,325 (33.6) | 1,199 (34.2) | 2,906 (49.6) |
| | | 25 | 13,148 (20.4) | 73 (2.0) | 232 (5.3) | 461 (9.8) | 744 (18.1) | 1,050 (27.6) | 1,331 (34.6) | 1,837 (37.5) | 1,622 (36.1) | 1,449 (35.9) | 1,261 (35.9) | 3,071 (50.6) |
| | | 26 | 13,240 (20.6) | 69 (1.9) | 229 (5.5) | 415 (8.7) | 684 (16.3) | 997 (26.0) | 1,328 (34.9) | 1,749 (38.5) | 1,753 (37.2) | 1,545 (36.6) | 1,277 (36.6) | 3,179 (50.7) |
| | | 27 | 13,584 (21.1) | 86 (2.5) | 176 (4.4) | 459 (9.7) | 708 (16.6) | 1,050 (26.7) | 1,238 (32.9) | 1,675 (39.0) | 1,867 (37.3) | 1,561 (37.6) | 1,323 (37.5) | 3,413 (52.5) |
| | | 30 | 14,653 (23.0) | 53 (1.6) | 169 (4.6) | 418 (9.5) | 790 (16.9) | 1,079 (26.5) | 1,261 (33.4) | 1,412 (37.1) | 1,996 (41.5) | 1,759 (40.5) | 1,598 (41.9) | 4,104 (58.1) |
| | | 令和元年 | 14,839 (23.4) | 60 (1.9) | 165 (4.6) | 375 (8.9) | 777 (16.4) | 1,071 (25.7) | 1,275 (33.6) | 1,409 (37.4) | 1,902 (42.6) | 1,874 (41.0) | 1,663 (41.7) | 4,252 (59.2) |
| | | 2 | 14,650 (23.1) | 56 (1.8) | 129 (3.7) | 357 (8.8) | 710 (15.0) | 1,039 (24.6) | 1,258 (32.4) | 1,303 (35.1) | 1,669 (39.6) | 2,024 (41.8) | 1,705 (43.6) | 4,389 (59.4) |
| | | 3 | 14,803 (23.5) | 55 (1.8) | 139 (4.0) | 321 (8.2) | 677 (14.4) | 1,046 (23.3) | 1,192 (31.1) | 1,345 (36.5) | 1,570 (39.2) | 2,101 (41.4) | 1,586 (42.8) | 4,759 (62.7) |
| | | 4 | 15,912 (25.4) | 62 (2.1) | 147 (4.3) | 318 (8.4) | 746 (16.3) | 1,088 (23.8) | 1,211 (30.6) | 1,346 (36.3) | 1,641 (42.9) | 2,302 (46.9) | 1,814 (47.0) | 5,218 (66.9) |
| 子宮がん | 女 | 昭和40年 | 6,689 (13.4) | 156 (3.8) | 274 (7.3) | 443 (13.7) | 634 (23.5) | 906 (36.5) | 966 (46.6) | 980 (57.0) | 851 (63.3) | 626 (65.5) | 452 (70.2) | 295 (57.0) |
| | | 45 | 6,373 (12.1) | 107 (2.6) | 228 (5.6) | 437 (11.9) | 620 (19.5) | 707 (26.8) | 880 (37.1) | 969 (49.3) | 830 (52.5) | 724 (61.9) | 458 (62.3) | 341 (55.6) |
| | | 50 | 6,075 (10.7) | 79 (1.7) | 122 (2.9) | 291 (7.1) | 547 (14.8) | 697 (22.1) | 743 (28.7) | 864 (36.9) | 889 (47.5) | 811 (57.0) | 566 (59.5) | 423 (55.1) |
| | | 55 | 5,465 (9.2) | 57 (1.1) | 100 (2.2) | 195 (4.7) | 384 (9.5) | 544 (14.9) | 650 (21.0) | 698 (27.8) | 789 (35.7) | 745 (43.8) | 642 (54.2) | 626 (60.7) |
| | | 60 | 4,912 (8.0) | 57 (1.3) | 102 (1.9) | 177 (3.9) | 292 (7.1) | 433 (10.9) | 508 (14.2) | 619 (20.6) | 642 (26.8) | 669 (32.7) | 607 (42.2) | 779 (54.7) |
| | | 平成2年 | 4,600 (7.4) | 37 (1.0) | 106 (2.4) | 169 (3.2) | 245 (5.4) | 321 (7.9) | 484 (12.3) | 500 (14.3) | 581 (20.0) | 567 (25.2) | 620 (34.1) | 940 (49.0) |
| | | 7 | 4,865 (7.7) | 64 (1.6) | 88 (2.3) | 167 (3.8) | 311 (5.9) | 371 (8.3) | 444 (11.0) | 516 (13.4) | 546 (16.1) | 594 (21.7) | 551 (27.2) | 1,192 (46.4) |
| | | 12 | 5,202 (8.1) | 75 (1.8) | 140 (3.6) | 154 (4.0) | 312 (7.1) | 470 (9.0) | 550 (12.4) | 480 (12.1) | 513 (13.7) | 596 (18.5) | 593 (23.5) | 1,283 (39.2) |
| | | 17 | 5,381 (8.3) | 74 (1.6) | 124 (2.9) | 218 (5.5) | 261 (6.8) | 447 (10.2) | 611 (11.8) | 528 (12.1) | 535 (13.8) | 593 (16.5) | 594 (19.8) | 1,366 (31.7) |
| | | 22 | 5,930 (9.1) | 86 (2.1) | 150 (3.2) | 225 (5.3) | 285 (7.2) | 394 (10.4) | 549 (12.6) | 705 (13.8) | 616 (14.3) | 606 (16.2) | 639 (18.9) | 1,654 (30.5) |
| | | 24 | 6,113 (9.5) | 54 (1.4) | 160 (3.5) | 254 (5.5) | 312 (7.8) | 415 (11.0) | 496 (12.5) | 791 (15.2) | 586 (13.8) | 618 (15.7) | 647 (18.5) | 1,761 (30.0) |
| | | 25 | 6,033 (9.4) | 65 (1.8) | 155 (3.5) | 222 (4.7) | 302 (7.4) | 445 (11.7) | 472 (12.3) | 705 (14.4) | 683 (15.2) | 586 (14.5) | 686 (19.5) | 1,688 (27.8) |
| | | 26 | 6,429 (10.0) | 67 (1.9) | 135 (3.2) | 257 (5.4) | 384 (9.1) | 462 (12.1) | 532 (14.0) | 665 (14.6) | 729 (15.5) | 693 (16.4) | 646 (18.5) | 1,829 (29.2) |
| | | 27 | 6,429 (10.0) | 74 (2.1) | 138 (3.4) | 228 (4.8) | 358 (8.4) | 474 (12.1) | 539 (14.3) | 630 (14.7) | 771 (15.4) | 726 (17.5) | 650 (18.4) | 1,818 (28.0) |
| | | 30 | 6,800 (10.7) | 52 (1.6) | 109 (3.0) | 222 (5.1) | 381 (8.1) | 519 (12.7) | 526 (13.9) | 573 (15.1) | 826 (17.2) | 727 (16.7) | 753 (19.7) | 2,100 (29.7) |
| | | 令和元年 | 6,804 (10.7) | 66 (2.1) | 118 (3.3) | 215 (5.1) | 386 (8.1) | 491 (11.8) | 623 (16.4) | 612 (16.2) | 749 (16.8) | 784 (17.2) | 769 (19.3) | 1,973 (27.5) |
| | | 2 | 6,808 (10.8) | 42 (1.4) | 111 (3.1) | 202 (5.0) | 388 (8.2) | 531 (12.6) | 568 (14.6) | 584 (15.7) | 711 (16.9) | 840 (17.3) | 738 (18.9) | 2,084 (28.2) |
| | | 3 | 6,818 (10.8) | 39 (1.3) | 88 (2.5) | 208 (5.3) | 366 (7.8) | 520 (11.6) | 622 (16.2) | 587 (15.9) | 702 (17.5) | 881 (17.3) | 726 (19.6) | 2,065 (27.2) |
| | | 4 | 7,157 (11.4) | 41 (1.4) | 108 (3.2) | 210 (5.5) | 366 (8.0) | 535 (11.7) | 641 (16.2) | 634 (17.1) | 679 (17.7) | 964 (19.7) | 784 (20.3) | 2,183 (28.0) |

〔資料〕厚生労働省「人口動態統計」

## 18 部位別がん死亡率（人口10万対）及び死亡割合（％）の年次推移

| | 昭和40年 | 45 | 50 | 55 | 60 | 平成2年 | 7 | 12 | 17 | 22 | 27 | 令和2年 | 4 |
|---|---|---|---|---|---|---|---|---|---|---|---|---|---|
| **総数** | | | | | | | | | | | | | |
| 全がん | 108.4 (100.0) | 116.3 (100.0) | 122.6 (100.0) | 139.1 (100.0) | 156.1 (100.0) | 177.2 (100.0) | 211.6 (100.0) | 235.2 (100.0) | 258.3 (100.0) | 279.7 (100.0) | 295.4 (100.0) | 306.6 (100.0) | 316.1 (100.0) |
| 食道がん | 4.0 (3.7) | 4.7 (4.0) | 4.5 (3.7) | 4.9 (3.5) | 5.2 (3.3) | 5.9 (3.3) | 6.9 (3.3) | 8.2 (3.5) | 8.9 (3.4) | 9.4 (3.4) | 9.4 (3.2) | 8.9 (2.9) | 8.9 (2.8) |
| 胃がん | 47.2 (43.5) | 47.3 (40.7) | 44.8 (36.6) | 43.4 (31.2) | 40.7 (26.1) | 38.7 (21.8) | 40.3 (19.0) | 40.3 (17.1) | 39.9 (15.4) | 39.7 (14.2) | 37.2 (12.6) | 34.3 (11.2) | 33.4 (10.6) |
| 結腸がん | 2.9 (2.6) | 3.7 (3.2) | 5.0 (4.1) | 6.8 (4.8) | 9.3 (6.0) | 12.6 (7.1) | 16.3 (7.7) | 18.8 (8.0) | 21.5 (8.3) | 23.8 (8.5) | 27.4 (9.3) | 29.3 (9.6) | 30.5 (9.7) |
| 直腸がん[1] | 3.9 (3.6) | 4.6 (3.9) | 5.3 (4.3) | 5.9 (4.3) | 6.6 (4.2) | 7.6 (4.3) | 8.8 (4.2) | 9.8 (4.2) | 10.9 (4.2) | 11.2 (4.0) | 12.3 (4.2) | 12.6 (4.1) | 13.0 (4.1) |
| 大腸がん[2] | 6.7 (6.2) | 8.2 (7.1) | 10.3 (8.4) | 12.7 (9.1) | 15.8 (10.1) | 20.1 (11.3) | 25.2 (11.9) | 28.6 (12.2) | 32.4 (12.5) | 35.0 (12.5) | 39.6 (13.4) | 42.0 (13.7) | 43.5 (13.8) |
| 肝がん | 8.7 (8.0) | 9.2 (7.9) | 9.5 (7.8) | 12.5 (9.0) | 16.5 (10.6) | 20.7 (11.7) | 25.5 (12.1) | 27.1 (11.5) | 27.2 (10.5) | 25.9 (9.3) | 23.0 (7.8) | 20.1 (6.6) | 19.4 (6.1) |
| 胆道がん[3] | 2.1 (1.9) | 3.0 (2.6) | 4.0 (3.3) | 5.7 (4.1) | 7.9 (5.0) | 9.7 (5.5) | 11.1 (5.2) | 12.1 (5.1) | 13.1 (5.1) | 13.9 (5.0) | 14.5 (4.9) | 14.4 (4.7) | 14.6 (4.6) |
| 膵がん | 3.1 (2.9) | 4.3 (3.7) | 5.1 (4.1) | 6.7 (4.8) | 8.7 (5.6) | 10.9 (6.1) | 12.9 (6.1) | 15.2 (6.5) | 18.2 (7.0) | 22.2 (7.9) | 25.4 (8.6) | 30.5 (9.9) | 32.3 (10.2) |
| 肺がん | 7.9 (7.3) | 10.2 (8.7) | 13.3 (10.8) | 18.3 (13.2) | 23.8 (15.2) | 29.7 (16.8) | 36.8 (17.4) | 42.8 (18.2) | 49.2 (19.0) | 55.2 (19.7) | 59.3 (20.1) | 61.3 (20.0) | 62.8 (19.9) |
| 乳がん | − | 2.4 (2.1) | 3.0 (2.4) | 3.6 (2.6) | 4.1 (2.6) | 4.8 (2.7) | 6.3 (3.0) | 7.4 (3.1) | 8.6 (3.3) | 9.9 (3.5) | 10.9 (3.7) | 12.0 (3.9) | 13.1 (4.2) |
| 子宮がん[4] | − | 12.1 (5.3) | 10.7 (4.5) | 9.2 (3.4) | 8.0 (2.6) | 7.4 (2.1) | 7.7 (1.9) | 8.1 (1.8) | 8.3 (1.7) | 9.1 (4.2) | 10.0 (3.4) | 10.7 (3.5) | 11.4 (1.9) |
| 白血病 | 3.2 (3.0) | 3.5 (3.0) | 3.7 (3.1) | 3.9 (2.8) | 4.3 (2.8) | 4.6 (2.6) | 4.9 (2.3) | 5.4 (2.3) | 5.8 (2.2) | 6.4 (2.3) | 6.9 (2.3) | 7.3 (2.4) | 8.0 (2.5) |
| **男** | | | | | | | | | | | | | |
| 全がん | 122.1 (100.0) | 132.6 (100.0) | 140.6 (100.0) | 163.5 (100.0) | 187.4 (100.0) | 216.4 (100.0) | 262.0 (100.0) | 291.3 (100.0) | 319.1 (100.0) | 343.4 (100.0) | 359.8 (100.0) | 368.3 (100.0) | 376.5 (100.0) |
| 食道がん | 5.9 (4.9) | 7.3 (5.5) | 7.1 (5.0) | 7.8 (4.8) | 8.5 (4.6) | 10.0 (4.6) | 11.9 (4.5) | 14.2 (4.9) | 15.4 (4.8) | 16.2 (4.7) | 16.0 (4.4) | 15.0 (4.1) | 14.8 (3.9) |
| 胃がん | 59.4 (48.6) | 58.6 (44.2) | 55.6 (39.5) | 53.9 (33.0) | 51.1 (27.2) | 49.6 (22.9) | 52.6 (20.1) | 53.3 (18.3) | 53.0 (16.6) | 53.5 (15.6) | 50.5 (14.0) | 46.3 (12.6) | 44.6 (11.8) |
| 結腸がん | 2.6 (2.2) | 3.5 (2.6) | 4.9 (3.5) | 6.7 (4.1) | 9.4 (5.0) | 12.9 (6.0) | 17.1 (6.3) | 19.7 (6.8) | 21.8 (6.8) | 24.3 (7.1) | 28.0 (7.8) | 29.9 (8.1) | 30.7 (8.2) |
| 直腸がん[1] | 4.1 (3.4) | 5.0 (3.8) | 5.8 (4.1) | 6.9 (4.2) | 7.9 (4.2) | 9.2 (4.3) | 11.3 (4.3) | 12.6 (4.3) | 14.1 (4.4) | 14.6 (4.2) | 16.0 (4.4) | 16.3 (4.4) | 16.7 (4.4) |
| 大腸がん[2] | 6.8 (5.5) | 8.5 (6.4) | 10.6 (7.5) | 13.5 (8.3) | 17.1 (9.1) | 22.1 (10.2) | 28.4 (10.9) | 32.3 (11.1) | 35.9 (11.3) | 38.9 (11.3) | 44.0 (12.2) | 46.2 (12.5) | 47.4 (12.6) |
| 肝がん | 10.4 (8.5) | 11.7 (8.8) | 12.4 (8.8) | 17.5 (10.7) | 24.2 (12.9) | 30.5 (14.1) | 37.4 (14.3) | 38.4 (13.2) | 37.7 (11.8) | 34.9 (10.2) | 31.2 (8.7) | 27.1 (7.4) | 26.5 (7.0) |
| 胆道がん[3] | 2.1 (1.7) | 2.6 (2.0) | 3.5 (2.5) | 4.9 (3.0) | 6.7 (3.6) | 8.4 (3.9) | 10.2 (3.9) | 11.2 (3.9) | 12.7 (4.0) | 13.7 (4.0) | 14.9 (4.1) | 15.6 (4.2) | 16.0 (4.2) |
| 膵がん | 3.6 (3.0) | 5.0 (3.8) | 5.8 (4.1) | 7.8 (4.8) | 10.1 (5.4) | 12.1 (5.6) | 14.7 (5.6) | 16.9 (5.8) | 19.9 (6.2) | 23.7 (6.9) | 26.5 (7.4) | 31.5 (8.5) | 33.1 (8.8) |
| 肺がん | 11.2 (9.2) | 14.8 (11.2) | 19.6 (13.9) | 27.0 (16.5) | 35.3 (18.8) | 44.6 (20.6) | 54.8 (20.9) | 63.5 (21.8) | 73.3 (23.0) | 81.8 (23.8) | 87.2 (24.2) | 88.7 (24.1) | 90.6 (24.1) |
| 乳がん | − | − | − | − | − | − | 0.1 (0.04) | 0.1 (0.04) | 0.1 (0.04) | 0.1 (0.04) | 0.2 (0.06) | 0.2 (0.1) | 0.2 (0.05) |
| 白血病 | 3.7 (3.0) | 4.0 (3.0) | 4.2 (3.0) | 4.6 (2.8) | 5.1 (2.7) | 5.4 (2.5) | 6.0 (2.3) | 6.5 (2.2) | 7.0 (2.2) | 7.9 (2.3) | 8.4 (2.3) | 9.1 (2.5) | 10.1 (2.7) |
| **女** | | | | | | | | | | | | | |
| 全がん | 95.2 (100.0) | 100.7 (100.0) | 105.2 (100.0) | 115.5 (100.0) | 125.9 (100.0) | 139.3 (100.0) | 163.1 (100.0) | 181.4 (100.0) | 200.3 (100.0) | 219.2 (100.0) | 234.4 (100.0) | 248.3 (100.0) | 259.1 (100.0) |
| 食道がん | 2.2 (2.3) | 2.2 (2.2) | 2.0 (1.9) | 2.1 (1.8) | 1.9 (1.5) | 2.0 (1.5) | 2.2 (1.3) | 2.4 (1.3) | 2.7 (1.3) | 2.9 (1.3) | 3.1 (1.3) | 3.2 (1.3) | 3.4 (1.3) |
| 胃がん | 35.5 (37.3) | 36.5 (36.2) | 34.4 (32.7) | 33.2 (28.7) | 30.6 (24.3) | 28.1 (20.2) | 28.5 (17.5) | 27.8 (15.3) | 27.4 (13.7) | 26.5 (12.1) | 24.7 (10.5) | 23.0 (9.2) | 22.7 (8.8) |
| 結腸がん | 3.1 (3.2) | 3.9 (3.9) | 5.1 (4.9) | 6.9 (6.0) | 9.3 (7.4) | 12.4 (8.9) | 15.6 (9.5) | 17.9 (9.9) | 21.2 (10.5) | 23.3 (10.6) | 26.8 (11.4) | 28.8 (11.6) | 30.3 (11.7) |
| 直腸がん[1] | 3.6 (3.8) | 4.1 (4.1) | 4.9 (4.6) | 5.0 (4.4) | 5.4 (4.3) | 5.9 (4.3) | 6.5 (4.0) | 7.1 (3.9) | 7.7 (3.9) | 8.1 (3.7) | 8.7 (3.7) | 9.2 (3.7) | 9.5 (3.7) |
| 大腸がん[2] | 6.7 (7.0) | 8.0 (7.9) | 10.0 (9.5) | 11.9 (10.3) | 14.6 (11.6) | 18.2 (13.0) | 22.0 (13.5) | 25.1 (13.8) | 28.9 (14.4) | 31.3 (14.3) | 35.6 (15.2) | 38.0 (15.3) | 39.8 (15.4) |
| 肝がん | 7.0 (7.4) | 6.9 (6.8) | 6.7 (6.7) | 7.6 (6.6) | 9.1 (7.2) | 11.1 (8.0) | 14.1 (8.6) | 16.2 (8.9) | 17.1 (8.5) | 17.4 (7.9) | 15.4 (6.6) | 13.5 (5.4) | 12.6 (4.9) |
| 胆道がん[3] | 2.1 (2.2) | 3.4 (3.3) | 4.6 (4.3) | 6.4 (5.6) | 9.0 (7.2) | 10.9 (7.8) | 11.9 (7.3) | 11.9 (7.1) | 12.8 (6.8) | 13.5 (6.4) | 14.1 (6.0) | 13.3 (5.3) | 13.2 (5.1) |
| 膵がん | 2.6 (2.8) | 3.5 (3.5) | 4.4 (4.2) | 5.7 (4.9) | 7.3 (5.8) | 9.6 (6.9) | 11.1 (6.8) | 13.6 (7.5) | 16.5 (8.2) | 20.7 (9.5) | 24.4 (10.4) | 29.7 (11.9) | 31.7 (12.2) |
| 肺がん | 4.6 (4.9) | 5.7 (5.6) | 7.2 (6.8) | 9.9 (8.6) | 12.7 (10.1) | 15.4 (11.0) | 19.5 (12.0) | 22.9 (12.6) | 26.1 (13.0) | 30.0 (13.7) | 32.9 (14.0) | 35.2 (14.2) | 36.5 (14.1) |
| 乳がん | 3.9 (4.1) | 4.7 (4.7) | 5.8 (5.5) | 7.0 (6.1) | 8.0 (6.4) | 9.4 (6.7) | 12.2 (7.1) | 14.3 (7.9) | 16.6 (8.3) | 19.2 (8.8) | 21.1 (9.0) | 23.1 (9.3) | 25.4 (9.8) |
| 子宮がん | 13.4 (14.0) | 12.1 (12.0) | 10.7 (10.2) | 9.2 (8.0) | 8.0 (6.4) | 7.4 (5.3) | 7.7 (4.7) | 8.1 (4.5) | 8.3 (4.2) | 9.1 (4.2) | 10.0 (4.3) | 10.7 (4.3) | 11.4 (4.4) |
| 白血病 | 2.8 (2.9) | 3.0 (2.9) | 3.3 (3.1) | 3.3 (2.8) | 3.6 (2.8) | 3.9 (2.8) | 3.9 (2.4) | 4.4 (2.4) | 4.6 (2.3) | 5.0 (2.3) | 5.5 (2.3) | 5.7 (2.3) | 6.0 (2.3) |

[注] 1) 直腸がんは、直腸S状結腸移行部及び直腸の悪性新生物をいう。
2) 大腸がんは、結腸、直腸S状結腸移行部及び直腸の悪性新生物をいう。
3) 胆道がんは、胆のう及び肝外胆管の悪性新生物をいう。
4) 女子人口10万対の死亡率である。

〔資料〕厚生労働省「人口動態統計」

# 19 部位別がん年齢調整死亡率(人口10万対)の年次推移

| 年　度 | 昭和35年 | 40 | 45 | 50 | 55 | 60 | 平成2年 | 7 | 12 | 17 | 22 | 27 | 令和元年 | 2 | 3 | 4 |
|---|---|---|---|---|---|---|---|---|---|---|---|---|---|---|---|---|
| **男** | | | | | | | | | | | | | | | | |
| 全 が ん | 188.2 | 195.6 | 199.2 | 198.9 | 210.9 | 214.8 | 215.6 | 226.1 | 214.0 | 197.7 | 182.4 | 165.3 | 149.5 | 394.7 | 390.8 | 385.4 |
| 食道がん | 9.6 | 10.1 | 11.4 | 10.3 | 10.3 | 9.8 | 9.8 | 10.1 | 10.4 | 9.7 | 9.1 | 7.9 | 7.1 | 15.6 | 15.2 | 14.9 |
| 胃 が ん | 98.5 | 96.0 | 88.9 | 79.4 | 69.9 | 58.7 | 49.5 | 45.4 | 39.1 | 32.7 | 28.2 | 22.9 | 18.7 | 49.6 | 47.9 | 45.6 |
| 結腸がん | 3.6 | 4.3 | 5.2 | 7.0 | 8.7 | 10.8 | 12.9 | 14.8 | 14.4 | 13.4 | 12.8 | 12.9 | 12.1 | 32.4 | 32.2 | 31.6 |
| 直腸がん[1] | 5.9 | 7.0 | 7.8 | 8.3 | 9.0 | 9.0 | 9.2 | 9.7 | 9.3 | 9.0 | 8.2 | 8.1 | 7.6 | 17.0 | 17.1 | 16.9 |
| 大腸がん[2] | 9.5 | 11.3 | 12.9 | 15.2 | 17.6 | 19.6 | 21.9 | 24.4 | 23.7 | 22.4 | 21.0 | 21.0 | 19.7 | 49.4 | 49.3 | 48.6 |
| 肝 が ん | 19.4 | 17.0 | 17.7 | 17.4 | 22.0 | 26.8 | 29.5 | 31.6 | 28.2 | 23.7 | 19.0 | 14.5 | 11.4 | 28.9 | 27.9 | 27.1 |
| 胆道がん[3] | 2.1 | 3.4 | 4.1 | 5.1 | 6.5 | 7.9 | 8.5 | 8.8 | 8.2 | 7.6 | 6.9 | 6.3 | 5.7 | 17.0 | 17.1 | 16.5 |
| 膵 が ん | 4.1 | 5.6 | 7.4 | 8.0 | 10.0 | 11.5 | 12.1 | 12.7 | 12.4 | 12.6 | 13.0 | 12.8 | 13.3 | 33.0 | 33.4 | 33.4 |
| 肺 が ん[4] | 13.6 | 18.1 | 22.5 | 28.1 | 35.5 | 41.2 | 45.0 | 47.5 | 46.3 | 44.6 | 42.4 | 39.2 | 35.3 | 94.3 | 92.8 | 92.0 |
| 白 血 病 | 3.4 | 3.9 | 4.3 | 4.7 | 5.1 | 5.4 | 5.3 | 5.4 | 5.2 | 4.8 | 4.7 | 4.3 | 4.1 | 9.6 | 9.6 | 10.2 |
| **女** | | | | | | | | | | | | | | | | |
| 全 が ん | 132.0 | 130.3 | 126.9 | 121.1 | 118.8 | 113.1 | 107.7 | 108.3 | 103.5 | 97.3 | 92.2 | 87.7 | 83.7 | 196.4 | 195.5 | 197.4 |
| 食道がん | 3.3 | 3.2 | 2.9 | 2.4 | 2.2 | 1.6 | 1.5 | 1.3 | 1.3 | 1.3 | 1.2 | 1.2 | 1.2 | 2.6 | 2.7 | 2.7 |
| 胃 が ん | 51.8 | 49.4 | 46.5 | 39.8 | 34.1 | 27.4 | 21.6 | 18.5 | 15.3 | 12.5 | 10.2 | 8.3 | 7.0 | 21.7 | 21.8 | 16.5 |
| 結腸がん | 3.6 | 4.3 | 5.0 | 6.0 | 7.1 | 8.3 | 9.3 | 9.9 | 9.5 | 9.3 | 8.6 | 8.8 | 8.4 | 7.5 | 7.2 | 21.9 |
| 直腸がん[1] | 4.8 | 5.1 | 5.3 | 5.7 | 5.2 | 4.8 | 4.6 | 4.3 | 4.1 | 3.8 | 3.5 | 3.4 | 3.3 | 10.1 | 9.5 | 7.4 |
| 大腸がん[2] | 8.4 | 9.4 | 10.3 | 11.7 | 12.2 | 13.0 | 13.8 | 14.1 | 13.6 | 13.2 | 12.1 | 12.1 | 11.7 | 29.2 | 29.0 | 29.3 |
| 肝 が ん | 11.6 | 9.9 | 8.9 | 7.8 | 7.8 | 8.1 | 8.4 | 9.1 | 8.8 | 7.7 | 6.4 | 4.6 | 3.5 | 10.1 | 9.5 | 9.0 |
| 胆道がん[3] | 1.9 | 3.0 | 4.3 | 5.3 | 6.6 | 7.9 | 8.0 | 7.2 | 6.3 | 5.4 | 4.7 | 3.9 | 3.3 | 9.7 | 9.7 | 9.2 |
| 膵 が ん | 2.5 | 3.6 | 4.5 | 5.1 | 5.8 | 6.5 | 7.1 | 7.0 | 7.2 | 7.5 | 8.2 | 8.4 | 9.1 | 23.5 | 23.7 | 24.1 |
| 肺 が ん[4] | 4.8 | 6.5 | 7.3 | 8.3 | 10.2 | 11.2 | 11.6 | 12.5 | 12.3 | 11.7 | 11.5 | 11.1 | 10.4 | 27.3 | 27.6 | 27.2 |
| 乳 が ん | 5.1 | 5.2 | 5.8 | 6.5 | 7.2 | 7.6 | 8.2 | 9.9 | 10.7 | 11.4 | 11.9 | 12.0 | 12.2 | 20.6 | 20.6 | 21.9 |
| 子宮がん[5] | 21.3 | 18.0 | 15.1 | 12.4 | 9.5 | 7.3 | 5.8 | 5.4 | 5.3 | 5.1 | 5.3 | 5.6 | 5.8 | 9.6 | 9.6 | 10.1 |
| 白 血 病 | 2.5 | 2.9 | 3.1 | 3.4 | 3.3 | 3.4 | 3.4 | 3.0 | 3.0 | 2.6 | 2.5 | 2.4 | 2.1 | 4.5 | 4.5 | 4.7 |

〔注〕1 ）直腸がんは、直腸S状結腸移行部及び直腸の悪性新生物をいう。
　　　2 ）大腸がんは、結腸、直腸S状結腸移行部及び直腸の悪性新生物をいう。
　　　3 ）胆道がんは、胆のう及びその他の胆道の悪性新生物をいう。
　　　4 ）肺がんは、気管、気管支及び肺の悪性新生物をいう。
　　　5 ）平成7年以前は胎盤を含む。

〔資料〕厚生労働省「人口動態統計」

## ★年齢調整死亡率について

　死亡の状況はその集団の年齢構成に影響される。そこで、人口構成の異なる集団間で死亡率を比較するために、一定の基準人口にあてはめて調整したものが、年齢調整死亡率(従来の訂正死亡率)という指標である。

　厚生労働省では、人口動態統計における年齢調整死亡率の算出にあたっては、平成2年から昭和60年モデル人口(昭和60年の国勢調査人口)を基に補正した人口を使用しているが、その後25年以上が経過し、モデル人口が現実の人口構成とは異なってきた。

　このことから、高齢化を反映した新しい基準人口が公衆衛生の実践面から求められるなか、「基準人口の改訂に向けた検討会」(有識者検討会)において議論が行われ、令和2年より平成27(2015)年モデル人口(平成27年の国勢調査を基に補正した人口)を使用することとした。

基準人口 ―平成27年モデル人口―

| 年　齢 | 基準人口 |
|---|---|
| 0歳 | 978,000 |
| 1～ 4 | 4,048,000 |
| 5～ 9 | 5,369,000 |
| 10～14 | 5,711,000 |
| 15～19 | 6,053,000 |
| 20～24 | 6,396,000 |
| 25～29 | 6,738,000 |
| 30～34 | 7,081,000 |
| 35～39 | 7,423,000 |
| 40～44 | 7,766,000 |
| 45～49 | 8,108,000 |
| 50～54 | 8,451,000 |
| 55～59 | 8,793,000 |
| 60～64 | 9,135,000 |
| 65～69 | 9,246,000 |
| 70～74 | 7,892,000 |
| 75～79 | 6,306,000 |
| 80～84 | 4,720,000 |
| 85～89 | 3,134,000 |
| 90～94 | 1,548,000 |
| 95歳以上 | 423,000 |
| 合　計 | 125,319,000 |

基準人口 ―昭和60年モデル人口―

| 年　齢 | 基準人口 |
|---|---|
| 0～ 4歳 | 8,180,000 |
| 5～ 9 | 8,338,000 |
| 10～14 | 8,497,000 |
| 15～19 | 8,655,000 |
| 20～24 | 8,814,000 |
| 25～29 | 8,972,000 |
| 30～34 | 9,130,000 |
| 35～39 | 9,289,000 |
| 40～44 | 9,400,000 |
| 45～49 | 8,651,000 |
| 50～54 | 7,616,000 |
| 55～59 | 6,581,000 |
| 60～64 | 5,546,000 |
| 65～69 | 4,511,000 |
| 70～74 | 3,476,000 |
| 75～79 | 2,441,000 |
| 80～84 | 1,406,000 |
| 85歳以上 | 784,000 |
| 合　計 | 120,287,000 |

単位：千人

| 性　年齢階級 | | 総数 | 過去1年間 | | | 過去2年間 | | |
|---|---|---|---|---|---|---|---|---|
| | | | 胃がん | 肺がん | 大腸がん | 胃がん | 子宮がん | 乳がん |
| 総数 | 総数 | 94,168 | 30,497 | 38,236 | 34,001 | 35,553 | 17,019 | 16,459 |
| | 20～29歳 | 7,959 | 304 | 1,353 | 527 | 365 | 1,084 | 347 |
| | 30～39 | 10,318 | 1,994 | 2,705 | 1,968 | 2,319 | 2,633 | 1,493 |
| | 40～49 | 14,789 | 6,124 | 7,107 | 6,600 | 6,964 | 4,082 | 3,966 |
| | 50～59 | 15,840 | 7,023 | 8,247 | 7,628 | 7,941 | 3,917 | 4,154 |
| | 60～69 | 16,312 | 6,512 | 7,974 | 7,308 | 7,636 | 2,812 | 3,309 |
| | 70～79 | 18,083 | 6,077 | 7,552 | 7,051 | 7,280 | 1,996 | 2,525 |
| | 80歳以上 | 10,864 | 2,463 | 3,299 | 2,920 | 3,049 | 494 | 665 |
| | （再掲）40歳以上 | 75,890 | 28,199 | 34,178 | 31,507 | 32,869 | 13,301 | 14,619 |
| | （再掲）65歳以上 | 37,491 | 11,732 | 14,784 | 13,610 | 14,114 | 3,790 | 4,752 |
| | （再掲）75歳以上 | 18,381 | 4,929 | 6,288 | 5,739 | 6,025 | 1,179 | 1,551 |
| 男 | 総数 | 44,804 | 16,561 | 19,677 | 17,568 | 18,804 | - | - |
| | 20～29歳 | 3,948 | 159 | 697 | 270 | 191 | - | - |
| | 30～39 | 5,153 | 1,151 | 1,536 | 1,111 | 1,297 | - | - |
| | 40～49 | 7,350 | 3,412 | 3,719 | 3,457 | 3,764 | - | - |
| | 50～59 | 7,598 | 3,804 | 4,219 | 3,903 | 4,177 | - | - |
| | 60～69 | 7,874 | 3,629 | 4,209 | 3,842 | 4,136 | - | - |
| | 70～79 | 8,439 | 3,171 | 3,763 | 3,552 | 3,738 | - | - |
| | 80歳以上 | 4,440 | 1,235 | 1,535 | 1,432 | 1,500 | - | - |
| | （再掲）40歳以上 | 35,702 | 15,252 | 17,445 | 16,186 | 17,316 | - | - |
| | （再掲）65歳以上 | 17,017 | 6,173 | 7,371 | 6,884 | 7,280 | - | - |
| | （再掲）75歳以上 | 7,901 | 2,515 | 3,019 | 2,857 | 3,017 | - | - |
| 女 | 総数 | 49,364 | 13,936 | 18,558 | 16,433 | 16,749 | 17,019 | 16,459 |
| | 20～29歳 | 4,011 | 145 | 657 | 256 | 173 | 1,084 | 347 |
| | 30～39 | 5,165 | 844 | 1,168 | 857 | 1,022 | 2,633 | 1,493 |
| | 40～49 | 7,439 | 2,712 | 3,387 | 3,143 | 3,200 | 4,082 | 3,966 |
| | 50～59 | 8,243 | 3,219 | 4,028 | 3,726 | 3,764 | 3,917 | 4,154 |
| | 60～69 | 8,438 | 2,883 | 3,765 | 3,465 | 3,499 | 2,812 | 3,309 |
| | 70～79 | 9,644 | 2,905 | 3,789 | 3,498 | 3,542 | 1,996 | 2,525 |
| | 80歳以上 | 6,424 | 1,227 | 1,764 | 1,488 | 1,549 | 494 | 665 |
| | （再掲）40歳以上 | 40,188 | 12,947 | 16,734 | 15,320 | 15,553 | 13,301 | 14,619 |
| | （再掲）65歳以上 | 20,475 | 5,558 | 7,413 | 6,726 | 6,834 | 3,790 | 4,752 |
| | （再掲）75歳以上 | 10,480 | 2,414 | 3,270 | 2,882 | 3,008 | 1,179 | 1,551 |

注：1）世帯人員には、入院者は含まない。
　　2）（総数）には、教育不詳を含む。
　　3）過去2年間の「受けていない」は子宮がん検診、乳がん検診を受けていない者である。

●資料：厚生労働省「国民生活基礎調査」令和4年●

## 21 性・年齢階級別健診等の受診者数・割合（20歳以上）

| 性 | 年齢(歳) | 総数 | 割合(%) | 健診等を受けた 総数 | 割合(%) | 市区町村が実施した健診 | 割合(%) | 勤め先等が実施した健診 | 割合(%) | 学校が実施した健診 | 割合(%) | 人間ドック | 割合(%) | その他 | 割合(%) | 不詳 | 割合(%) | 健診等を受けていない | 割合(%) | 不詳 | 割合(%) |
|---|---|---|---|---|---|---|---|---|---|---|---|---|---|---|---|---|---|---|---|---|---|
| 総数 | 総数 | 94,168 | 100.0 | 65,183 | 69.2 | 18,415 | 19.6 | 38,112 | 40.5 | 1,220 | 1.3 | 5,274 | 5.6 | 5,116 | 5.4 | 318 | 0.3 | 28,136 | 29.9 | 848 | 0.9 |
| | 20～24 | 3,994 | 100.0 | 2,683 | 67.2 | 54 | 1.4 | 1,605 | 40.2 | 968 | 24.2 | 18 | 0.5 | 77 | 1.9 | 6 | 0.2 | 1,257 | 31.5 | 53 | 1.3 |
| | 25～29 | 3,965 | 100.0 | 2,866 | 72.3 | 81 | 2.0 | 2,667 | 67.3 | 68 | 1.7 | 27 | 0.7 | 59 | 1.5 | 11 | 0.3 | 1,063 | 26.8 | 36 | 0.9 |
| | 30～34 | 4,676 | 100.0 | 3,278 | 70.1 | 160 | 3.4 | 2,989 | 63.9 | 34 | 0.7 | 77 | 1.6 | 80 | 1.7 | 10 | 0.2 | 1,369 | 29.3 | 29 | 0.6 |
| | 35～39 | 5,642 | 100.0 | 4,023 | 71.3 | 264 | 4.7 | 3,493 | 61.9 | 25 | 0.4 | 261 | 4.6 | 103 | 1.8 | 14 | 0.2 | 1,592 | 28.2 | 28 | 0.5 |
| | 40～44 | 6,584 | 100.0 | 5,046 | 76.6 | 556 | 8.4 | 4,214 | 64.0 | 23 | 0.3 | 399 | 6.1 | 103 | 1.6 | 21 | 0.3 | 1,498 | 22.8 | 40 | 0.6 |
| | 45～49 | 8,205 | 100.0 | 6,331 | 77.2 | 635 | 7.7 | 5,273 | 64.3 | 28 | 0.3 | 543 | 6.6 | 149 | 1.8 | 23 | 0.3 | 1,829 | 22.3 | 46 | 0.6 |
| 総 | 50～54 | 8,257 | 100.0 | 6,422 | 77.8 | 713 | 8.6 | 5,211 | 63.1 | 26 | 0.3 | 626 | 7.6 | 192 | 2.3 | 18 | 0.2 | 1,793 | 21.7 | 42 | 0.5 |
| | 55～59 | 7,583 | 100.0 | 5,832 | 76.9 | 763 | 10.1 | 4,498 | 59.3 | 18 | 0.2 | 633 | 8.3 | 250 | 3.3 | 20 | 0.3 | 1,716 | 22.6 | 34 | 0.4 |
| | 60～64 | 7,769 | 100.0 | 5,760 | 74.1 | 1,231 | 15.8 | 3,852 | 49.6 | 16 | 0.2 | 681 | 8.8 | 327 | 4.2 | 21 | 0.3 | 1,969 | 25.3 | 40 | 0.5 |
| 数 | 65～69 | 8,543 | 100.0 | 5,789 | 67.8 | 2,458 | 28.8 | 2,483 | 29.1 | 8 | 0.1 | 650 | 7.6 | 560 | 6.6 | 15 | 0.2 | 2,686 | 31.4 | 69 | 0.8 |
| | 70～74 | 10,566 | 100.0 | 6,844 | 64.8 | 4,212 | 39.9 | 1,418 | 13.4 | 3 | 0.0 | 660 | 6.2 | 920 | 8.7 | 38 | 0.4 | 3,624 | 34.3 | 99 | 0.9 |
| | 75～79 | 7,517 | 100.0 | 4,612 | 61.4 | 3,324 | 44.2 | 288 | 3.8 | 2 | 0.0 | 390 | 5.2 | 816 | 10.9 | 43 | 0.6 | 2,795 | 37.2 | 110 | 1.5 |
| | 80～84 | 5,722 | 100.0 | 3,241 | 56.6 | 2,318 | 40.5 | 74 | 1.3 | 0 | 0.0 | 205 | 3.6 | 766 | 13.4 | 43 | 0.8 | 2,369 | 41.4 | 112 | 2.0 |
| | 85以上 | 5,142 | 100.0 | 2,455 | 47.7 | 1,646 | 32.0 | 46 | 0.9 | 1 | 0.0 | 104 | 2.0 | 713 | 13.9 | 35 | 0.7 | 2,577 | 50.1 | 110 | 2.1 |
| | 65以上(再掲) | 37,491 | 100.0 | 22,940 | 61.2 | 13,958 | 37.2 | 4,309 | 11.5 | 15 | 0.0 | 2,009 | 5.4 | 3,775 | 10.1 | 174 | 0.5 | 14,050 | 37.5 | 501 | 1.3 |
| | 70以上(再掲) | 28,948 | 100.0 | 17,151 | 59.2 | 11,500 | 39.7 | 1,826 | 6.3 | 6 | 0.0 | 1,360 | 4.7 | 3,215 | 11.1 | 159 | 0.5 | 11,365 | 39.3 | 432 | 1.5 |
| | 75以上(再掲) | 18,381 | 100.0 | 10,308 | 56.1 | 7,288 | 39.6 | 408 | 2.2 | 4 | 0.0 | 699 | 3.8 | 2,295 | 12.5 | 121 | 0.7 | 7,741 | 42.1 | 332 | 1.8 |
| | 総数 | 44,804 | 100.0 | 32,730 | 73.1 | 7,285 | 16.3 | 20,733 | 46.3 | 624 | 1.4 | 3,051 | 6.8 | 2,276 | 5.1 | 153 | 0.3 | 11,681 | 26.1 | 393 | 0.9 |
| | 20～24 | 1,982 | 100.0 | 1,315 | 66.3 | 20 | 1.0 | 773 | 39.0 | 484 | 24.4 | 9 | 0.5 | 41 | 2.1 | 3 | 0.2 | 638 | 32.2 | 29 | 1.5 |
| | 25～29 | 1,966 | 100.0 | 1,476 | 75.1 | 30 | 1.5 | 1,374 | 69.9 | 40 | 2.0 | 12 | 0.6 | 27 | 1.4 | 8 | 0.4 | 470 | 23.9 | 20 | 1.0 |
| | 30～34 | 2,372 | 100.0 | 1,841 | 77.6 | 45 | 1.9 | 1,729 | 72.9 | 17 | 0.7 | 39 | 1.6 | 29 | 1.3 | 5 | 0.2 | 515 | 21.7 | 17 | 0.7 |
| | 35～39 | 2,781 | 100.0 | 2,174 | 78.2 | 68 | 2.4 | 1,960 | 70.5 | 14 | 0.5 | 138 | 5.0 | 36 | 1.3 | 7 | 0.3 | 590 | 21.2 | 17 | 0.6 |
| | 40～44 | 3,291 | 100.0 | 2,648 | 80.5 | 149 | 4.5 | 2,292 | 69.6 | 11 | 0.3 | 237 | 7.2 | 39 | 1.2 | 11 | 0.3 | 620 | 18.8 | 23 | 0.7 |
| | 45～49 | 4,059 | 100.0 | 3,304 | 81.4 | 197 | 4.9 | 2,823 | 69.5 | 15 | 0.4 | 314 | 7.7 | 58 | 1.4 | 12 | 0.3 | 729 | 18.0 | 26 | 0.6 |
| 男 | 50～54 | 3,955 | 100.0 | 3,236 | 81.8 | 223 | 5.6 | 2,688 | 68.0 | 12 | 0.3 | 346 | 8.7 | 78 | 2.0 | 9 | 0.2 | 696 | 17.6 | 23 | 0.6 |
| | 55～59 | 3,643 | 100.0 | 2,966 | 81.4 | 248 | 6.8 | 2,371 | 65.1 | 12 | 0.3 | 367 | 10.1 | 109 | 3.0 | 11 | 0.3 | 658 | 18.1 | 19 | 0.5 |
| | 60～64 | 3,737 | 100.0 | 2,948 | 78.9 | 389 | 10.4 | 2,149 | 57.5 | 10 | 0.3 | 395 | 10.6 | 142 | 3.8 | 11 | 0.3 | 770 | 20.6 | 19 | 0.5 |
| | 65～69 | 4,137 | 100.0 | 2,931 | 70.8 | 967 | 23.4 | 1,476 | 35.7 | 5 | 0.1 | 383 | 9.3 | 272 | 6.6 | 8 | 0.2 | 1,175 | 28.4 | 32 | 0.8 |
| | 70～74 | 4,978 | 100.0 | 3,281 | 65.9 | 1,780 | 35.8 | 848 | 17.0 | 2 | 0.0 | 386 | 7.8 | 460 | 9.2 | 16 | 0.3 | 1,655 | 33.2 | 42 | 0.8 |
| | 75～79 | 3,461 | 100.0 | 2,171 | 62.7 | 1,469 | 42.4 | 180 | 5.2 | 1 | 0.0 | 240 | 6.9 | 399 | 11.5 | 17 | 0.6 | 1,251 | 36.1 | 39 | 1.1 |
| | 80～84 | 2,526 | 100.0 | 1,481 | 58.6 | 1,042 | 41.3 | 46 | 1.8 | － | － | 129 | 5.1 | 330 | 13.1 | 16 | 0.6 | 1,003 | 39.7 | 42 | 1.7 |
| | 85以上 | 1,914 | 100.0 | 959 | 50.1 | 659 | 34.4 | 24 | 1.3 | 0 | 0 | 56 | 2.9 | 256 | 13.4 | 17 | 0.9 | 912 | 47.6 | 43 | 2.2 |
| | 65以上(再掲) | 17,017 | 100.0 | 10,822 | 63.6 | 5,917 | 34.8 | 2,574 | 15.1 | 9 | 0.1 | 1,194 | 7.0 | 1,718 | 10.1 | 75 | 0.4 | 5,996 | 35.2 | 199 | 1.2 |
| | 70以上(再掲) | 12,880 | 100.0 | 7,891 | 61.3 | 4,950 | 38.4 | 1,098 | 8.5 | 3 | 0.0 | 812 | 6.3 | 1,446 | 11.2 | 67 | 0.5 | 4,821 | 37.4 | 167 | 1.3 |
| | 75以上(再掲) | 7,901 | 100.0 | 4,611 | 58.4 | 3,170 | 40.1 | 250 | 3.2 | 2 | 0.0 | 425 | 5.4 | 985 | 12.5 | 51 | 0.6 | 3,166 | 40.1 | 125 | 1.6 |
| | 総数 | 49,364 | 100.0 | 32,453 | 65.7 | 11,130 | 22.5 | 17,379 | 35.2 | 597 | 1.2 | 2,223 | 4.5 | 2,840 | 5.8 | 166 | 0.3 | 16,455 | 33.3 | 455 | 0.9 |
| | 20～24 | 2,012 | 100.0 | 1,368 | 68.0 | 34 | 1.7 | 832 | 41.4 | 484 | 24.1 | 10 | 0.5 | 35 | 1.7 | 3 | 0.1 | 620 | 30.8 | 24 | 1.2 |
| | 25～29 | 1,999 | 100.0 | 1,390 | 69.5 | 52 | 2.6 | 1,293 | 64.7 | 28 | 1.4 | 15 | 0.8 | 32 | 1.6 | 3 | 0.2 | 594 | 29.7 | 16 | 0.8 |
| | 30～34 | 2,304 | 100.0 | 1,437 | 62.4 | 115 | 5.0 | 1,261 | 54.7 | 17 | 0.7 | 38 | 1.6 | 51 | 2.2 | 5 | 0.2 | 855 | 37.1 | 12 | 0.5 |
| | 35～39 | 2,861 | 100.0 | 1,849 | 64.6 | 196 | 6.9 | 1,534 | 53.6 | 11 | 0.4 | 123 | 4.3 | 67 | 2.3 | 7 | 0.2 | 1,001 | 35.0 | 11 | 0.4 |
| | 40～44 | 3,293 | 100.0 | 2,399 | 72.9 | 406 | 12.3 | 1,922 | 58.4 | 12 | 0.4 | 162 | 4.9 | 65 | 2.0 | 10 | 0.3 | 877 | 26.6 | 17 | 0.5 |
| | 45～49 | 4,146 | 100.0 | 3,027 | 73.0 | 438 | 10.6 | 2,450 | 59.1 | 13 | 0.3 | 229 | 5.5 | 92 | 2.2 | 11 | 0.3 | 1,099 | 26.5 | 19 | 0.5 |
| 女 | 50～54 | 4,302 | 100.0 | 3,187 | 74.1 | 491 | 11.4 | 2,523 | 58.6 | 14 | 0.3 | 279 | 6.5 | 115 | 2.7 | 9 | 0.2 | 1,097 | 25.5 | 18 | 0.4 |
| | 55～59 | 3,941 | 100.0 | 2,866 | 72.7 | 515 | 13.1 | 2,126 | 53.9 | 5 | 0.1 | 266 | 6.7 | 141 | 3.6 | 9 | 0.2 | 1,059 | 26.9 | 16 | 0.4 |
| | 60～64 | 4,032 | 100.0 | 2,812 | 69.7 | 842 | 20.9 | 1,703 | 42.2 | 6 | 0.1 | 286 | 7.1 | 185 | 4.6 | 10 | 0.2 | 1,199 | 29.7 | 21 | 0.5 |
| | 65～69 | 4,406 | 100.0 | 2,859 | 64.9 | 1,491 | 33.8 | 1,008 | 22.9 | 3 | 0.1 | 267 | 6.1 | 288 | 6.5 | 7 | 0.2 | 1,511 | 34.3 | 37 | 0.8 |
| | 70～74 | 5,588 | 100.0 | 3,563 | 63.8 | 2,433 | 43.5 | 570 | 10.2 | 1 | 0.0 | 274 | 4.9 | 460 | 8.2 | 22 | 0.4 | 1,968 | 35.2 | 57 | 1.0 |
| | 75～79 | 4,056 | 100.0 | 2,441 | 60.2 | 1,855 | 45.7 | 109 | 2.7 | 1 | 0.0 | 150 | 3.7 | 417 | 10.3 | 25 | 0.6 | 1,544 | 38.1 | 71 | 1.8 |
| | 80～84 | 3,196 | 100.0 | 1,760 | 55.1 | 1,276 | 39.9 | 28 | 0.9 | 0 | 0.0 | 76 | 2.4 | 436 | 13.6 | 27 | 0.8 | 1,366 | 42.7 | 70 | 2.2 |
| | 85以上 | 3,228 | 100.0 | 1,496 | 46.3 | 987 | 30.6 | 21 | 0.7 | 0 | 0.0 | 48 | 1.5 | 457 | 14.2 | 18 | 0.6 | 1,666 | 51.6 | 67 | 2.1 |
| | 65以上(再掲) | 20,475 | 100.0 | 12,118 | 59.2 | 8,041 | 39.3 | 1,736 | 8.5 | 6 | 0.0 | 815 | 4.0 | 2,057 | 10.0 | 99 | 0.5 | 8,055 | 39.3 | 302 | 1.5 |
| | 70以上(再掲) | 16,068 | 100.0 | 9,260 | 57.6 | 6,550 | 40.8 | 728 | 4.5 | 3 | 0.0 | 548 | 3.4 | 1,769 | 11.0 | 92 | 0.6 | 6,544 | 40.7 | 265 | 1.6 |
| | 75以上(再掲) | 10,480 | 100.0 | 5,697 | 54.4 | 4,117 | 39.3 | 158 | 1.5 | 2 | 0.0 | 274 | 2.6 | 1,310 | 12.5 | 70 | 0.7 | 4,576 | 43.7 | 208 | 2.0 |

注：世帯人員には、入院者は含まない。

資料：厚生労働省「国民生活基礎調査」令和4年

## 22 後期高齢者医療費(老人医療費)と国民医療費の推移

| 年　　度 | 後期高齢者医療費(老人医療費) | | 国民医療費 | | 後期高齢者医療費(老人医療費)の国民医療費に対する割合(%) | 国民所得に対する割合 | |
|---|---|---|---|---|---|---|---|
| | 実数(億円) | 伸率(%) | 実数(億円) | 伸率(%) | | 後期高齢者医療費(老人医療費)(%) | 国民医療費(%) |
| 昭和48年度 | 4,289 | | 39,496 | 16.2 | 10.9 | 0.45 | 4.12 |
| 49 | 6,652 | 55.1 | 53,786 | 36.2 | 12.4 | 0.59 | 4.78 |
| 50 | 8,666 | 30.3 | 64,779 | 20.4 | 13.4 | 0.70 | 5.22 |
| 51 | 10,780 | 24.4 | 76,684 | 18.4 | 14.1 | 0.77 | 5.46 |
| 52 | 12,872 | 19.4 | 85,686 | 11.7 | 15.0 | 0.83 | 5.50 |
| 53 | 15,948 | 23.9 | 100,042 | 16.8 | 15.9 | 0.93 | 5.82 |
| 54 | 18,503 | 16.0 | 109,510 | 9.5 | 16.9 | 1.02 | 6.01 |
| 55 | 21,269 | 14.9 | 119,805 | 9.4 | 17.8 | 1.04 | 5.88 |
| 56 | 24,281 | 14.2 | 128,709 | 7.4 | 18.9 | 1.15 | 6.08 |
| 57 | 27,487 | (13.2) | 138,659 | 7.7 | 19.8 | 1.25 | 6.30 |
| 58 | 33,185 | (20.7) | 145,438 | 4.9 | 22.8 | 1.43 | 6.29 |
| 59 | 36,098 | 8.8 | 150,932 | 3.8 | 23.9 | 1.48 | 6.21 |
| 60 | 40,673 | 12.7 | 160,159 | 6.1 | 25.4 | 1.56 | 6.15 |
| 61 | 44,377 | 9.1 | 170,690 | 6.6 | 26.0 | 1.66 | 6.37 |
| 62 | 48,309 | 8.9 | 180,759 | 5.9 | 26.7 | 1.72 | 6.43 |
| 63 | 51,593 | 6.8 | 187,554 | 3.8 | 27.5 | 1.70 | 6.20 |
| 平成元年度 | 55,578 | 7.7 | 197,290 | 5.2 | 28.2 | 1.73 | 6.15 |
| 2 | 59,269 | 6.6 | 206,074 | 4.5 | 28.8 | 1.71 | 5.94 |
| 3 | 64,095 | 8.1 | 218,260 | 5.9 | 29.4 | 1.74 | 5.92 |
| 4 | 69,372 | 8.2 | 234,784 | 7.6 | 29.5 | 1.90 | 6.41 |
| 5 | 74,511 | 7.4 | 243,631 | 3.8 | 30.6 | 2.04 | 6.67 |
| 6 | 81,596 | 9.5 | 257,908 | 5.9 | 31.6 | 2.22 | 6.91 |
| 7 | 89,152 | 9.3 | 269,577 | 4.5 | 33.1 | 2.36 | 7.09 |
| 8 | 97,232 | 9.1 | 284,542 | 5.6 | 34.2 | 2.48 | 7.22 |
| 9 | 102,786 | 5.7 | 289,149 | 1.6 | 35.5 | 2.65 | 7.40 |
| 10 | 108,932 | 6.0 | 295,823 | 2.3 | 36.8 | 2.88 | 7.80 |
| 11 | 118,040 | 8.4 | 307,019 | 3.8 | 38.4 | 3.13 | 8.12 |
| 12 | 111,997 | − 5.1 | 301,418 | − 1.8 | 37.2 | 2.90 | 7.73 |
| 13 | 116,560 | 4.1 | 310,998 | 3.2 | 37.5 | 3.11 | 8.27 |
| 14 | 117,300 | 0.6 | 309,507 | − 0.5 | 37.9 | 3.15 | 8.27 |
| 15 | 116,524 | − 0.7 | 315,375 | 1.9 | 36.9 | 3.08 | 8.27 |
| 16 | 115,764 | − 0.7 | 321,111 | 1.8 | 36.1 | 3.03 | 8.26 |
| 17 | 116,444 | 0.6 | 331,289 | 3.2 | 35.1 | 3.01 | 8.54 |
| 18 | 112,594 | − 3.3 | 331,276 | − 0.0 | 34.0 | 2.87 | 8.39 |
| 19 | 112,753 | 0.1 | 341,360 | 3.0 | 33.0 | 2.87 | 8.65 |
| 20 | 114,146 | (1.2) | 348,084 | 2.0 | 32.8 | 3.14 | 9.55 |
| 21 | 120,108 | 5.2 | 360,067 | 3.4 | 33.4 | 3.40 | 10.21 |
| 22 | 127,213 | 5.9 | 374,202 | 3.9 | 34.0 | 3.51 | 10.26 |
| 23 | 132,991 | 4.5 | 385,850 | 3.1 | 34.5 | 3.71 | 10.79 |
| 24 | 137,044 | 3.0 | 392,117 | 1.6 | 34.9 | 3.81 | 10.95 |
| 25 | 141,912 | 3.6 | 400,610 | 2.2 | 35.4 | 3.79 | 10.75 |
| 26 | 144,927 | 2.1 | 408,071 | 1.9 | 35.5 | 3.82 | 10.83 |
| 27 | 151,323 | 4.4 | 423,644 | 3.8 | 35.7 | 3.88 | 10.79 |
| 28 | 153,806 | 1.6 | 421,381 | − 0.5 | 36.5 | 3.92 | 10.74 |
| 29 | 160,229 | 4.2 | 430,710 | 2.2 | 37.2 | 4.00 | 10.75 |
| 30 | 164,246 | 2.5 | 433,949 | 0.8 | 37.8 | 4.08 | 10.77 |
| 令和元年度 | 170,562 | 3.8 | 443,895 | 2.3 | 38.4 | 4.26 | 11.04 |
| 2 | 165,681 | − 2.9 | 429,665 | − 3.2 | 38.6 | 4.41 | 11.45 |
| 3 | 170,763 | 3.1 | 450,359 | 4.8 | … | 4.31 | … |

〔資料〕国民医療費は厚生労働省「国民医療費」、後期高齢者医療費（老人医療費）、国民所得に対する割合は
　　　厚生労働省「後期高齢者医療事業年報」による。

## 23 主な疾病の一般診療費及び総診療費割合(%) （単位：億円）

| | 総　額 | 循環器系の疾患 | 高血圧（再掲） | 虚血性心疾患（再掲） | 脳卒中（再掲） | が　ん | 糖尿病 |
|---|---|---|---|---|---|---|---|
| 昭和55年度 | (100.0)<br>105,349 | (21.2)<br>22,345 | (7.9)<br>8,361 | (2.3)<br>2,462 | (6.7)<br>7,035 | (6.2)<br>6,509 | (2.2)<br>2,300 |
| 60 | (100.0)<br>140,287 | (23.1)<br>32,443 | (8.5)<br>11,884 | (2.8)<br>3,932 | (7.7)<br>10,813 | (7.3)<br>10,295 | (3.0)<br>4,154 |
| 平成2年度 | (100.0)<br>179,764 | (24.5)<br>44,112 | (7.8)<br>13,969 | (3.3)<br>5,881 | (9.4)<br>16,871 | (8.1)<br>14,498 | (3.4)<br>6,142 |
| 7 | (100.0)<br>218,683 | (23.1)<br>50,568 | (7.5)<br>16,359 | (3.1)<br>6,862 | (8.5)<br>18,543 | (8.5)<br>18,637 | (4.0)<br>8,741 |
| 12 | (100.0)<br>237,960 | (22.5)<br>53,487 | (7.7)<br>18,420 | (3.1)<br>7,339 | (7.5)<br>17,813 | (8.7)<br>20,808 | (4.7)<br>11,084 |
| 17 | (100.0)<br>249,677 | (21.5)<br>53,792 | (7.6)<br>18,922 | (2.7)<br>6,635 | (7.2)<br>17,953 | (10.3)<br>25,748 | (4.5)<br>11,165 |
| 20 | (100.0)<br>259,595 | (20.4)<br>52,980 | (7.1)<br>18,518 | (2.9)<br>7,538 | (6.0)<br>15,513 | (12.8)<br>33,121 | (4.6)<br>11,893 |
| 21 | (100.0)<br>267,425 | (20.7)<br>55,394 | (7.1)<br>18,921 | (2.9)<br>7,700 | (6.3)<br>16,720 | (11.1)<br>29,577 | (4.4)<br>11,854 |
| 22 | (100.0)<br>272,228 | (20.8)<br>56,601 | (6.9)<br>18,830 | (2.7)<br>7,420 | (6.5)<br>17,691 | (11.1)<br>30,312 | (4.5)<br>12,149 |
| 23 | (100.0)<br>278,129 | (20.8)<br>57,926 | (6.9)<br>19,082 | (2.7)<br>7,553 | (6.4)<br>17,894 | (11.4)<br>31,831 | (4.4)<br>12,152 |
| 24 | (100.0)<br>283,198 | (20.5)<br>57,973 | (6.6)<br>18,740 | (2.6)<br>7,421 | (6.3)<br>17,772 | (11.7)<br>33,267 | (4.3)<br>12,088 |
| 25 | (100.0)<br>287,447 | (20.5)<br>58,817 | (6.6)<br>18,890 | (2.6)<br>7,503 | (6.2)<br>17,730 | (11.8)<br>33,792 | (4.2)<br>12,076 |
| 26 | (100.0)<br>292,506 | (20.1)<br>58,892 | (6.3)<br>18,513 | (2.5)<br>7,430 | (6.1)<br>17,821 | (11.8)<br>34,488 | (4.2)<br>12,196 |
| 27 | (100.0)<br>300,461 | (19.9)<br>59,818 | (6.2)<br>18,500 | (2.5)<br>7,562 | (6.0)<br>17,966 | (11.9)<br>35,889 | (4.1)<br>12,356 |
| 28 | (100.0)<br>301,853 | (19.7)<br>59,333 | (6.0)<br>17,981 | (2.5)<br>7,399 | (5.9)<br>17,739 | (12.3)<br>37,067 | (4.0)<br>12,132 |
| 29 | (100.0)<br>308,335 | (19.7)<br>60,771 | (5.8)<br>17,903 | (2.4)<br>7,498 | (5.9)<br>18,081 | (12.4)<br>38,187 | (4.0)<br>12,236 |
| 30 | (100.0)<br>313,251 | (19.3)<br>60,596 | (5.6)<br>17,481 | (2.3)<br>7,165 | (5.8)<br>18,019 | (12.6)<br>39,546 | (3.8)<br>12,059 |
| 令和元年度 | (100.0)<br>319,583 | (19.2)<br>61,369 | (5.5)<br>17,427 | (2.2)<br>6,983 | (5.7)<br>18,250 | (13.0)<br>41,534 | (3.8)<br>12,154 |
| 2 | (100.0)<br>307,813 | (19.5)<br>60,021 | (5.5)<br>16,919 | (2.2)<br>6,735 | (5.9)<br>18,098 | (13.4)<br>41,252 | (3.8)<br>11,833 |
| 3 | (100.0)<br>324,025 | (18.9)<br>61,116 | (5.3)<br>17,021 | (2.1)<br>6,824 | (5.6)<br>18,051 | (13.1)<br>42,479 | (3.7)<br>11,994 |

〔資料〕厚生労働省「国民医療費」

## 24 年齢階級別主な疾病の一般診療医療費 （単位：億円）

| | | 総　数 | 0～14歳 | 15～44歳 | 45～64歳 | 65歳以上 | 70歳以上（再掲） | 75歳以上（再掲） |
|---|---|---|---|---|---|---|---|---|
| 総数 | 総　　数 | 324,025 | 16,685 | 34,490 | 68,367 | 204,482 | 175,915 | 130,891 |
| | が　　ん | 42,479 | 397 | 1,980 | 10,494 | 29,609 | 24,006 | 15,158 |
| | 糖　尿　病 | 11,994 | 40 | 643 | 3,053 | 8,258 | 6,881 | 4,764 |
| | 循環器系の疾患 | 61,116 | 202 | 1,593 | 10,651 | 48,670 | 43,094 | 33,559 |
| | 高血圧性疾患（再掲） | 17,021 | 2 | 309 | 3,297 | 13,414 | 11,725 | 9,000 |
| | 虚血性心疾患（再掲） | 6,824 | 4 | 123 | 1,418 | 5,279 | 4,464 | 3,075 |
| | 脳　卒　中（再掲） | 18,051 | 32 | 422 | 2,927 | 14,670 | 13,205 | 10,599 |
| 入院 | 総　　数 | 168,551 | 6,035 | 13,062 | 30,203 | 119,251 | 105,128 | 82,150 |
| | が　　ん | 24,675 | 371 | 1,111 | 5,547 | 17,645 | 14,501 | 9,472 |
| | 糖　尿　病 | 2,654 | 15 | 107 | 437 | 2,095 | 1,876 | 1,498 |
| | 循環器系の疾患 | 37,379 | 139 | 935 | 5,960 | 30,345 | 27,212 | 21,746 |
| | 高血圧性疾患（再掲） | 1,870 | 1 | 11 | 84 | 1,774 | 1,708 | 1,565 |
| | 虚血性心疾患（再掲） | 4,681 | 2 | 76 | 1,021 | 3,580 | 3,027 | 2,128 |
| | 脳　卒　中（再掲） | 15,482 | 26 | 347 | 2,509 | 12,599 | 11,361 | 9,171 |
| 外来 | 総　　数 | 155,474 | 10,651 | 21,427 | 38,164 | 85,232 | 70,787 | 48,742 |
| | が　　ん | 17,804 | 26 | 868 | 4,947 | 11,963 | 9,505 | 5,686 |
| | 糖　尿　病 | 9,340 | 26 | 536 | 2,615 | 6,163 | 5,005 | 3,267 |
| | 循環器系の疾患 | 23,737 | 62 | 658 | 4,691 | 18,325 | 15,882 | 11,813 |
| | 高血圧性疾患（再掲） | 15,151 | 1 | 297 | 3,213 | 11,640 | 10,017 | 7,435 |
| | 虚血性心疾患（再掲） | 2,143 | 1 | 47 | 396 | 1,699 | 1,437 | 946 |
| | 脳　卒　中（再掲） | 2,569 | 6 | 74 | 418 | 2,071 | 1,844 | 1,428 |

〔注〕1）傷病分類は「第10回修正国際疾病、傷害及び死因分類」による。
　　　2）推計の基礎資料として、特定月（4月、5月）の各調査を使用している。

〔資料〕厚生労働省「国民医療費」令和3年

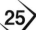

## 25 主な疾病の死亡数・死亡率（人口10万対）の国際比較（2008年）

| | | | 日　本 | アメリカ | フランス | ドイツ | スイス | オランダ | ノルウェー | スウェーデン | イギリス |
|---|---|---|---|---|---|---|---|---|---|---|---|
| 人口 | 総数 | | 127,293,100 | 311,666,000 | 62,036,000 | 82,264,260 | 7,541,296 | 16,527,630 | 4,766,582 | 9,204,601 | 61,230,910 |
| | 男 | | 62,033,930 | 153,702,200 | 30,157,420 | 40,306,700 | 3,685,619 | 8,187,081 | 2,368,069 | 4,566,026 | 30,018,070 |
| | 女 | | 65,259,150 | 157,963,800 | 31,878,580 | 41,957,560 | 3,855,677 | 8,340,547 | 2,398,513 | 4,638,575 | 31,212,850 |
| 死亡総数 | 男 | 死亡数 | 598,066 | 1,258,403 | 270,170 | 388,154 | 29,643 | 64,405 | 19,703 | 43,608 | 276,426 |
| | | 死亡率 | 964.1 | 818.7 | 895.9 | 963.0 | 804.3 | 786.7 | 832.0 | 955.1 | 920.9 |
| | 女 | 死亡数 | 538,045 | 1,289 | 252,066 | 441,984 | 32,142 | 68,680 | 21,272 | 46,091 | 311,512 |
| | | 死亡率 | 824.5 | 816.2 | 790.7 | 1,053.4 | 833.6 | 823.4 | 886.9 | 993.6 | 998.0 |
| がん | 男 | 死亡数 | 207,169 | 307,413 | 94,901 | 116,767 | 9,049 | 22,705 | 5,870 | 11,500 | 82,584 |
| | | 死亡率 | 334.0 | 200.0 | 314.7 | 289.7 | 245.5 | 277.3 | 247.9 | 251.9 | 275.1 |
| | 女 | 死亡数 | 142,904 | 282,704 | 65,856 | 101,608 | 7,370 | 19,389 | 5,186 | 10,642 | 77,710 |
| | | 死亡率 | 219.0 | 179.0 | 206.6 | 242.2 | 191.1 | 232.5 | 216.2 | 229.4 | 249.0 |
| 糖尿病 | 男 | 死亡数 | 7,660 | 37,296 | 5,697 | 9,144 | 660 | 1,477 | 346 | 1,034 | 3,133 |
| | | 死亡率 | 12.3 | 24.3 | 18.9 | 22.7 | 17.9 | 18.0 | 14.6 | 22.6 | 10.4 |
| | 女 | 死亡数 | 7,297 | 37,984 | 6,106 | 14,016 | 830 | 1,810 | 396 | 994 | 3,549 |
| | | 死亡率 | 11.2 | 24.0 | 19.2 | 33.4 | 21.5 | 21.7 | 16.5 | 21.4 | 11.4 |
| 高血圧 | 男 | 死亡数 | 2,393 | 26,454 | 3,230 | 8,663 | 867 | 383 | 184 | 527 | 2,016 |
| | | 死亡率 | 3.9 | 17.2 | 10.7 | 21.5 | 23.5 | 4.7 | 7.8 | 11.5 | 6.7 |
| | 女 | 死亡数 | 4,339 | 35,703 | 6,008 | 21,101 | 1,773 | 668 | 272 | 922 | 3,175 |
| | | 死亡率 | 6.6 | 22.6 | 18.8 | 50.3 | 46.0 | 8.0 | 11.3 | 19.9 | 10.2 |
| 虚血性心疾患 | 男 | 死亡数 | 56,922 | 234,004 | 24,123 | 75,392 | 4,964 | 7,239 | 3,152 | 9,101 | 50,570 |
| | | 死亡率 | 91.8 | 152.2 | 80.0 | 187.0 | 134.7 | 88.4 | 133.1 | 199.3 | 168.5 |
| | 女 | 死亡数 | 48,629 | 211,860 | 18,480 | 80,369 | 4,840 | 5,503 | 2,856 | 7,933 | 41,729 |
| | | 死亡率 | 74.5 | 134.1 | 58.0 | 191.5 | 125.5 | 66.0 | 119.1 | 171.0 | 133.7 |
| 脳卒中 | 男 | 死亡数 | 61,813 | 57,753 | 14,320 | 25,330 | 1,663 | 3,683 | 1,452 | 3,507 | 20,613 |
| | | 死亡率 | 99.6 | 37.6 | 47.5 | 62.8 | 45.1 | 45.0 | 61.3 | 76.8 | 68.7 |
| | 女 | 死亡数 | 71,722 | 88,911 | 19,780 | 42,430 | 2,683 | 5,704 | 2,237 | 4,938 | 35,306 |
| | | 死亡率 | 109.9 | 56.3 | 62.0 | 101.1 | 69.6 | 68.4 | 93.3 | 106.4 | 113.1 |
| 慢性閉塞性肺疾患 | 男 | 死亡数 | 12,292 | 63,284 | 5,584 | 14,177 | 1,081 | 3,565 | 1,093 | 1,292 | 14,872 |
| | | 死亡率 | 19.8 | 41.2 | 18.5 | 35.2 | 29.3 | 43.5 | 46.2 | 28.3 | 49.5 |
| | 女 | 死亡数 | 4,282 | 67,525 | 2,740 | 9,953 | 698 | 2,794 | 940 | 1,357 | 14,197 |
| | | 死亡率 | 6.6 | 42.7 | 8.6 | 23.7 | 18.1 | 33.5 | 39.2 | 29.3 | 45.5 |

〔資料〕WHO "Statistical Information System Mortality Database"

## 26 主要国の主な疾病の死亡率（人口10万対）の年次推移

| | | 1965 | 1970 | 1975 | 1980 | 1985 | 1990 | 1995 | 2000 | 2005 |
|---|---|---|---|---|---|---|---|---|---|---|
| 日本 | 総数 | 385.7 | 404.0 | 394.5 | 405.8 | 403.9 | 426.6 | 460.4 | 472.2 | 517.7 |
| | がん | 108.4 | 116.3 | 122.6 | 139.1 | 156.1 | 177.2 | 211.6 | 235.2 | 258.3 |
| | 脳卒中 | 175.8 | 175.8 | 156.7 | 139.5 | 112.2 | 99.4 | 117.9 | 105.5 | 105.3 |
| | 心臓病 | 77.0 | 86.7 | 89.2 | 106.2 | 117.3 | 134.8 | 112.0 | 116.8 | 138.7 |
| | 高血圧 | 19.3 | 17.7 | 17.8 | 13.7 | 10.6 | 7.5 | 6.6 | 4.8 | 4.6 |
| | 糖尿病 | 5.2 | 7.4 | 8.1 | 7.3 | 7.7 | 7.7 | 11.4 | 9.8 | 10.8 |
| アメリカ | 総数 | 644.2 | 646.1 | 618.4 | 612.0 | 599.2 | 576.5 | 569.7[2] | 539.7 | 490.9 |
| | がん | 150.2 | 161.9 | 171.7 | 183.3 | 193.3 | 199.9[1] | 205.6[2] | 196.5 | 188.7 |
| | 脳卒中 | 103.7 | 101.4 | 91.1 | 74.9 | 64.1 | 58.6[1] | 58.6[2] | 59.6 | 48.4 |
| | 心臓病 | 338.8 | 352.7 | 331.0 | 324.0 | 313.1 | 286.2[1] | 269.2[2] | 243.1 | 209.0 |
| | 高血圧 | 34.4 | 11.0 | 8.1 | 14.4 | 13.2 | 12.9[1] | 14.6[2] | 15.9 | 19.3 |
| | 糖尿病 | 17.1 | 18.5 | 16.5 | 15.3 | 15.5 | 18.9[1] | 21.7[2] | 24.6 | 25.3 |
| ドイツ | 総数 | 779.7 | 787.4 | 814.3 | 819.0 | 829.1 | 774.3 | 716.9 | 729.5 | 662.6 |
| | がん | 219.3 | 236.2 | 248.9 | 262.4 | 280.1 | 280.8 | 269.7 | 256.4 | 255.8 |
| | 脳卒中 | 163.6 | 161.9 | 156.6 | 145.1 | 146.7 | 133.1 | 117.8 | 98.3 | 81.2 |
| | 心臓病 | 360.8 | 359.2 | 382.0 | 390.4 | 378.2 | 339.2 | 312.3 | 326.1 | 298.9 |
| | 高血圧 | 27.2 | 20.6 | 16.4 | 11.3 | 9.2 | 6.3 | 5.6 | 22.8 | 33.3 |
| | 糖尿病 | 8.8 | 9.6 | 10.4 | 9.7 | 14.9 | 14.8 | 11.5 | 25.8 | 29.5 |
| オーストラリア | 総数 | 571.5 | 579.2 | 605.9 | 593.0 | 587.2 | 534.4 | 516.6[2] | 447.9 | 436.0 |
| | がん | 201.4 | 207.4 | 221.9 | 231.5 | 239.2 | 243.1 | 244.6[2] | 187.0 | 188.4 |
| | 脳卒中 | 135.5 | 147.2 | 146.5 | 125.8 | 113.9 | 85.5 | 74.7[2] | 64.5 | 61.4 |
| | 心臓病 | 206.9 | 196.8 | 206.3 | 212.0 | 210.8 | 183.3 | 176.2[2] | 174.3 | 162.1 |
| | 高血圧 | 10.3 | 11.9 | 14.6 | 10.5 | 10.4 | 10.9 | 10.2[2] | 6.3 | 6.8 |
| | 糖尿病 | 17.5 | 15.8 | 16.6 | 13.1 | 12.9 | 11.4 | 10.9[2] | 15.7 | 17.2 |
| スウェーデン | 総数 | 690.5 | 700.3 | 788.0 | 815.9 | 786.2 | 756.0 | 726.7 | 700.7 | 663.1 |
| | がん | 184.4 | 203.2 | 237.8 | 241.9 | 235.6 | 235.1[1] | 234.7 | 238.4 | 242.2 |
| | 脳卒中 | 120.9 | 105.5 | 119.2 | 110.4 | 115.9 | 114.1[1] | 112.5 | 114.9 | 92.9 |
| | 心臓病 | 341.5 | 367.3 | 409.5 | 440.0 | 430.5 | 384.7[1] | 353.9 | 319.3 | 294.8 |
| | 高血圧 | 26.5 | 10.4 | 4.6 | 4.2 | 4.3 | 5.2[1] | 7.6 | 8.2 | 11.3 |
| | 糖尿病 | 17.2 | 13.9 | 16.9 | 19.4 | 15.1 | 16.8[1] | 18.0 | 19.9 | 21.9 |

〔注〕(1) は1989年の数値。
(2) は1994年の数値。
(3) 2005年の心臓病の死亡率は、全てICD10の死因基本分類コード
I00-I02、I05-I09、I21、I22、I20、I24、I25、I26-I51の合計による数値。
総数は、5つの疾患を合計した数値とした。

〔資料〕厚生労働省「人口動態統計」
*World Health Statistics Annual*, 1960〜2000
WHO "Stastistical Information System Mortality Database" (2005)

| 作 成 年 次 | 男 | | | 女 | | |
|---|---|---|---|---|---|---|
| | 0歳 | 40歳 | 65歳 | 0歳 | 40歳 | 65歳 |
| 明治24年 – 31年* | 42.8 年 | 25.7 年 | 10.2 年 | 44.3 年 | 27.8 年 | 11.4 年 |
| 明治32年 – 36年* | 43.97 | 26.03 | 10.14 | 44.85 | 28.19 | 11.35 |
| 明治42年 – 大正 2 年* | 44.25 | 26.82 | 10.58 | 44.73 | 29.03 | 11.94 |
| 大正10年 – 14年* | 42.06 | 25.13 | 9.31 | 43.20 | 28.09 | 11.10 |
| 大正15年 – 昭和 5 年* | 44.82 | 25.74 | 9.64 | 46.54 | 29.01 | 11.58 |
| 昭和10年 – 11年 | 46.92 | 26.22 | 9.89 | 49.63 | 29.65 | 11.88 |
| 昭和22年* | 50.06 | 26.88 | 10.16 | 53.96 | 30.39 | 12.22 |
| 25 – 27* | 59.57 | 29.65 | 11.35 | 62.97 | 32.77 | 13.36 |
| 30* | 63.60 | 30.85 | 11.82 | 67.75 | 34.34 | 14.13 |
| 35* | 65.32 | 31.02 | 11.62 | 70.19 | 34.90 | 14.10 |
| 40* | 67.74 | 31.73 | 11.88 | 72.92 | 35.91 | 14.56 |
| 45* | 69.31 | 32.68 | 12.50 | 74.66 | 37.01 | 15.34 |
| 50* | 71.73 | 34.41 | 13.72 | 76.89 | 38.76 | 16.56 |
| 55* | 73.35 | 35.52 | 14.56 | 78.76 | 40.23 | 17.68 |
| 60 | 74.78 | 36.63 | 15.52 | 80.48 | 41.72 | 18.94 |
| 平成 2 年* | 75.92 | 37.58 | 16.22 | 81.90 | 43.00 | 20.03 |
| 6 | 76.57 | 38.13 | 16.67 | 82.98 | 44.00 | 20.97 |
| 7 * | 76.38 | 37.96 | 16.48 | 82.85 | 43.91 | 20.94 |
| 8 | 77.01 | 38.48 | 16.94 | 83.59 | 44.55 | 21.53 |
| 9 | 77.19 | 38.62 | 17.02 | 83.82 | 44.79 | 21.75 |
| 10 | 77.16 | 38.66 | 17.13 | 84.01 | 45.01 | 21.96 |
| 11 | 77.10 | 38.56 | 17.02 | 83.99 | 44.94 | 21.89 |
| 12* | 77.72 | 39.13 | 17.54 | 84.60 | 45.52 | 22.42 |
| 13 | 78.07 | 39.43 | 17.78 | 84.93 | 45.82 | 22.68 |
| 14 | 78.32 | 39.64 | 17.96 | 85.23 | 46.12 | 22.96 |
| 15 | 78.36 | 39.67 | 18.02 | 85.33 | 46.22 | 23.04 |
| 16 | 78.64 | 39.93 | 18.21 | 85.59 | 46.44 | 23.28 |
| 17* | 78.56 | 39.86 | 18.13 | 85.52 | 46.38 | 23.19 |
| 18 | 79.00 | 40.25 | 18.45 | 85.81 | 46.66 | 23.19 |
| 19 | 79.19 | 40.40 | 18.56 | 85.99 | 46.82 | 23.59 |
| 20 | 79.29 | 40.49 | 18.60 | 86.05 | 46.89 | 23.64 |
| 21 | 79.59 | 40.78 | 18.88 | 86.44 | 47.25 | 23.97 |
| 22* | 79.55 | 40.73 | 18.74 | 86.30 | 47.08 | 23.80 |
| 23 | 79.44 | 40.69 | 18.69 | 85.90 | 46.84 | 23.66 |
| 24 | 79.94 | 41.05 | 18.89 | 86.41 | 47.17 | 23.82 |
| 25 | 80.21 | 41.29 | 19.08 | 86.61 | 47.32 | 23.97 |
| 26 | 80.50 | 41.57 | 19.29 | 86.83 | 47.55 | 24.18 |
| 27* | 80.75 | 41.77 | 19.41 | 86.99 | 47.67 | 24.24 |
| 28 | 80.98 | 41.96 | 19.55 | 87.14 | 47.82 | 24.38 |
| 29 | 81.09 | 42.05 | 19.57 | 87.26 | 47.90 | 24.43 |
| 30 | 81.25 | 42.20 | 19.70 | 87.32 | 47.97 | 24.50 |
| 令和元年 | 81.41 | 42.35 | 19.83 | 87.45 | 48.11 | 24.63 |
| 2 | 81.64 | 42.57 | 20.05 | 87.74 | 48.40 | 24.91 |
| 3 | 81.47 | 42.40 | 19.85 | 87.57 | 48.24 | 24.73 |
| 4 | 81.05 | 41.97 | 19.44 | 87.09 | 47.77 | 24.30 |

〔注〕 ＊印は完全生命表、その他は簡易生命表による。　　　　　　　　　　　　〔資料〕厚生労働省「簡易生命表」「完全生命表」
　　　昭和45年以前は、沖縄県を除く値である。

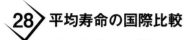 

（単位：年）

| | 国　　　名 | | 作成基礎期間 | 男 | 女 | （参考）人口（万人） |
|---|---|---|---|---|---|---|
| | 日　　　　本 | (Japan) | 2022 | 81.05 | 87.09 | 12,203 |
| アフリカ<br>（AFRICA） | アルジェリア | (Algeria) | 2019＊ | 77.2 | 78.6 | 4,423 |
| | コンゴ民主共和国 | (Democratic Republic of the Congo) | 2018＊ | 56.5 | 59.7 | 10,525 |
| | エ　ジ　プ　ト | (Egypt) | 2022 | 69.7 | 74.1 | 10,206 |
| | 南 ア フ リ カ | (South Africa) | 2020＊ | 62.5 | 68.5 | 6,014 |
| | チ ュ ニ ジ ア | (Tunisia) | 2016 | 74.5 | 78.1 | 1,178 |
| 北アメリカ<br>（NORTH AMERICA） | カ　ナ　ダ | (Canada) | 2018－2020 | 79.82 | 84.11 | 3,825 |
| | コ ス タ リ カ | (Costa Rica) | 2021＊ | 78.18 | 83.32 | 516 |
| | メ　キ　シ　コ | (Mexico) | 2022 | 72.6 | 78.4 | 12,897 |
| | アメリカ合衆国 | (United States of America) | 2021 | 73.5 | 79.3 | 33,189 |
| 南アメリカ<br>（SOUTH AMERICA） | アルゼンチン | (Argentina) | 2020＊ | 74.90 | 81.44 | 4,581 |
| | ブ ラ ジ ル | (Brazil) | 2021 | 73.56 | 80.52 | 21,332 |
| | チ　　　リ | (Chile) | 2021－2022＊ | 78.29 | 83.78 | 1,968 |
| | コ ロ ン ビ ア | (Colombia) | 2020－2021＊ | 73.69 | 80.04 | 5,105 |
| | ペ　ル　ー | (Peru) | 2015－2020＊ | 73.7 | 79.2 | 3,304 |
| アジア<br>（ASIA） | バングラデシュ | (Bangladesh) | 2020＊ | 71.2 | 74.5 | 16,822 |
| | 中　　　国 | (China) | 2020 | 75.37 | 80.88 | 141,260 |
| | キ プ ロ ス | (Cyprus) | 2019 | 80.1 | 84.2 | 90 |
| | イ　ン　ド | (India) | 2016－2020 | 68.6 | 71.4 | 136,717 |
| | インドネシア | (Indonesia) | 2022 | 69.93 | 73.83 | 27,268 |
| | イ　ラ　ン | (Iran) | 2016＊ | 72.5 | 75.5 | 8,406 |
| | イ ス ラ エ ル | (Israel) | 2016－2020 | 80.80 | 84.68 | 922 |
| | マ レ ー シ ア | (Malaysia) | 2022 | 71.3 | 75.8 | 3,266 |
| | フ ィ リ ピ ン | (Philippines) | 2015－2020＊ | 69.93 | 75.91 | 11,020 |
| | カ タ ー ル | (Qatar) | 2020＊ | 79.51 | 83.06 | 275 |
| | 韓　　　国 | (Republic of Korea) | 2021 | 80.6 | 86.6 | 5,174 |
| | シ ン ガ ポ ー ル | (Singapore) | 2022 | 80.7 | 85.2 | 545 |
| | タ　　　イ | (Thailand) | 2021 | 73.5 | 80.5 | 6,668 |
| | ト　ル　コ | (Turkey) | 2017－2019＊ | 75.94 | 81.30 | 8,415 |
| ヨーロッパ<br>（EUROPE） | オ ー ス ト リ ア | (Austria) | 2021 | 78.80 | 83.76 | 893 |
| | ベ ル ギ ー | (Belgium) | 2021 | 79.24 | 84.03 | 1,155 |
| | チ　ェ　コ | (Czech Republic) | 2022 | 76.15 | 82.01 | 1,070 |
| | デ ン マ ー ク | (Denmark) | 2021－2022 | 79.38 | 83.14 | 585 |
| | フ ィ ン ラ ン ド | (Finland) | 2022 | 78.63 | 83.79 | 553 |
| | フ ラ ン ス | (France) | 2022 | 79.35 | 85.23 | 6,545 |
| | ド　イ　ツ | (Germany) | 2019－2021 | 78.54 | 83.38 | 8,316 |
| | ギ リ シ ャ | (Greece) | 2020＊ | 78.34 | 83.61 | 1,068 |
| | ア イ ス ラ ン ド | (Iceland) | 2022 | 80.9 | 83.8 | 37 |
| | イ タ リ ア | (Italy) | 2022 | 80.482 | 84.781 | 5,924 |
| | オ ラ ン ダ | (Netherlands) | 2021 | 79.68 | 82.99 | 1,748 |
| | ノ ル ウ ェ ー | (Norway) | 2022 | 80.92 | 84.35 | 539 |
| | ポ ー ラ ン ド | (Poland) | 2021 | 71.75 | 79.68 | 3,784 |
| | ロ　シ　ア | (Russian Federation) | 2020 | 66.49 | 76.43 | 14,351 |
| | ス ペ イ ン | (Spain) | 2021 | 80.27 | 85.83 | 4,733 |
| | ス ウ ェ ー デ ン | (Sweden) | 2022 | 81.34 | 84.73 | 1,038 |
| | ス　イ　ス | (Switzerland) | 2022 | 81.6 | 85.4 | 870 |
| | ウ ク ラ イ ナ | (Ukraine) | 2018＊ | 66.69 | 76.72 | 4,142 |
| | イ ギ リ ス | (United Kingdom) | 2018－2020 | 79.04 | 82.86 | 6,708 |
| オセアニア<br>（OCEANIA） | オーストラリア | (Australia) | 2019－2021 | 81.30 | 85.41 | 2,574 |
| | ニュージーランド | (New Zealand) | 2020－2022 | 80.50 | 84.01 | 512 |

〔参考〕香港（Hong Kong）の平均寿命は2022年＊で、男が81.27年、女が87.16年である。（人口 741万人）
〔注〕　平均寿命は、当該政府の資料（2023年5月までに入手したもの）による。ただし、＊印は国連「Demographic Yearbook 2021」による。
　　　　人口は、国連「Demographic Yearbook 2021」における2021年の値（アルジェリア、バングラデシュ、イスラエル、イギリスは2020年。ロシア
　　　　は2013年。）による。ただし、日本は令和4（2022）年10月1日現在日本人推計人口である。

# 付 録 目 次

# 1. 生活習慣病関係公益法人一覧

令和5年12月調べ

| 名　称 | 設立年月日 | 代表者 | 住　所 | 主な事業概要 |
|---|---|---|---|---|
| (一財)日本公衆衛生協会 | S.6.12.26 | 理事長<br>松谷有希雄 | 〒160-0022　新宿区新宿1-29-8<br>公衛ビル<br>TEL.03-3352-4281 | 1．地域保健総合推進事業<br>2．健康安全・危機管理対策総合研究推進事業<br>3．老人保健健康増進等事業 |
| (一財)日本食生活協会 | S.30.12.30 | 会長<br>田中久美子 | 〒102-0093　千代田区平河町1-7-20<br>COI平河町ビル<br>TEL.03-6268-9152 | 1．食生活改善等に関する組織的実践活動の推進<br>2．食生活改善等に係る指導者の育成及び訓練　等 |
| (公社)日本医療ソーシャルワーカー協会 | S.39.6.23 | 会長<br>野口　百香 | 〒162-0065　新宿区住吉町8-20<br>四谷ヂンゴビル2F<br>TEL.03-5366-1057 | 医療ソーシャルワークの実践と研究を通して、社会福祉の増進と保健・医療・福祉の連携に貢献する |
| (一社)日本環境保健活動団体連合会 | S.41.1.5 | 会長<br>廣瀬　省 | 〒160-0022　新宿区新宿1-29-8<br>公衛ビル4F<br>TEL.03-3357-8041 | 1．地区組織結成援助・実践活動の指導<br>2．地区活動団体事業の振興の効果的活動方法等に関する調査研究　等 |
| (一社)日本健康倶楽部 | S.42.7.4 | 会長<br>大坪　修 | 〒102-0093　千代田区平河町2-6-1<br>平河町ビル8階<br>TEL.03-3288-0101 | 1．健康増進・啓発普及事業<br>2．健康増進事業<br>3．調査研究事業<br>4．官庁・諸団体との協力・協調 |
| (公財)体力つくり指導協会 | S.43.7.22 | 理事長<br>佐藤　裕彦 | 〒136-0072　江東区大島1-2-1<br>ザ・ガーデンタワーズサンライズタワー1F<br>TEL.03-5858-2111 | 1．高齢者体力つくり支援士の審査・認定<br>2．健康・体力つくりに関する体力測定の実践と検証<br>3．健康・体力つくり活動拠点の提供と支援　等 |
| (公財)大同生命厚生事業団 | S.49.4.27 | 理事長<br>工藤　稔 | 〒550-0002　大阪市西区江戸堀1-2-1<br>TEL.06-6447-7101 | 地域保健福祉研究助成、ビジネスパーソンボランティア活動助成、シニアボランティア活動助成、健康小冊子の発行　等 |
| (一財)日本健康開発財団 | S.49.10.5 | 理事長<br>横山　弘 | 〒103-0027　中央区日本橋3-1-4<br>画廊ビル8F<br>TEL.03-5290-1621 | 温泉療法等の研究及び研究助成、温泉療法等に関するデータの収集等、温泉を利用した健康増進施設の設定に関する調査事業 |
| (公財)健康・体力づくり事業財団 | S.56.6.1 | 理事長<br>下光　輝一 | 〒105-0021　港区東新橋2-6-10<br>大東京ビル7F<br>TEL.03-6430-9111 | 1．関連分野の調査研究や情報提供<br>2．健康運動指導士などの指導者養成事業 |
| (公社)アルコール健康医学協会 | S.55.7.1 | 理事長<br>田中　慶司 | 〒113-0033　文京区本郷3-25-13<br>グラン・フォークスV本郷ビル4F<br>TEL.03-5802-8761 | 1．適正飲酒の普及・啓発<br>2．未成年者の飲酒の防止<br>3．出版物等の刊行　講演会の開催　等 |
| (一財)日本ウエルネス協会 | S.60.12.20 | 代表理事<br>五十嵐　衛 | 〒160-0022　新宿区新宿1-4-13<br>溝呂木第2ビル50-D<br>TEL.03-3226-8116 | 栄養、運動、休養等を総合した健康生活(ウェルネス)の実践に関し、まちづくりと健康づくりの観点から調査研究事業を実施　等 |
| (公財)パブリックヘルスリサーチセンター | S.59.3.20 | 理事長<br>井原　徹 | 〒169-0051　新宿区西早稲田1-1-7<br>TEL.03-5287-5070 | 心身の健康に及ぼすストレスの影響に関する研究並びに生命科学に関する研究及びその支援　等 |
| (公財)住友生命健康財団 | S.60.6.24 | 理事長<br>平井　克典 | 〒160-0003　新宿区本塩町4-41<br>TEL.03-5925-8660 | 心身の健康に関する啓蒙活動及び健康増進に関するイベント開催、スポーツ推進助成等 |
| (公社)日本フィットネス協会 | S.62.9.22 | 代表理事<br>勝川　史憲 | 〒103-0003　中央区東日本橋横山町3-1<br>横山町ダイカンプラザ603<br>TEL.03-6240-9861 | 若年者、高齢者、障害者を含むすべての国民のフィットネスに関する調査・研究及びその助成事業及び普及啓発　等 |
| (公財)日本健康スポーツ連盟 | S.62.10.28 | 理事長<br>水嶋　章陽 | 〒111-0053　台東区浅草橋4-9-11<br>大黒ビル3F<br>TEL.03-5809-1807 | 1．厚生労働大臣認定健康増進施設の推進<br>2．健康運動指導士研修会、生活習慣病予防、高齢者の運動等、運動療法の推進　等 |
| (公財)中冨健康科学振興財団 | S.63.2.27 | 代表理事<br>中冨　一榮 | 〒841-0017　鳥栖市田代大官町408<br>(久光製薬株式会社内)<br>TEL.03-5293-1700<br>TEL.0942-83-2101 | 健康の維持・増進に関する医学・薬学及び運動を主体とする健康増進に関する科学の研究に対する助成　等 |
| (一財)MOA健康科学センター | H.03.6.14 | 理事長<br>鈴木　清志 | 〒108-0074　港区高輪4-8-10<br>TEL.03-5421-7030 | 国内外の医学及び各種の健康法並びに関連分野の総合的調査・研究と研究成果の公表、各種の協力協定に基づく国内外の機関等との共同研究　等 |

| 名　　称 | 設立年月日 | 代表者 | 住　　所 | 主な事業概要 |
|---|---|---|---|---|
| (公財)がん研究会 | S.8.11.17 | 理事長<br>浅野　敏雄 | 〒135-8550　江東区有明3-8-31<br>TEL.03-3520-0111 | 1．優れたがんの診断・治療を実践し、がんを治す<br>2．がんの新薬、新しい診断・治療法を開発する　等 |
| (公財)日本対がん協会 | S.33.8.1 | 会長<br>垣添　忠生 | 〒104-0061　中央区築地5-3-3<br>築地浜離宮ビル7階<br>TEL.03-3541-4771 | がん知識の普及・啓発・検診施設の整備・調査研究への助成・がん検診の推進・専門家の育成研修・がん無料相談(面接、電話)　等 |
| (公社)日本栄養士会 | S.34.11.13 | 会長<br>中村　丁次 | 〒105-0004　港区新橋5-13-5<br>新橋MCVビル6F<br>TEL.03-5425-6555 | 1．管理栄養士・栄養士の育成及び資質向上<br>2．栄養ケア・ステーションでの食生活の支援活動<br>3．災害支援　等 |
| (一財)日本がん知識普及協会 | S.37.9.14 | 代表理事<br>小澁　陽司 | 〒100-0006　千代田区有楽町1-7-1<br>有楽町電気ビル北館10F<br>TEL.03-3213-0091 | 1．がんの知識の普及・啓蒙を目的とするがん専門医による講演会及び説明会の開催<br>2．がん及び生活習慣病の早期発見を目的のために無料健康相談を開催　等 |
| (一財)日本成人病予防会 | S.38.4.3 | 理事長<br>中村　純誠 | 〒100-6827　千代田区大手町1-3-1<br>JAビル27F<br>TEL.03-3212-8006 | 1．生活習慣病検診車及び検診用機器の整備<br>2．生活習慣病に関する知識の普及　等 |
| (公社)ビタミン・バイオファクター協会 | S.39.4.20 | 会長<br>大島　敏久 | 〒606-8302　京都市左京区吉田牛ノ宮町4<br>日本イタリア会館3F<br>TEL.075-751-5657 | 1．ビタミン及びバイオファクターに関する研究助成、委託事業、国際会議助成など<br>2．ビタミン及びバイオファクター等に関する知識を普及する広報活動事業 |
| (一財)日本農村医学研究会 | S.39.11.10 | 理事長<br>山野　徹 | 〒100-6827　千代田区大手町1-3-1<br>JAビル27F<br>TEL.03-3212-8009 | 1．農村医学研究所を設置、農村医学の普及<br>2．食品衛生に関する食品の試験検査<br>3．農村医学に関する研究会及び講習会の開催　等 |
| (一社)全国栄養士養成施設協会 | S.40.6.22 | 会長<br>滝川　嘉彦 | 〒105-0003　港区西新橋2-11-6<br>ニュー西新橋ビル9F<br>TEL.03-6273-3877 | 1．栄養士養成施設・管理栄養士養成施設の教育内容の充実及び振興<br>2．栄養士養成施設・管理栄養士養成施設の運営に関する事項の検討　等 |
| (公財)大樹生命厚生財団 | S.42.8.30 | 理事長<br>吉村　俊哉 | 〒135-8222　江東区青海1-1-20<br>ダイバーシティ東京オフィスタワー10F<br>TEL.03-6831-8805 | 国民の健康保持とその増進をはかり、社会公共の福祉に貢献することを目的とした研究助成事業、検診事業、健康増進啓蒙事業 |
| (一社)日本循環器病予防学会 | S.43.10.29 | 理事長<br>岡村　智教 | 〒161-0034　新宿区上落合3-9-1<br>北村ビル402号<br>TEL.03-6304-0760 | 1．高血圧・循環器病予防療養指導士認定制度の運用<br>2．学会、循環器予防セミナー開催　等 |
| (公財)日本心臓財団 | S.45.5.15 | 理事長<br>矢﨑　義雄 | 〒101-0047　千代田区内神田2-7-10<br>松楠ビル6F<br>TEL.03-5209-0810 | 1．循環器領域に関する研究助成、国際交流・国際協力、予防知識の普及啓発　等<br>2．インターネッドでのセカンドオピニオン |
| (一財)順天厚生事業団 | H.24.4.1 | 理事長<br>白鴻　泰 | 〒650-0017　神戸市中央区楠町3-1-12<br>TEL.078-341-7114 | 労働安全衛生法に基づく一般健康診断及び特殊健康診断 |
| (公財)大和証券財団 | S.47.10.5 | 理事長<br>日比野隆司 | 〒104-0031　東京都中央区京橋1-2-1<br>大和八重洲ビル<br>TEL.03-5555-4640 | 1．中高年者・高齢者特有の疾病に関する医学・医療に関する調査研究助成<br>2．高齢者の寝たきり予防、並びにリハビリテーション、在宅医療、介護に関する調査研究　等 |
| (一財)ヘルス・サイエンス・センター | S.51.7.13 | 代表理事<br>清水　勇二 | 〒252-0303　相模原市南区相模大野3-3-2-401<br>ボーノ相模大野サウスモール4F<br>TEL.042-740-6200 | 各科専門医・認定産業医・ドック認定医と医療技術職員が、最先端の検査機器や技術を駆使して健康診断を行う |
| (一財)日本健康増進財団 | S.52.11.16 | 理事長(代表理事)<br>藤代健太郎 | 〒150-0013　渋谷区恵比寿1-24-4<br>恵比寿ハートビル<br>TEL.0570-550302 | 1．健康増進及び疾病予防に関する知識の普及・啓蒙活動<br>2．生活習慣病・職業性疾病の予防等に関する研究助成　等 |
| (公財)総合健康推進団 | S.60.2.7 | 理事長<br>玉木　武 | 〒101-0047　千代田区内神田3-3-4<br>TEL.03-3252-7101 | 健康科学、予防医学等に関する分野の研究者及び学会、研究会等に対する助成　等 |
| (公社)日本糖尿病協会 | S.62.4.1 | 理事長<br>清野　裕 | 〒102-0083　千代田区麹町2-2-4<br>麹町セントラルビル8F<br>TEL.03-3514-1721 | 糖尿病の正しい知識の普及啓発・糖尿病の予防及び健康増進に関する調査、研究、療養支援、世界規模での糖尿病対策 |

| 名　　　称 | 設立年月日 | 代表者 | 住　　　所 | 主な事業概要 |
|---|---|---|---|---|
| (公財)循環器病研究振興財団 | S.62.10.30 | 理事長<br>北村惣一郎 | 〒564-0027　吹田市朝日町1-301-3<br>TEL.06-6319-8456 | 1．循環器病に関する研究の助成<br>2．循環器病に関する予防・診断・治療の普及向上　等 |
| (公財)安田記念医学財団 | S.63.10.3<br>(厚生労働省認可年月日H.4.12.21) | 理事長<br>安田　勝彦 | 〒558-0002　大阪市住吉区長居西2-10-10<br>TEL.06-4700-4556 | 1．肺がん、大腸がん、乳がん等の予防と治療研究に対する研究助成及び啓発普及<br>2．がんその他の悪性新生物に関する研究の国際協力及び国際交流に対する助成<br>3．医系大学院生及び看護系大学院生並びに看護学校学生への奨学金の給付等 |
| (公財)SGH財団 | S.61.2.14 | 理事長<br>栗和田榮一 | 〒600-8009　京都市下京区四条通室町東入函谷鉾町79<br>ヤサカ四条烏丸ビル9F<br>TEL.075-255-9310 | がんに関する基礎、臨床及び研究、がん看護研究に対する助成・褒賞等の支援事業 |
| (公財)日本糖尿病財団 | H.3.9.18 | 理事長<br>岩本　安彦 | 〒113-0033　文京区本郷3-40-11<br>柏屋ビル南館7F<br>TEL.03-3815-2050 | 1．糖尿病に関する調査研究の助成<br>2．糖尿病に関する予防及び教育啓発活動の実施及びこれに対する助成<br>3．糖尿病に関する国際交流活動　等 |
| (公財)がん研究振興財団 | S.43.9.2 | 理事長<br>堀田　知光 | 〒104-0031　中央区京橋2-8-8<br>新京橋ビル5F<br>TEL.03-6228-7297 | がんその他悪性新生物に関する研究の助成、診断治療技術の開発の助成、研究の国際協力及び国際交流 |
| (公財)宮田心臓病研究振興基金 | H.14.2.27 | 理事長<br>宮田　和子 | 〒541-0052　大阪市中央区安土町2-3-13　大阪国際ビル3F<br>TEL.06-6262-8900 | 未成年心臓血管病患者に対する医療技術の研究・開発に関する奨励・助成　等 |
| (公社)日本脳卒中協会 | H.17.3.1 | 理事長<br>峰松　一夫 | 〒545-0052　大阪市阿倍野区阿倍野筋1-3-15　共同ビル4F<br>TEL.06-6629-7378 | 1．脳卒中市民シンポジウムの開催<br>2．電話相談<br>3．脳卒中体験記の発行　等 |
| (一社)日本ウオーキング協会 | S.39.10.17 | 会長<br>畑　　浩靖 | 〒113-0034　文京区湯島2-25-7<br>ITP本郷ビル6F<br>TEL.03-5816-2175 | 1．ウオーキングの実践活動の促進及び各種大会・イベントの開催<br>2．ウオーキングの普及活動の促進呼び指導者の養成、認定、登録<br>3．自然保護思想及び環境保全意識の普及啓発　等 |
| (公財)骨粗鬆症財団 | H.3.9.27 | 理事長<br>折茂　　肇 | 〒103-0011　中央区日本橋大伝馬町2-14<br>パールビル5F<br>TEL.03-5640-1841 | 1．骨粗鬆症に関する知識の普及及び啓発<br>2．骨粗鬆症に関する調査・研究への助成<br>3．骨粗鬆症に関する研究会の開催<br>4．骨粗鬆症に関する情報収集及び国際交流　等 |
| (一社)日本生活習慣病予防協会 | H.12.9.29 | 理事長<br>宮崎　　滋 | 〒105-0003　港区西新橋2-8-11<br>第7東洋海事ビル8F<br>TEL.03-5521-2881 | 1．生活習慣病の調査研究<br>2．生活習慣病に関する知識の普及啓発活動　等 |
| (公財)予防医学事業中央会 | H.24.4.1 | 理事長<br>櫻林郁之介 | 〒162-0842　新宿区市谷砂土原町1-2<br>保健会館<br>TEL.03-3268-1800 | 健診検査、調査研究、健康教育、学術研究を中心とした予防医学活動 |
| (公財)日本健康・栄養食品協会 | H.23.7.1 | 理事長<br>矢島　鉄也 | 〒162-0842　新宿区市谷砂土原町2-7-27<br>TEL.03-3268-3134 | 1．健康食品の安全性自主点検証制度の運営・普及に関する事業<br>2．食品表示基準に従った適切な栄養表示の普及に関する事業　等 |
| (公財)長寿科学振興財団 | H.元.12. | 理事長<br>大島　伸一 | 〒470-2101　愛知県知多郡東浦町森岡源吾山1-1<br>TEL.0562-84-5411 | 1．長寿科学研究等支援事業<br>2．健康長寿ネット事業<br>3．長寿たすけ愛講演会事業　等 |

(一社)＝一般社団法人　(一財)＝一般財団法人　(公社)＝公益社団法人　(公財)＝公益財団法人

# 2. インターネットURL一覧

| | |
|---|---|
| 厚生労働省<br>http://www.mhlw.go.jp | 分野別の政策／厚生労働省について／報道・広報／統計情報・白書／所轄の法令 等 |
| e -ヘルスネット<br>http://www.e-healthnet.mhlw.go.jp | 情報提供（栄養・食生活／生活習慣病／歯・口腔の健康／喫煙／健康寿命／身体活動・運動 等） |
| 国立社会保障・人口問題研究所<br>http://www.ipss.go.jp | 研究所の概要／研究事業／社会保障統計年報／社会保障・人口問題基本調査／社会保障費用統計／将来推計人口・世帯数 等 |
| 国立感染症研究所<br>http://www.niid.go.jp/niid | 感染症情報／研究・検査・病原体管理／サーベイランス 等 |
| 国立健康・栄養研究所<br>http://www.nibiohn.go.jp/eiken | 国民健康・栄養調査／健康・栄養情報／「健康食品」の安全性・有効性情報／運動・身体活動 等 |
| 国立保健医療科学院<br>http://www.niph.go.jp | 保健医療対策研究の推進／厚生労働科学研究の推進／国際協力の推進 等 |
| 国立医薬品食品衛生研究所<br>http://www.nihs.go.jp/index-j | 新着情報／国立医薬品食品衛生研究所について／医薬品・医療機器／食品／化学物質／試験研究活動報告／衛研関連部会・フォーラム 等 |
| 国立がん研究センター<br>http://www.ncc.go.jp | 国立がん研究センターについて／がんゲノム情報管理センター／中央病院／東病院／研究所／先端医療開発センター 等 |
| 国立国際医療研究センター<br>http://www.ncgm.go.jp | 当センターについて／センター病院／国際医療協力局／研究所／臨床研究センター／国立看護大学校／エイズ治療・研究開発センター／国際感染症センター／肝炎・免疫研究センター／糖尿病研究センター／メディカルゲノムセンター 等 |
| 国立循環器病研究センター<br>http://www.ncvc.go.jp | 国循について／研究開発基盤センター／医療人の育成／研究推進・実績／広報活動／循環器病対策情報センター／かるしおプロジェクト 等 |
| 国立障害者リハビリテーションセンター<br>http://www.rehab.go.jp | センターの紹介／自立支援局／病院／研究所／学院／国際協力／発達障害情報・支援センター／高次脳機能障害情報・支援センター／障害者健康増進・運動医科学支援センター／支援機器イノベーション情報・支援室 |
| 健康日本21<br>http://www.kenkounippon21.gr.jp | 健康日本21とは／健康増進法／国等の動き／書籍「実践の手引き」「地方計画事例集」／健康日本21（第三次）のビジョン及び基本的な方向 等 |
| （一財）厚生労働統計協会<br>http://www.hws-kyokai.or.jp | 協会紹介／情報提供／出版事業／厚生統計・ICD相談事業／調査研究委託事業 等 |
| （一財）日本公衆衛生協会<br>http://www.jpha.or.jp | 協会の概要／出版のご案内／地域保健総合推進事業／先端医科学研究に関する倫理的・法的・社会的課題についての調査研究／健康安全・危機普及対策総合研究推進事業 等 |
| 障害者情報ネットワークノーマネット<br>http://www.normanet.ne.jp | ノーマネットぼっくす／情報提供団体リスト／事務局からのお知らせ／全国障害者総合福祉センター（戸山サンライズ）情報／関連情報 等 |
| （公財）医療研修推進財団<br>http://www.pmet.or.jp | 各種医療研修・講習会の実施／臨床研修病院ガイドブック・言語聴覚士国家試験・登録事務 等 |
| （一財）長寿社会開発センター<br>http://www.nenrin.or.jp | センターの紹介／出版事業／高齢者の生きがいと健康づくり推進事業／介護人材研修／地域包括ケア推進事業／長寿社会に関する調査研究事業 等 |
| （一財）医療経済研究機構<br>http://www.ihep.jp | IHEPの概要／医療費・介護費に関する研究等調査研究事業／国際交流活動等基盤整備事業／機関紙・学会誌の発行等普及啓発事業 |
| （公財）日本心臓財団<br>http://www.jhf.or.jp | 日本心臓財団の活動／実地診療に役立つ循環器最新情報／心臓病の知識／今月のトピックス／AEDで助かる命／インターネットによるセカンドオピニオン 等 |
| （公社）日本糖尿病協会<br>http://www.nittokyo.or.jp | はじめての方へ／患者さんへ／医療スタッフの方へ／友の会情報／イベント情報／日糖協について 等 |
| （公財）日本対がん協会<br>http://www.jcancer.jp | がん予防・がん検診の推進／がん相談ホットライン／国のがん対策事業／がん教育推進／がん患者・家族の支援／協会のご案内／正しい知識の普及啓発 等 |
| （一社）日本循環器病予防学会<br>http://www.jacd.info | 学会概要／学会誌・刊行物／助成事業・賞／学術集会・研修会／循環器病予防療養指導士認定制度 等 |
| （公社）日本医師会<br>http://www.med.or.jp | 日医on-line等／健康食品安全情報システム／地域医療情報システム／セミナー・講習会 等 |
| （公社）日本脳卒中協会<br>http://www.jsa-web.org | 日本脳卒中協会について／脳卒中なんでも電話相談／各地の支部／脳卒中週間／脳卒中データバンク／脳卒中予防十か条／入会のご案内 等 |
| 世界保健機関（World Health Organization）<br>http://www.who.int/（英文） | WHOの活動内容／WHOの組織／加盟国 等 |
| （米国）国立がん研究所（National Cancer Institute）<br>http://www.cancer.gov/（英文） | がんトピックス／臨床試験／がんの統計／調査と資金提供／ニュース／NCIについて |

（一財）＝一般財団法人　（公財）＝公益財団法人　（一社）＝一般社団法人　（公社）＝公益社団法人

# 3. 全国がん（成人病）センター協議会施設一覧

令和5年12月調べ

| 施　設　名 | 所　在　地 | 電　話　番　号 |
|---|---|---|
| （独）国立病院機構　北海道がんセンター | 〒003-0804<br>札幌市白石区菊水4条2-3-54 | TEL.011-811-9111 |
| 青森県立中央病院 | 〒030-8553<br>青森市東造道2-1-1 | TEL.017-726-8111 |
| 岩手県立中央病院 | 〒020-0066<br>盛岡市上田1-4-1 | TEL.019-653-1151 |
| （地独）宮城県立がんセンター | 〒981-1293<br>名取市愛島塩手字野田山47-1 | TEL.022-384-3151 |
| 山形県立中央病院 | 〒990-2292<br>山形市大字青柳1800 | TEL.023-685-2626 |
| 茨城県立中央病院　茨城県地域がんセンター | 〒309-1793<br>笠間市鯉渕6528 | TEL.0296-77-1121 |
| （地独）栃木県立がんセンター | 〒320-0834<br>宇都宮市陽南4-9-13 | TEL.028-658-5151 |
| 群馬県立がんセンター | 〒373-8550<br>太田市高林西町617-1 | TEL.0276-38-0771 |
| 埼玉県立がんセンター | 〒362-0806<br>北足立郡伊奈町小室780 | TEL.048-722-1111 |
| 国立がん研究センター東病院 | 〒277-8577<br>柏市柏の葉6-5-1 | TEL.04-7133-1111 |
| 千葉県がんセンター | 〒260-8717<br>千葉市中央区仁戸名町666-2 | TEL.043-264-5431 |
| 国立がん研究センター中央病院 | 〒104-0045<br>中央区築地5-1-1 | TEL.03-3542-2511 |
| （公財）がん研究会有明病院 | 〒135-8550<br>江東区有明3-8-31 | TEL.03-3520-0111 |
| がん・感染症センター都立駒込病院 | 〒113-8677<br>文京区本駒込3-18-22 | TEL.03-3823-2101 |
| （地独）神奈川県立病院機構　神奈川県立がんセンター | 〒241-8515<br>横浜市旭区中尾2-3-2 | TEL.045-520-2222 |
| 新潟県立がんセンター新潟病院 | 〒951-8566<br>新潟市中央区川岸町2-15-3 | TEL.025-266-5111 |
| 富山県立中央病院 | 〒930-8550<br>富山市西長江2-2-78 | TEL.076-424-1531 |
| 石川県立中央病院 | 〒920-8530<br>金沢市鞍月東2-1 | TEL.076-237-8211 |
| 福井県立病院 | 〒910-8526<br>福井市四ツ井2-8-1 | TEL.0776-54-5151 |
| 静岡県立静岡がんセンター | 〒411-8777<br>駿東郡長泉町下長窪1007 | TEL.055-989-5222 |
| 愛知県がんセンター | 〒464-8681<br>名古屋市千種区鹿子殿1-1 | TEL.052-762-6111 |
| （独）国立病院機構　名古屋医療センター | 〒460-0001<br>名古屋市中区三の丸4-1-1 | TEL.052-951-1111 |
| 滋賀県立総合病院 | 〒524-8524<br>守山市守山5-4-30 | TEL.077-582-5031 |
| （独）国立病院機構　大阪医療センター | 〒540-0006<br>大阪市中央区法円坂2-1-14 | TEL.06-6942-1331 |
| （地独）大阪府立病院機構　大阪国際がんセンター | 〒541-8567<br>大阪市中央区大手前3-1-69 | TEL.06-6945-1181 |
| 兵庫県立がんセンター | 〒673-8558<br>明石市北王子町13-70 | TEL.078-929-1151 |
| （独）国立病院機構　呉医療センター　中国がんセンター | 〒737-0023<br>呉市青山町3-1 | TEL.0823-22-3111 |
| 山口県立総合医療センター | 〒747-8511<br>防府市大字大崎10077 | TEL.0835-22-4411 |
| （独）国立病院機構　四国がんセンター | 〒791-0280<br>松山市南梅本町甲160 | TEL.089-999-1111 |
| （独）国立病院機構　九州がんセンター | 〒811-1395<br>福岡市南区野多目3-1-1 | TEL.092-541-3231 |
| （地独）佐賀県医療センター好生館 | 〒840-8571<br>佐賀市嘉瀬町中原400 | TEL.0952-24-2171 |
| 大分県立病院 | 〒870-8511<br>大分市豊饒2-8-1 | TEL.097-546-7111・<br>7112 |

（独）＝独立行政法人　　（地独）＝地方独立行政法人　　（公財）＝公益財団法人

# 4. 生活習慣病関係業務主管課一覧

令和5年12月調べ

| 都道府県<br>指定都市 | 主 管 課(局・室) | 電話番号 | 所 在 地 |
|---|---|---|---|
| 北海道 | 地域保健課 | TEL.011-231-4111 | 〒060-8588　札幌市中央区北3条西6丁目 |
| 青　森 | がん・生活習慣病対策課 | TEL.017-722-1111 | 〒030-8570　青森市長島1-1-1 |
| 岩　手 | 健康国保課 | TEL.019-651-3111 | 〒020-8570　盛岡市内丸10-1 |
| 宮　城 | 健康推進課 | TEL.022-211-2111 | 〒980-8570　仙台市青葉区本町3-8-1 |
| 秋　田 | 健康づくり推進課 | TEL.018-860-1428 | 〒010-8570　秋田市山王4-1-1 |
| 山　形 | がん対策・健康長寿日本一推進課 | TEL.023-630-2313 | 〒990-8570　山形市松波2-8-1 |
| 福　島 | 健康づくり推進課 | TEL.024-521-7640 | 〒960-8670　福島市杉妻町2-16 |
| 茨　城 | 健康推進課 | TEL.029-301-3224 | 〒310-8555　水戸市笠原町978-6 |
| 栃　木 | 健康増進課 | TEL.028-623-3095 | 〒320-8501　宇都宮市塙田1-1-20 |
| 群　馬 | 感染症・がん疾病対策課 | TEL.027-226-2614 | 〒371-8570　前橋市大手町1-1-1 |
| 埼　玉 | 健康長寿課 | TEL.048-830-3585 | 〒330-9301　さいたま市浦和区高砂3-15-1 |
| 千　葉 | 健康づくり支援課 | TEL.043-223-2659 | 〒260-8667　千葉市中央区市場町1-1 |
| 東　京 | 健康推進課 | TEL.03-5320-4356 | 〒163-8001　新宿区西新宿2-8-1 |
| 神奈川 | 健康増進課 | TEL.045-210-4784 | 〒231-8588　横浜市中区日本大通1 |
| 新　潟 | 健康づくり支援課 | TEL.025-280-5199 | 〒950-8570　新潟市中央区新光町4-1 |
| 富　山 | 健康課 | TEL.076-444-3222 | 〒930-8501　富山市新総曲輪1-7 |
| 石　川 | 健康推進課 | TEL.076-225-1437 | 〒920-8580　金沢市鞍月1-1 |
| 福　井 | 健康政策課 | TEL.0776-20-0697 | 〒910-8580　福井市大手3-17-1 |
| 山　梨 | 健康増進課 | TEL.055-223-1493 | 〒400-8501　甲府市丸の内1-6-1 |
| 長　野 | 健康増進課 | TEL.026-235-7112 | 〒380-8570　長野市大字南長野字幅下692-2 |
| 岐　阜 | 保健医療課 | TEL.058-272-8498 | 〒500-8570　岐阜市薮田南2-1-1 |
| 静　岡 | 健康増進課 | TEL.054-221-2779 | 〒420-8601　静岡市葵区追手町9-6 |
| 愛　知 | 医療福祉計画課 | TEL.052-961-2111 | 〒460-8501　名古屋市中区三の丸3-1-2 |
| 三　重 | 健康推進課 | TEL.059-224-2294 | 〒514-8570　津市広明町13 |
| 滋　賀 | 健康寿命推進課 | TEL.077-528-3651 | 〒520-8577　大津市京町4-1-1 |
| 京　都 | 健康対策課 | TEL.075-414-4742 | 〒602-8570　京都市上京区下立売通新町西入薮ノ内町 |
| 大　阪 | 健康づくり課 | TEL.06-6944-6791 | 〒540-8570　大阪市中央区大手前2-1-22 |
| 兵　庫 | 健康増進課 | TEL.078-362-9127 | 〒650-8567　神戸市中央区下山手通5-10-1 |
| 奈　良 | 健康推進課 | TEL.0742-27-8622 | 〒630-8501　奈良市登大路町30 |
| 和歌山 | 健康推進課 | TEL.073-441-2656 | 〒640-8585　和歌山市小松原通1-1 |
| 鳥　取 | 健康政策課 | TEL.0857-26-7769 | 〒680-8570　鳥取市東町1-220 |
| 島　根 | 健康推進課 | TEL.0852-22-5255 | 〒690-8501　松江市殿町1 |
| 岡　山 | 医療推進課 | TEL.086-226-7321 | 〒700-8570　岡山市北区内山下2-4-6 |
| 広　島 | 健康づくり推進課 | TEL.082-513-3076 | 〒730-8511　広島市中区基町10-52 |
| 山　口 | 健康増進課 | TEL.083-933-2940 | 〒753-8501　山口市滝町1-1 |
| 徳　島 | 健康づくり課 | TEL.088-621-2223 | 〒770-8570　徳島市万代町1-1 |
| 香　川 | 健康福祉総務課 | TEL.087-832-3252 | 〒760-8570　高松市番町4-1-10 |
| 愛　媛 | 健康増進課 | TEL.089-912-2400 | 〒790-8570　松山市一番町4-4-2 |
| 高　知 | 保健政策課 | TEL.088-823-9666 | 〒780-8570　高知市丸ノ内1-2-20 |
| 福　岡 | 健康増進課 | TEL.092-643-3269 | 〒812-8577　福岡市博多区東公園7-7 |
| 佐　賀 | 健康増進課 | TEL.0952-25-7075 | 〒840-8570　佐賀市城内1-1-59 |
| 長　崎 | 国保・健康増進課 | TEL.095-895-2495 | 〒850-8570　長崎市尾上町3-1 |
| 熊　本 | 健康づくり推進課 | TEL.096-333-2192 | 〒862-8570　熊本市中央区水前寺6-18-1 |
| 大　分 | 健康づくり支援課 | TEL.097-506-2667 | 〒870-8501　大分市大手町3-1-1 |
| 宮　崎 | 健康増進課 | TEL.0985-26-7078 | 〒880-8501　宮崎市橘通東2-10-1 |
| 鹿児島 | 健康増進課 | TEL.099-286-2714 | 〒890-8577　鹿児島市鴨池新町10-1 |
| 沖　縄 | 健康長寿課 | TEL.098-866-2209 | 〒900-8570　那覇市泉崎1-2-2 |
| 札　幌 | 保健所健康企画課 | TEL.0570-037-005 | 〒060-8611　札幌市中央区北1条西2丁目 |
| 仙　台 | 健康政策課 | TEL.022-214-3894 | 〒980-8671　仙台市青葉区国分町3-7-1 |
| さいたま | 健康増進課 | TEL.048-829-1293 | 〒330-9588　さいたま市浦和区常盤6-4-4 |
| 千　葉 | 健康支援課 | TEL.043-238-9930 | 〒260-8722　千葉市中央区問屋町1-35千葉ポートサイドタワー11F |
| 横　浜 | 健康推進課 | TEL.045-671-2451 | 〒231-0005　横浜市中区本町6-50-10 |
| 川　崎 | 健康増進課 | TEL.044-200-3730 | 〒210-8577　川崎市川崎区宮本町1 |
| 相模原 | 健康増進課 | TEL.042-769-8274 | 〒252-5277　相模原市中央区富士見6-1-1ウェルネスさがみはら |
| 新　潟 | 健康増進課 | TEL.025-221-1157 | 〒950-0914　新潟市中央区紫竹山3-3-11 |
| 静　岡 | 健康づくり推進課 | TEL.054-212-8166 | 〒420-8602　静岡市葵区追手町5-1 |
| 浜　松 | 健康増進課 | TEL.053-453-6125 | 〒430-8652　浜松市中区鴨江2-11-2 |
| 名古屋 | 健康増進課 | TEL.052-972-2637 | 〒460-8508　名古屋市中区三の丸3-1-1 |
| 京　都 | 健康長寿企画課 | TEL.075-222-3411 | 〒604-8571　京都市中京区寺町通御池上る上本能寺前町488 |
| 大　阪 | 健康づくり課 | TEL.06-6208-9961 | 〒530-8201　大阪市北区中之島1-3-20 |
| 堺 | 健康推進課 | TEL.072-222-9936 | 〒590-0078　堺市堺区南瓦町3-1 |
| 神　戸 | 健康企画課 | TEL.078-331-8181 | 〒650-8570　神戸市中央区加納町6-5-1 |
| 岡　山 | 健康づくり課 | TEL.086-803-1271 | 〒700-8544　岡山市北区鹿田町1-1-1 |
| 広　島 | 医療政策課 | TEL.082-504-2178 | 〒730-8586　広島市中区国泰寺1-6-34 |
| 北九州 | 健康推進課 | TEL.093-582-2018 | 〒803-8501　北九州市小倉北区城内1-1 |
| 福　岡 | 健康増進課 | TEL.092-643-3598 | 〒810-8620　福岡市中央区天神1-8-1 |
| 熊　本 | 健康づくり推進課 | TEL.096-328-2145 | 〒860-8601　熊本市中央区手取本町1-1 |

# 索【さくいん】引

# 索【さくいん】引

# 索【さくいん】引

## 出版物のご案内

# 実務書籍

公衆衛生担当者・医療関係者必携の1冊！ 「生活習慣病のしおり2024」とあわせてご活用ください。

# がんのしおり 2024 −データで見るわが国のがん−

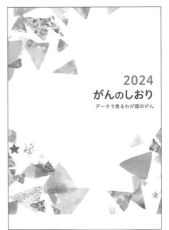

116024 [年度版]
■A4判／66頁カラー・52頁1色　■令和6年3月発行
■定価 1,540円（本体1,400円＋税）　■ISBN 978-4-7846-0370-1

●がんに関する諸資料をカラーのグラフや図説で展開しています。
●「健康日本21(第2次)」におけるがん関連の目標、各がんの統計資料なども充実した内容です。
●わが国のがんの動向から治療、診断、がん対策などを詳細に解説しています。
●統計以外も随時見直し、新しい情報に更新しています。

**主な掲載項目**
がんの知識／がんの動向／わが国のがん対策／たばことがん／食物とがん／がんの治療／がん検診／がん患者への支援／がんの将来予測／がんの地域性／肺・胃・大腸・肝・膵・胆道・前立腺・子宮・食道・乳・卵巣の各がんと白血病の現状／「健康日本21」、「健康増進法」とがんなど

---

### 114033
# 標準的な健診・保健指導プログラム
〔令和6年度版〕巻頭解説収載

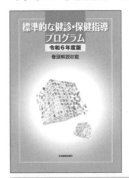

厚生労働省健康局公表の「標準的な健診・保健指導プログラム 令和6年度版」を書籍化しました。巻頭解説にて、特定健診・特定保健指導導入のあらましを掲載。さらには、第4期の主な変更点を詳しく解説しています。特定健診・特定保健指導のご担当者等必携の保存版です。

■A4判／412頁2色〔令和6年3月発行〕
■ISBN 978-4-7846-0365-7
定価3,850円
（本体 3,500円＋税）

---

### 111095
# 特定健康診査・特定保健指導の円滑な実施に向けた手引き〔第4版〕巻頭解説及び参考資料収載

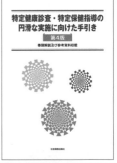

厚生労働省保険局公表の「特定健康診査・特定保健指導の円滑な実施に向けた手引き」を書籍化しました。巻頭解説にて、第4期の主な変更点等を詳しく掲載。医療保険実務ご担当者、健診機関ご担当者等必携の手引きです。

2024年3月公表
第4.1版に対応

■A4判／180頁2色〔令和6年4月発行〕
■ISBN 978-4-7846-0366-4
定価3,080円
（本体 2,800円＋税）

---

### 867005
# 健康長寿新ガイドライン エビデンスブック

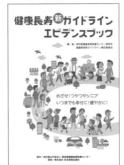

編・著　東京都健康長寿医療センター研究所
　　　　健康長寿新ガイドライン策定委員会
発行／東京都健康長寿医療センター
発売／社会保険出版社

1年にわたるテーマ別検討会の基盤となった、数々のエビデンスと討議内容をここに公開。新ガイドラインの根拠となった長年にわたる長寿研究を解説し、貴重な調査データが満載！健康長寿を求めた疫学研究の結晶の1冊で、すべての研究者&支援者必読の内容です。

■A4判／140頁カラー〔平成29年6月発行〕
■ISBN 978-4-7846-0312-1
定価1,980円
（本体 1,800円＋税）

---

### 114012
# 難病相談支援マニュアル

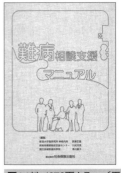

編・著
西澤正豊（新潟大学脳研究所）
川尻洋美（群馬県難病相談支援センター）
湯川慶子（国立保健医療科学院）

難病相談支援センターの職員向けにまとめられたはじめてのテキスト。相談支援にあたっての基本的な知識、関係機関との連携方法などを詳解。多様な相談者へのコミュニケーション方法など、支援方法についても掲載。難病相談支援に携わる担当者必携の一冊です。

■A4判／276頁カラー〔平成30年6月発行〕
■ISBN 978-4-7846-0315-2
定価2,750円
（本体 2,500円＋税）

## 要治療者への受診勧奨に

**508056**

今ある生活が失われる前に
### 医療機関を受診してください

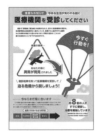

ナッジ理論等の表現を用いた、要治療者向けの医療機関受診勧奨用出版物です。今ならまだ間に合うことを強調し、受診を後押しします。

■A4判／2頁カラー　　**本体 22円+税**

**502006**

放っておくとどうなる？
### 健診結果「要精検」「要治療」は必ず病院へ！

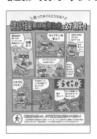

健診で精密検査や治療が必要と判定された人に、親しみやすい漫画をきっかけに医療機関の受診を促します。受診控えへの注意喚起も掲載。

■A4判／4頁カラー／リーフレット　　**本体 36円+税**

---

### ●未治療者受診勧奨シリーズ●
■A4判／2頁カラー
■監修　及川孝光（医療法人社団 こころとからだの元氣プラザ 学術特任顧問／医療法人社団 大地の会 理事長）　**本体 22円+税**

**311011**
健診で「要治療」「要精密検査」の結果が来たら
**今すぐ、必ず医療機関へ！＜総合版＞**

**311032**
健診で「要治療」「要精密検査」の結果が来たら
**今すぐ、必ず医療機関へ！＜脂質異常編＞**

**311022**
健診で「要治療」「要精密検査」の結果が来たら
**今すぐ、必ず医療機関へ！＜高血圧編＞**

**311042**
健診で「要治療」「要精密検査」の結果が来たら
**今すぐ、必ず医療機関へ！＜高血糖編＞**

---

## 重症化予防の効果的な周知・啓発に

**507092**

### 健診の異常値を放置していませんか？

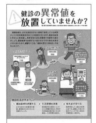

監修　髙谷典秀
（医療法人社団 同友会理事長・
公益社団法人 日本人間ドック学会 理事）

健診前後のフォローや保健指導のタイミングで、郵送物同封・手渡し・ラック設置などにご利用いただけるリーフレットです。

■A4判／4頁カラー／リーフレット　　**本体 36円+税**

**315001**

### 糖尿病・糖尿病腎症の重症化を防ごう！

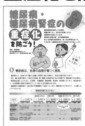

監修　坂根直樹
（国立病院機構京都医療センター 臨床研究センター
予防医学研究室 室長）

糖尿病・糖尿病腎症とはどんな病気かを理解していただくためのリーフレット。早期の対策が大切であることを周知し、そのために何をすべきか、重症化するとどうなるのかを分かりやすくまとめています。

■A4判／4頁カラー／リーフレット　　**本体 36円+税**

**310001**

生活習慣病の重症化を防ごう！
### メタボじゃなくても放っておかないで！

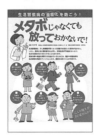

監修　久保 明
（医療法人社団湖聖会銀座医院院長補佐・抗加齢センター長／常葉大学健康科学部教授／医学博士）

重症化の怖さを知り、改善していただくためのリーフレットです。健診や医療の受診勧奨、保健指導の利用勧奨などにご利用ください。

■A4判／4頁カラー／リーフレット　　**本体 36円+税**

**313023**

### 早めにSTOP！生活習慣病の重症化を防ごう
メタボじゃなくても要注意！

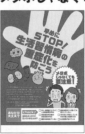

監修　久保 明
（医療法人財団百葉の会 銀座医院院長補佐／
東海大学医学部客員教授／日本臨床栄養協会副理事長／医学博士）

メタボ非該当者にも重症化予防の重要性を訴え、受診後の生活習慣改善法を検査結果のレベル別で提案しています。

■A4判／8頁カラー／リーフレット　　**本体 72円+税**

---

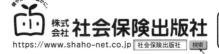
株式会社 社会保険出版社
https://www.shaho-net.co.jp　社会保険出版社 検索

ご注文・お問い合わせ 本社 TEL.03(3291)9841
大阪支局 TEL.06(6245)0806　九州支局 TEL.092(413)7407

※小冊子の見本をご希望の際は、無償で送付いたします。
※ご注文いただきました製品の発送にかかる送料は別途となります。
※監修者・著者等の所属、肩書きは、刊行・改訂時に掲載しております。

健康経営優良法人 2023
Health and productivity
10190684(09)

**2024**
# 生活習慣病のしおり

**2024年 3月 25日　発行**

株式会社 **社会保険出版社**／発行

| | | |
|---|---|---|
| 本　　社 | 東京都千代田区神田猿楽町 1 - 5 - 18 | ☎ (03) 3291 - 9841 (代) |
| 大阪支局 | 大阪市中央区博労町 4 - 7 - 5 | ☎ (06) 6245 - 0806 |
| 九州支局 | 福岡市博多区博多駅前 3 - 27 - 24 | ☎ (092) 413 - 7407 |